肾脏病中西医治疗

主　编

孟昭泉　邵　颖

副主编

孟靓靓　张长远　孟现伟

编著者

（按姓氏汉语拼音为序）

毕　颖　毕见杰　陈夫银　路　芳

李　毅　孟会会　孟靓靓　孟现伟

孟昭泉　米亚南　邵　颖　杨际平

吴　菲　张长远　张成书

金盾出版社

内 容 提 要

本书对原发性肾脏病、继发性肾脏病、感染性肾脏病、肾小管-间质病变、其他肾病，分别按病因、临床表现、辅助检查予以简要介绍；重点介绍了上述疾病的西医治疗方法和中医治疗方法（包括辨证施治、中成药、单方验方、针灸及食疗等）。书中内容新颖，科学实用，方法简便易行，是肾脏病患者的必备用书，亦可供基层医务人员学习参考。

图书在版编目(CIP)数据

肾脏病中西医治疗/孟昭泉，邵颖主编．—北京：金盾出版社，2017.3(2018.2 重印)

ISBN 978-7-5186-1035-8

Ⅰ.①肾…　Ⅱ.①孟…②邵…　Ⅲ.①肾疾病—中西医结合疗法　Ⅳ.①R692.05

中国版本图书馆 CIP 数据核字(2016)第 255400 号

金盾出版社出版、总发行
北京市太平路 5 号(地铁万寿路站往南)
邮政编码:100036　电话:68214039　83219215
传真:68276683　网址:www.jdcbs.cn
北京军迪印刷有限责任公司印刷、装订
各地新华书店经销
开本:850×1168 1/32　印张:9.5　字数:238 千字
2018 年 2 月第 1 版第 2 次印刷
印数:4 001～7 000 册　定价:29.00 元

前言

肾脏病是临床常见病和多发病，而很多肾脏病（如慢性肾炎、慢性肾衰竭等）属于临床常见难治性肾病，病死率很高，严重威胁着人们的健康，给家庭和社会带来沉重的经济负担。多年来，医务工作者利用中西医方法治疗肾脏病，积累了非常丰富的临床经验。我们在长期的临床工作中，采用中西医结合的方法治疗各种肾脏病，获得了花钱少、见效快的效果。我们还经常走基层，指导社区医生及居民认识肾脏病的临床特点及表现，普及预防知识，让人们掌握一些简单的肾脏病预防自救方法，配合社区医生及有条件的县（市）级医院医生提供出检查及治疗措施，已收到良好的效果。然而，我国许多基层医院肾脏病诊治水平发展不平衡，有些肾脏病（如狼疮性肾炎、肾小管性酸中毒等）在县、乡一级医院误诊率及漏诊率仍高达 50％～100％。为普及肾脏病防治知识及进一步提高基层医生对肾脏病的诊断与防治水平，我们组织临床经验丰富的肾脏病专家，参考国内外最新资料，依据肾脏病特点，编写了《肾脏病中西医治疗》一书。

本书对原发性肾脏病、继发性肾脏病、感染性肾脏病、肾小管-间质病变、其他肾脏病，分别按病因、临床表现、辅助检查予以简要介绍。重点介绍了上述疾病的西医治疗方法和中医治疗方法（包括辨证施治、中成药、单方验方、针灸及食疗等）；对胃肠透析、结肠透析、腹膜透析及血液透析作了扼要介绍。书中内容新颖、科学实用、方法简便易行，是肾脏病患者及家庭的必备用书，亦可供基层医务人员学习参考。

本书在编写过程中，曾征求了部分肾脏病患者及家属的意见，在此表示感谢。由于编者水平有限，书中不足之处，敬请专家、同仁及广大读者赐教。

孟昭泉　邵　颖

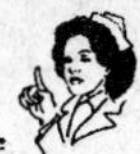

目 录

第一章 原发性肾脏病

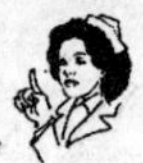

第二章　继发性肾脏病

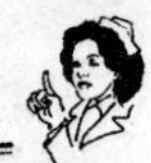

第三章 感染性肾脏病

第四章　肾小管-间质病变

第五章　其他肾脏病

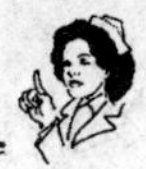

第六章 肾 衰 竭

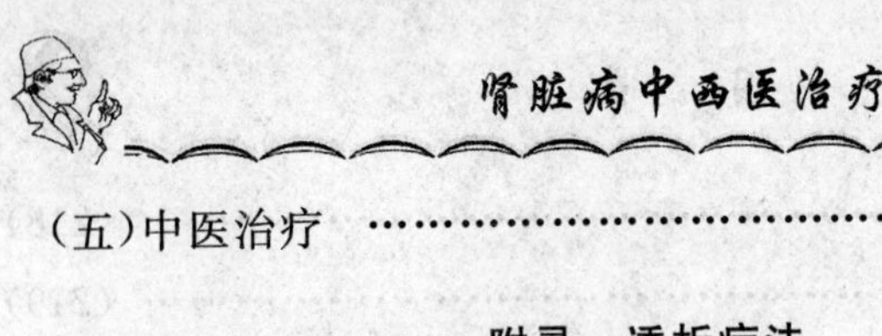

附录　透析疗法

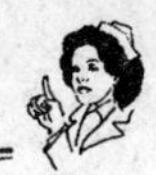

第一章 原发性肾脏病

一、急性肾小球肾炎

急性肾小球肾炎简称急性肾炎，是一组多发于链球菌感染后的原发性肾小球疾病。临床上以起病急、血尿、少尿、水肿和高血压或伴短暂氮质血症为主要表现。急性肾小球肾炎是表现为急性肾炎综合征的最常见疾病。本病两性均可发病，男女之比约为 2∶1。多为 5～14 岁儿童发病，4 岁以下较少。老年人发生急性肾炎者也不少见，据报道发病于 55 岁以上者约占 12.2%。

（一）病　因

急性肾小球肾炎是一种通过抗原抗体免疫复合物引起的肾小球免疫炎症，其发病与链球菌、葡萄球菌等前驱感染有密切联系。其中链球菌感染后的急性肾炎最为常见，其他细菌（如葡萄球菌、肺炎双球菌、伤寒杆菌等），以及病毒、立克次体、疟原虫、梅毒螺旋体等也可引起该病。根据国内统计，β 溶血性链球菌常致上呼吸道感染（常表现为扁桃体炎）、皮肤感染、猩红热等，大部分病例为免疫复合物型肾炎，即细菌体内的某些成分作为抗原，经过 2～4 周，与体内产生的相应抗体结合，形成抗原-抗体免疫复合物，通过血液循环，沉积于肾小球内，当补体被激活后，炎症介质（多形核白细胞、单核细胞等）浸润，导致肾小球损伤而发病。

(二)临床表现

本病多见于儿童,男多于女,上呼吸道感染后常有1～3周潜伏期,皮肤感染者潜伏期较长,为3～6周,平均14～20天,链球菌感染过程中也可有一过性蛋白尿及镜下血尿,这是一般发热性疾病时常见的尿液改变,但也可能是肾炎的初期表现。本病起病较急,病情轻重不一,除有乏力、食欲缺乏、恶心、腰部钝痛等表现外,主要临床表现有以下症状。

1. 血尿 常为起病时最初出现的症状,几乎全部患者都有血尿,为肾小球原性,约40%出现肉眼血尿。肉眼血尿通常在尿量增多时消失,镜下血尿可持续较长时间,尿中红细胞多为严重变形的红细胞。此外,还可见红细胞管型,为急性肾小球肾炎的重要特征。尿沉渣中还常见肾小管上皮细胞、白细胞,偶有白细胞管型及大量透明及颗粒管型,但一般不出现蜡样管型及宽大管型,如果出现此类管型,则提示原肾炎之急性加重或有全身性系统性疾病,如狼疮性肾炎或血管炎的肾损害。

2. 蛋白尿 尿蛋白一般为(+)～(++),约75%的患者24小时尿蛋白<3克,约不到20%的患者每日尿蛋白超过3.5克,常为非选择性蛋白尿。尿中纤维蛋白降解产物也增多。

3. 水肿 约90%病例出现水肿,典型表现为晨起眼睑水肿,严重儿童患者可见到全身性水肿。急性肾炎水肿时多由于肾小球滤过率降低,肾小管重吸收能力增强,球-管失衡所致水钠潴留。

4. 高血压 血压增高可见于30%～80%病例,多由于水钠潴留所致,可见轻、中度高血压。利尿治疗后血压渐恢复正常,偶尔可见严重高血压,甚至高血压脑病。

5. 少尿 伴随水肿患者尿量减少,少数为少尿(每日<400毫升),并可由少尿引起氮质血症,大部分于2周后尿量渐渐增多。

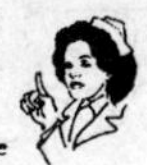

6. 肾功能异常　常有一次性氮质血症，肌酐及尿素氮轻度升高，但少数也可表现为急性肾衰竭。

7. 并发症　常见并发症主要有循环充血和高血压脑病。循环充血多由于水钠潴留，血容量扩大，循环负荷过大所致。表现为循环充血、心力衰竭，甚至肺水肿。临床表现为气促，肺底可闻及湿啰音，肺水肿，肝大压痛，心率快，奔马律等左、右心力衰竭症状。其治疗用强心药效果不佳，而利尿药常有效。

高血压脑病的发病率近年明显减少，多发生于急性肾小球肾炎发病后的1～2周。当肾炎高血压伴视力障碍、惊厥、昏迷三项之一时即可诊断高血压脑病。此时，眼底检查可见视网膜小动脉痉挛，严重者甚至可见出血、渗出、视盘水肿。

（三）辅助检查

1. 尿液检查　血尿为急性肾炎重要表现，肉眼血尿或镜下血尿。尿中红细胞多为严重变形红细胞，还可见红细胞管型，这是急性肾炎重要特点。尿沉渣还常见肾小管上皮细胞、白细胞，偶有白细胞管型及大量透明管型、颗粒管型。一般无蜡样管型及宽大管型，如果出现此类管型，提示原肾炎之急性加重或有全身性系统性疾病，如系统性红斑狼疮或血管炎。

几乎全部患者尿蛋白阳性，定性常为（＋）～（＋＋），多为中等量（24 小时＜3.5 克），部分患者因就诊时尿蛋白已转阴或呈极微量，因而无尿蛋白阳性的记录。尿蛋白多为非选择性，尿中纤维蛋白降解产物也增多。尿比重在急性少尿时多＞1.020，尿常规改变较其他临床表现恢复得慢，常迁延数月，约有大部分儿童患者，1/2 成年患者尿蛋白在 4～6 个月后转阴；1 年以后大部分患者尿蛋白转阴。镜下红细胞可于数月甚至1～2 年迁延存在。

2. 血液检查　血常规可见轻度贫血，人血白蛋白浓度下降，主要与水潴留血液稀释有关，血沉常增快，为每小时30～60毫米，生化可见到一过性肌酐、尿素氮升高，可见稀释性低钠血症，轻度高钾血症。血中纤维蛋白原、第Ⅷ因子及大分子纤维蛋白原复合物、纤溶酶增加。尿中出现纤维蛋白降解产物，急性肾炎时肾脏中存在着小血管内凝血纤溶作用，血清中抗链球菌溶血素滴度升高，血清中总补体CH_{50}、补体C_3及备解素下降，约10%的患者C_1、q、C_4等短暂轻微下降，均于6～8周恢复正常。

3. 超声检查　常提示肾脏体积增大。

4. 肾功能　一次性肾小球滤过率下降，相应出现短期氮质血症为本病特点。肾小管功能多正常。

（四）西医治疗

多数急性肾炎具有自限倾向，因此其治疗主要为对症处理，防治并发症，保护肾功能，促进肾脏结构及功能的恢复。

1. 一般治疗

(1)休息：急性起病后应卧床休息，直至肉眼血尿、少尿、水肿、高血压和氮质血症等消失，然后逐渐进行室内活动。禁止过度劳累及从事剧烈活动，通常需要2～3周，一般2～3个月可逐渐恢复轻工作。但如病情反复，应继续休息。

(2)前期感染灶的处理

①链球菌感染(上呼吸道感染、咽炎、扁桃体炎、皮肤感染等)必须彻底清除，使用青霉素(过敏者改用红霉素)7～10日，不宜长期用抗生素预防。在选用抗生素时，应避免肾毒性药物。

②扁桃体切除术对急性肾炎的病程发展无肯定效果。对于急性肾炎迁延3～6个月，或病情常有反复而且扁桃体病灶明显者，可以考虑做扁桃体切除术。手术时机以肾炎病情相对稳定，无临床症状及体征，尿蛋白少于(+)，尿沉渣红细胞少于10个/

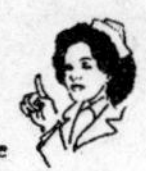

高倍视野及扁桃体无急性炎症时为宜。术前术后抗生素应用不得少于2周。

2. 对症治疗

(1)利尿：利尿可消肿降压，常予氢氯噻嗪，每日1～2毫克/千克体重，分2～3次服。当肾小球滤过率＜毫升/分时，可每日予呋塞米20～60毫克。用药过程中须注意防止电解质紊乱的发生。对严重少尿、水钠潴留、高钾血症者，可采用透析疗法。

(2)高钾血症：通过限制含钾高饮食的摄入，应用排钾利尿药均可防止高钾血症的发生。而对于尿量极少，导致严重高钾血症，尤其是急性肾衰竭时，则应及时运用透析疗法，以超滤脱水，缓解病情。

(3)降血压：凡经休息、限盐、利尿而血压仍高者应给予降压药。血压降至正常24～48小时即可停药，持续高血压者少见。

近年来，通过一系列研究结果证实，多数学者已将血管紧张素转化酶抑制药及血管紧张素受体阻滞药作为一线降血压药物。

①血管紧张素转化酶抑制药。临床上常用的血管紧张素转化酶抑制药有贝那普利为每次10毫克，每日1次，口服；卡托普利每次25～50毫克，每日3次，口服。

②血管紧张素受体阻滞药。常用药物有缬沙坦(代文)每次80毫克，每日1次，口服。

③β受体阻滞药。如美托洛尔(每日50毫克)、阿替洛尔(每日50毫克)对肾素依赖性高血压有较好的疗效。

④扩血管药物。如肼屈嗪也有降血压作用，可与β受体阻滞药联合应用，减少其扩血管药物刺激肾素-血管紧张素系统等不良反应(如心跳加快、水钠潴留)，并可提高治疗效果。肼屈嗪一般每日200毫克，但必须警惕该药诱发红斑狼疮样综合征的可能性。

⑤α_1受体阻滞药。哌唑嗪可扩张小动脉、小静脉，一般用量

为每日 6～12 毫克（逐步递增至该剂量）。肾衰竭时不必调整剂量，但直立性低血压为其较突出的不良反应。

⑥利尿药。对有明显水钠潴留者，若肾功能好可加用噻嗪类利尿药物；对肾功能差（血肌酐＞200 微摩/升）、噻嗪类药物疗效差或无效者，应改用髓襻利尿药。应用利尿药应注意防止体内电解质紊乱，并要注意有加重高脂血症、高凝状态的倾向。

⑦高血压脑病。必须迅速降低血压，解除全身小动脉痉挛和脑水肿。快速降压药物常用硝普钠，成年人 50 毫克，5% 葡萄糖注射液 250～500 毫升，静脉滴注，开始量为 10 微克/分。滴注过程中密切监测血压，输液瓶应避光。马拉地尔可以先静脉注射 10～50 毫克（初始速度为每分钟 2 毫克），然后改为静脉滴注（维持速度为每小时 9 毫克），血压下降程度由前 15 分钟内输入的药物剂量决定，然后用低剂量维持。

（4）控制心力衰竭：由于继发于水钠潴留、高血容量所致的循环充血状态与真正心肌劳损所引起的充血性心力衰竭虽症状相似，但病理生理基础不一，故治疗重点应放在矫正水钠潴留，恢复正常血容量，及时给予强力利尿药。如经上述治疗仍不能控制症状，可考虑血液滤过脱水。对烦躁不安者给予镇静药。

（5）急性肾衰竭：除内科非手术治疗外，目前提倡“预防性透析”，其透析指征不拘泥于传统的各项指标。

（五）中医治疗

1. 辨证施治

（1）风水泛滥型

主症：眼睑水肿，甚至波及下肢，或见恶寒腰痛，肢节酸楚，小便不利；或见发热咽痛，腰痛乏力，小便黄少，舌苔薄白或薄黄，脉浮紧或浮数。

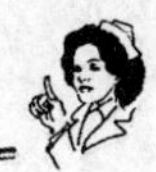

治法:疏风散寒或疏风清热。

方药:偏于风寒者,用麻桂五皮饮加减(麻黄10克,桂枝9克,生姜皮9克,桑白皮9克,陈皮9克,大腹皮9克,杏仁6克,泽泻12克);偏于风热者,用越婢加术汤加减(麻黄6克,杏仁9克,生石膏30克,白术15克,茯苓15～30克,白茅根30克,生姜9克)。

用法:每日1剂,水煎服。

加减:水肿明显者,加牛膝15克,车前子(包煎)18克;血尿者,加小蓟15克,茜草根12克。

(2)湿热浸淫型

主症:皮肤疮疡或脓疮溃烂,发热恶风,颜面水肿,遍及全身,尿少色赤,口苦便秘,舌质红,苔黄腻,脉滑数。

治法:清热解毒,化湿消肿。

方药:麻黄连翘赤小豆汤合五味消毒饮加减。麻黄5克,杏仁9克,生姜皮3克,连翘10克,赤小豆30克,金银花20克,野菊花18克,蒲公英12克,紫花地丁10克,紫背天葵9克,桑白皮10克。

用法:每日1剂,水煎服。

加减:皮肤溃烂者,加苦参9克,土茯苓9克;红肿溢脓者,加牡丹皮12克,赤芍12克,夏枯草15克;水肿者,加竹叶12克,车前子(包煎)18克,泽泻10克。

(3)水湿浸渍型

主症:颜面及眼睑水肿延及全身,按之没指,小便短少,身重困倦,头晕头重,胸闷纳呆,泛恶,苔白腻,脉沉滑。

治法:渗湿利水,温阳消肿。

方药:五皮散合五皮饮加减。泽泻15克,茯苓12克,猪苓12克,白术10克,桂枝6克,大腹皮10克,陈皮10克,生姜皮9克。

用法:每日1剂,水煎服。

加减:上半身肿甚者,加麻黄6克,杏仁10克,葶苈子9克;下半身肿甚者,加川椒目10克,牛膝15克;若身寒肢冷、脉沉迟者,可加制附子6克，干姜9克，肉桂2克。

(4)阴虚湿热型

主症：尿血或洗肉水样尿，小便频数，有灼热感，烦热口渴而黏，肢体水肿，舌红少苔，脉细数。

治法：滋阴凉血，清热利湿。

方药：小蓟饮子加减。生地黄20克，小蓟15克，滑石(包煎)15克，通草5克，淡竹叶10克，蒲黄(包煎)10克，藕节10克，栀子9克，白茅根30克，牡丹皮12克，黄柏9克。

用法：每日1剂，水煎服。

加减：热灼阴虚者，加女贞子12克，墨旱莲15克，枸杞子15克；心烦少寐者，加黄连6克，莲子心10克，首乌藤20克；水肿明显者，加泽泻15克，车前子(包煎)15克；尿血明显者，加茜草15克，仙鹤草12克，墨旱莲15克。

2. 中成药

(1)肾复康胶囊每次4～6粒，每日3次，口服。适用于急性肾小球肾炎湿热内蕴者。

(2)六神丸每次5～10粒，每日1～3次，口服。适用于急性肾小球肾炎热毒内盛者。

(3)百令胶囊每次1.0克，每日3次，口服。

(4)保肾康片每次150毫克，每日3次，口服。

(5)黄葵胶囊每次2.0克，每日3次，口服。常用于湿热型急性肾小球肾炎，可用于本病迁延者。

3. 验方

(1)益母草饮：益母草全草150～200克(或鲜品300～400克更佳)。用水700毫升(以浸没益母草为度)，用小火煎至300毫升，去渣，每日分2～3次温服。适用于急性肾小球肾炎水肿兼瘀者。

(2)麻桂苏蝉白术汤：麻黄、桂枝、紫苏叶各10克，蝉蜕6克，白术30克，生姜3克。每日1剂，水煎分2～4次温服。适用于急

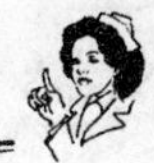

性肾小球肾炎水肿属风寒者。

(3)乌梢蛇饮：乌梢蛇、蝉蜕、浮萍、西河柳、晚蚕沙各30克，白鲜皮、地肤子、蛇床子各12克，麻黄6克。每日1剂，水煎分2～4次温服。适用于急性肾小球肾炎风水表证者。

(4)银蝉五豆汤：金银花、冬瓜皮、连翘各12克，蝉蜕6克，玉米须、赤小豆各20克，白茅根30克，浮萍10克，车前子(包煎)15克。每日1剂，水煎服。适用于急性肾小球肾炎血尿、蛋白尿风热毒盛者。

(5)鱼腥草汤：鱼腥草、益母草、车前草、半枝莲各15克，倒扣草、白茅根各30克，灯心草10克。每日1剂，水煎服。适用于急性肾小球肾炎热毒炽盛者。

(6)抗敏汤：蝉蜕、僵蚕、地龙、白鲜皮、地肤子、荆芥各10克，乌梢蛇、浮萍、防己各15克。每日1剂，水煎服。适用于急性肾小球肾炎水肿，蛋白尿风水泛滥者。

(7)宣肺解毒汤：生麻黄3克，杏仁9克，桑白皮12克，金银花、连翘、河白草各15克，冬葵子30克，石韦50克。每日1剂，水煎服。适用于急性肾小球肾炎水肿初起风水在表者。

(8)三草汤：鱼腥草30克，车前草、益母草、仙鹤草各15克，小蓟、桑白皮、冬瓜皮各12克，生甘草6克。发热者，加金银花、连翘；咽痛者，加牛蒡子、白僵蚕；咳嗽者，加浙贝母、杏仁；血压高者，加钩藤、夏枯草；血肌酐、尿素氮偏高者，加生大黄。每日1剂，水煎服。

(9)柴芍栀翘汤：柴胡7克，赤芍、炒栀子、猪苓、滑石、车前子、薄荷、前胡各9克，连翘、菊花各12克，桑叶15克，生甘草梢4克，淡竹叶、灯心草各3克。每日1剂，水煎服。

(10)加味柴苓汤：柴胡、黄芩、半夏、桂枝、地龙各10克，黄芪、泽泻、益母草各30克，茯苓、猪苓、白术、大枣各20克，生姜10克，甘草5克。颜面肿甚者，加麻黄、杏仁、紫苏叶；咽喉肿痛者，加金银花、连翘、赤小豆；血尿甚者，加血余炭、仙鹤草；尿蛋白甚者，加太子参、柿叶、鹿衔草；肌酐、尿素氮增高者，加大黄。2日1剂，水煎服，2周为1个疗程。

(11)疏风宣肺汤：麻黄3克，杏仁、桔梗各9克，浮萍12克，生石膏15～20克，枇杷叶15克，淡豆豉、栀子各6克。水肿重者，加茯苓、车前子、通草等；风寒偏重者，加桂枝；风热偏重者，加桑白皮、芦根，重用石膏；血尿重者，加大蓟、小蓟、藕节炭、白茅根(重用)；高血压者，加夏枯草、钩藤、黄芩；热毒偏重者，加金银花、蒲公英、紫花地丁等；风毒上传者，加土牛膝、鱼腥草、山豆根、牛蒡子等。每日1剂，水煎服。

4. 外敷法

(1)实证：麻黄、细辛、杏仁、葶苈子、椒目各20克，商陆、水蛭各15克，黑牵牛子40克，冰片5克。前8味药共为粗末，冰片后入，将药装入布袋内平敷于肾区，再以热水袋加温于药袋上，3日1剂。

(2)虚证：大戟、甘遂、芫花、泽泻、大黄、地龙、槟榔各20克，薏苡仁、樟脑各10克，巴豆霜1克，土鳖虫、椒目、川芎各15克。上药除樟脑外，共为粗末，樟脑后放并以陈醋调和装入布袋内，再用蒸锅蒸10分钟后，取出稍凉敷于肾区(药袋下可垫以纱布)，每日3次，每次2～3小时，每日1剂。

(3)恢复期：黄芪100克，防风、白术、附子、细辛、肉桂、吴茱萸各20克，儿茶15克，生姜、狗脊各30克。上药研为粗末，将药末装入布袋内(此布袋可做成多个横袋)，紧缚腰部肾区，每周更换1次。

5. 食疗方

(1)人参三七炖鸡：母鸡肉100克，人参(冬天宜用吉林参，夏天宜用西洋参)5克，参三七粉4克，葱、食盐各适量。共炖熟，佐餐食用。适用于急性肾炎脾肾气虚兼有瘀血的患者。

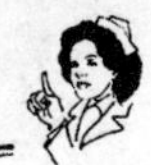

(2)生地黄芝麻粥:生地黄20克,黑芝麻15克,大枣10枚,粳米60克。共煮粥,早晚食用,可常食用。适用于急性肾炎肾阴亏损的患者。

(3)鲫鱼蒸砂仁:鲫鱼100～200克,砂仁6克,甘草末3克,植物油适量。将鲫鱼去鳃、除脏,洗净。先用植物油将砂仁、甘草末炒熟拌匀,纳入鱼腹用线缚扎,隔水蒸烂后,食肉,喝汤。适用于急性肾炎症见脾胃虚弱、水肿、腹胀者。

(4)赤小豆煲乌鱼:乌鱼250～500克,赤小豆60克,葱5根。将新鲜乌鱼去鳃和内脏,与赤小豆、葱和水一起煲汤,不加盐佐餐食。或者将乌鱼剖腹,去内肠留鳞,取赤小豆填入鱼腹,用厚粗纸包裹数层,以铜或铁丝缚牢,放清水中浸至内外湿透,置炭火中煨熟,取出分数次1日内食完,连吃数日。赤小豆煲乌鱼具有健脾清热,和胃利尿,消肿解毒之功效。

(5)木耳黄花菜汤:木耳30克,黄花菜150克。将木耳、黄花菜用水5碗,煎成2碗,每次喝1碗,每日2次,疗程7日。适用于急性肾炎恢复期肝肾不足、血压偏高、头晕乏力者。

(6)冬瓜羊肺汤:羊肺250克,冬瓜250克,葱、姜、植物油各适量。羊肺洗净,切块。锅中油加热,入羊肺炒熟。冬瓜洗净,切片,加水和已熟羊肺、少许葱和姜,共煮汤。每日1剂,随意食用,连食1周。适于急性肾炎水肿者。

(7)鲜葫芦汤:鲜葫芦(以开花小葫芦为优)1～2个。葫芦去子,水煎频频当茶饮。适用于急性肾炎少尿水肿者。无明显水肿、少尿者不宜饮服。

(8)玉米汤:玉米须30克,玉米20粒,蝉蜕10克。水煎后喝汤,食玉米粒,每日1剂,连用3～4周。适用于急性肾炎。纳呆、便溏者不宜多食。

(9)瓜皮赤小豆汤:干西瓜皮、干冬瓜皮、赤小豆各30克。共煎汤代茶饮,每日1剂,10日为1个疗程。适用于急性肾炎及心

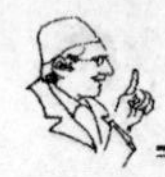

功能不全水肿者。无明显水肿、舌红少苔者不宜多食。

(10)车前叶粥:新鲜车前叶45克,粳米60克,葱白1支。将干净切碎的车前叶及葱白同放入锅内,加水800毫升,先用大火煮沸,再改用小火煎30分钟,过滤,去渣,取药液400毫升。将粳米加入药液中,添加少量水,煮粥后供食用。具有清热利尿,消水肿,降血压之功效。

(11)小白菜薏苡仁粥:小白菜500克,薏苡仁60克。薏苡仁加水浸泡24小时后,放入锅内,加水1 000毫升,大火煮沸后再改用小火煮30分钟,然后将小白菜加入薏苡仁粥中,煮沸后即可食用。具有清热解毒,凉血益肾之功效。

二、急进性肾小球肾炎

急进性肾小球肾炎,简称急进性肾炎,由于肾脏病理显示肾小球新月体形成累及50%以上的肾小球,故又称新月体性肾炎。本病的发生率虽不高(只占肾穿刺患者的2%~7%,人群发生率为7/10万左右),但为肾小球肾炎中最严重的类型,是一组临床表现和病理改变相似,但病因各异的临床综合征。

(一)病　因

急进性肾小球肾炎是一组由多种原因引起的肾小球疾病。一般将病因不明者称为原发性(如特发性)急进性肾炎,有明确原发病者称为继发性急进性肾炎,如继发于肺出血-肾炎综合征,过敏性紫癜、系统性红斑狼疮等。我国以原发性及继发性狼疮性肾炎多见。病因尚不完全清楚,原发性急进性肾炎50%以上有上呼吸道前驱感染病史,大部分为病毒感染,仅少数呈典型链球菌感染。有人认为,本病的发生与柯萨奇病毒B5的感染有密切关系,

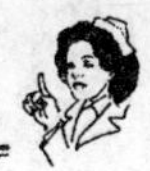

但尚需进一步证实。

急进性肾小球肾炎的发病因素包括毒素(如烃化物溶剂)、药物、病毒、细菌感染、单克隆丙种球蛋白、恶性肿瘤、自身免疫和免疫遗传因素等。有研究者提出,急进性肾炎的发生可能有其敏感因素,如种族、个体的主要组织相容性抗原、非组织相容性抗原基因及环境因素(感染、吸烟等)。亦为免疫介导性疾病。

(二)临床表现

1. 急性肾炎综合征 即血尿(肉眼或镜下血尿、无血尿时极难考虑此病),蛋白尿(尿蛋白量常较多,尤其Ⅱ型常导致肾病综合征),水肿(可轻可重)及高血压(一般为轻、中度高血压)。

2. 全身情况较重 如发热、周身酸楚、腹痛、恶心厌食、贫血、皮下瘀斑等。

3. 肾功能急剧减退 可呈急性肾衰竭。病情发展迅速,数周及数月内出现进行性少尿、无尿,终致肾衰竭,常于 6 个月左右死亡。常伴严重贫血,随着肾功能恶化,尿毒症症状日趋明显,恶心呕吐是常见的消化道症状,严重者可出现肺水肿、心包炎、酸中毒、高血钾及其他电解质紊乱,甚至心律失常、脑水肿等严重并发症,感染亦是常见的并发症。

4. 肺出血-肾炎综合征 患者尚有咳嗽、气促,以及咯血、发绀等。

5. 分型

(1)第Ⅰ型:抗肾小球基底膜抗体型(不伴肺出血)。抗肾小球基底膜抗体与肾小球基底膜上的Ⅳ型胶原特定 α_3 链相结合,激活补体而致病。

(2)第Ⅱ型:免疫复合物介导型。此种病理类型多有前驱感染史,肾小球毛细血管和系膜巨颗粒样免疫球蛋白沉积激活补体而引起肾小球损伤。

(3)第Ⅲ型:微量免疫球蛋白沉积型。过去认为,本型可能与细胞介导的炎症有关。近年来证实,50%～80%为肾微血管炎(原发性小血管炎肾损害),抗中性粒细胞胞质抗体阳性,抗中性粒细胞胞质抗体阴性的可能为细胞免疫介导炎症。

(三)辅助检查

1. 尿液检查 尿液中有大量红细胞,呈肉眼血尿;尿蛋白通常阳性,但含量不一,从微量到大量尿蛋白,多为非选择性蛋白尿;尿比重一般不低。变形红细胞和白细胞是尿沉渣中常见的有形成分,红细胞管型也常见。

2. 血液检查 呈严重贫血,为正细胞贫血,有时有白细胞及血小板增高;若C反应蛋白阳性提示急性炎症。血沉中等度增快,循环抗GBM抗体及ANCA可为阳性,循环免疫复合物10%～15%升高,抗ds-DNA抗体阴性,血尿素氮、肌酐均进行性增高。

3. 腹部X线平片及超声检查 常提示双肾增大。

4. 肾脏影像学检查 腹部平片及肾脏B超检查可发现肾脏正常大小或增大而轮廓整齐(50%以上患者肾影明显增大)。此项检查虽无特异诊断价值,有时可帮助区别慢性肾功能不全。

5. 肾活检 有利于确诊,估计病变程度、病程、治疗有效的可能性,有助于制定治疗方案和估计预后。

(四)西医治疗

1. 一般治疗 针对急进性肾功能不全的病理生理变化及并发症的一般治疗,卧床休息,限盐或无盐优质低蛋白饮食。针对高血压、水钠潴留、酸中毒、电解质紊乱、尿毒症及感染、心功能不全、心包炎等的治疗。急进性肾小球肾炎急性期贫血主要是由于

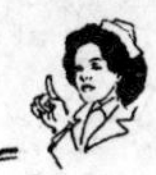

促红细胞生成素的相对不足(代谢加速),肾脏产生促红细胞生成素的代偿能力一过性下降所致。采用外源性促红细胞生成素后,外周血网织红细胞数迅速增加,血红蛋白含量恢复正常。处理原则与一般肾功能不全相似,这些治疗对改善患者的一般状况,缓解症状,保障患者安全地接受不良反应较大的特殊治疗具有重要意义。此时部分患者对利尿、降血压药效果可能不佳,必要时应及早透析治疗。如患者及时得到适当治疗,大部分患者的肾功能可望有相当程度的恢复而脱离透析。另外,此类患者在使用抗生素、强心药等药物时,一定要注意根据肾功能变化调整用药剂量。

2. 针对急进性肾炎的特殊治疗

(1)甲泼尼龙:急性期予甲泼尼龙10～30毫克/千克体重(或每次0.5～1.0克),20分钟内静脉滴注,每日1次或隔日1次,连续3次为1个疗程。继而口服泼尼松每日1～2毫克/千克体重,维持数月后,逐渐减量,整个疗程需达1～5年。大约3/4的患者,主要是Ⅱ、Ⅲ型患者,包括一些少尿和透析患者,冲击治疗效果非常好,肾功能恢复或接近正常。通常5%～10%的患者即可看到冲击效果,并可持续4～6周,但约有25%患者即使最初对治疗反应很好,仍会发展至肾衰竭。治疗过程可重复使用泼尼松龙冲击疗法。在撤减激素时可配合环磷酰胺每日2～3毫克/千克体重,分2次口服;或环磷酰胺0.2克,加入生理盐水20毫升中,隔日静脉注射,累积总剂量不超过150克。

(2)环磷酰胺:静脉环磷酰胺冲击治疗(尤其适用于Ⅲ型),根据病情第一个月内可应用0.6克,2次,以后每月0.6克,连续6次,再以后每2～3个月1次,总剂量不超过150克。冲击治疗期间,尿中环磷酰胺浓度极高,为减轻化学刺激作用,在冲击前后一定要注意充分水化和碱化尿液。

(3)标准激素疗法与细胞毒药物联合治疗:泼尼松每日或隔日用1毫克/千克体重,8周后逐渐减量。配合环磷酰胺每日2～

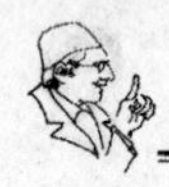

3 毫克/千克体重，分 2 次口服；或环磷酰胺 0.2 克，加入生理盐水 20 毫升中，隔日静脉注射，总剂量不超过 150 毫克/千克体重。本疗法总有效率不超过 30%。

(4)四联疗法：包括糖皮质激素(通常选用泼尼松)、细胞毒药物(如环磷酰胺或硫唑嘌呤)、抗凝(如肝素或华法林)及抗血小板凝集药物(通常选用双嘧达莫)。环磷酰胺 0.2 克，加入生理盐水 20 毫升，缓慢静脉注射，隔日 1 次，总剂量 150 毫克/千克体重；硫唑嘌呤 50 毫克，每日服 2 次，2～4 周后出现疗效，有效后可减量至每日 25～50 毫克，2 次分服，做维持治疗。抗凝药物的使用要根据凝血酶原活动时间调整，如肝素每日 500 单位/千克体重，或肝素 5 000 单位，加入 5%葡萄糖注射液 200～500 毫升中静脉滴入。以凝血时间延长 1 倍或尿纤维蛋白降解产物量下降为调节药量指标，全日总量 5 000～20 000 单位，5～10 日后改用口服抗凝治疗(如华法林等)。双嘧达莫用量较大(成年人每日 225～300 毫克)。有报道说，此法对Ⅱ型急进性肾炎可取得 70%以上的疗效。

(5)血浆置换：应用物理方法分离患者的血细胞与血浆，每日或隔日置换血浆 2～4 升，10 次左右。往往需要同时使用免疫抑制疗法(泼尼松)每日 60 毫克，环磷酰胺每日 3 毫克/千克体重，硫唑嘌呤每日 2 毫克/千克体重，50 岁以上者免疫抑制药减量。据报道，此法对Ⅱ、Ⅲ型均可取得 70%的疗效，对Ⅰ型疗效亦达 45%，并对肺出血(咯血)也有明显效果。

3. 透析疗法和肾移植 对于肾小球滤过率<5 毫升/分，肾脏病理改变严重者，有透析指征者即应及时采取血液净化措施。肾移植需在病情稳定 6 个月至 1 年、血抗肾小球基膜抗体转为阴性后方可进行。

(五)中医治疗

1. 辨证施治 由于本病来势凶猛，预后不好，可在西医治疗

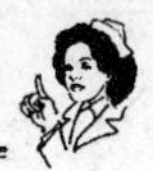

为主的基础上，辨证施治。

(1)肺热壅感型：多见于急进性肾小球肾炎的早期。

主症：发热头痛，咳嗽，咽干咽痛，颜面或全身水肿，大便秘结，小便短少或色赤，舌质红，苔黄，脉浮数。

治法：清肺泻热。

方药：凉膈散加减。大黄12克，朴硝12克，栀子6克，薄荷叶6克，黄芩15克，金银花30克，连翘15克，生石膏30克，板蓝根30克，车前子(包煎)10克，淡竹叶6克，生甘草6克。

用法：每日1剂，水煎服。

加减：尿血明显者，加血余炭15克，藕节炭12克，侧柏炭12克；水肿明显者，加白茅根30克。

(2)湿热内蕴型

主症：全身水肿，身困乏力，口干唇燥，头晕耳鸣，心烦少寐，尿少色赤或血尿，舌暗红，苔黄腻，脉濡数或细弦滑。

治法：清热化湿，补益脾肾。

方药：二至丸合知柏地黄汤加减。女贞子15克，墨旱莲15克，车前子(包煎)15克，知母12克，黄柏10克，生地黄15克，牡丹皮15克，山茱萸15克，山药20克，泽泻15克，甘草6克。

用法：每日1剂，水煎服。

加减：水肿甚者，加黄芪30克，大腹皮15克，生姜皮10克，猪苓12克；血尿重者，重用墨旱莲，加茜草12克，三七末3克，白茅根30克；神昏者，加石菖蒲15克，大黄10克。

(3)湿毒内盛型

主症：精神萎靡，面色晦暗，一身皆肿，纳呆，泛恶呕吐，口气秽浊，尿少尿闭，或鼻出血，便血，呕血，尿血等，舌质淡，苔薄白，脉沉。

治法：温补脾肾，利水消肿。

方药：温肾解毒汤加减。黄连6克，生大黄10克，熟附子(先煎)9 克,党参 15 克,白术 15 克,丹参 30 克,生姜 6 克,半夏 9 克,紫苏 30 克。

用法:每日 1 剂,水煎服。

加减:皮肤痒者,可加地肤子 30 克,白鲜皮 15 克,蝉蜕 9 克,苦参 12 克;水肿重者,可暂投五皮饮或五苓散。

(4)肝阳上亢型

主症:头晕目眩,口干欲饮,腰酸乏力,手足麻木,甚则神昏,抽搐,舌质红,苔薄,脉细数。

治法:平补肝肾,滋阴潜阳。

方药:天麻钩藤饮加减。天麻 12 克,钩藤(后下)15 克,生石决明(先煎)30 克,栀子 12 克,黄芩 15 克,杜仲 12 克,牛膝 10 克,茯神 15 克,桑寄生 15 克。

用法:每日 1 剂,水煎服。

加减:神昏者,加石菖蒲 15 克,天竺黄 10 克;抽搐者,加龙骨 30 克,牡蛎 30 克,白芍 15 克。

2. 中成药

(1)肾炎清热片每次 5 片,每日 3 次,口服,10 日为 1 个疗程,连用 2~3 个疗程。适用于急进性肾小球肾炎属外感风热,肺失宣降者。

(2)肾炎阳虚片每次 4~6 片,每日 3 次,口服。适用于急进性肾小球肾炎属脾肾阳虚,阴寒内盛之水肿证。

(3)九制大黄丸每次 3 克,每日 2 次,口服。适用于急进性肾小球肾炎表现为大便不畅,少尿或无尿,发热,汗出,脉数有力,证属阳明腑实,热盛于里者。

(4)四消丸每次 9 克,每日 3 次,空腹温开水送下。适用于急进性肾小球肾炎急性肾衰竭少尿期,证属里热炽盛,气滞血瘀者。

(5)归芍地黄丸每次 1 丸,每日 3 次,口服。适用于急进性肾小球肾炎恢复期,证属肝肾阴虚者。

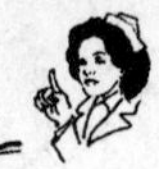

(6)五子衍宗丸每次1丸,每日3次,口服。适用于急进性肾小球肾炎恢复期,证属脾肾气虚者。

(7)小柴胡丸(水丸)每次24丸,每日2～3次,口服。适用于急进性肾小球肾炎兼感冒者。本药对预防感冒而致的病情发展有重要意义,临床使用证明效果较佳。

3. 验方

(1)温肾解毒活血汤:黄芪、蒲公英、益母草各20克,制附子(先煎)、菟丝子、枸杞子、桃仁、红花各10克,金银花、丹参各15克,淫羊藿12克,甘草6克。每日1剂,水煎服。适用于急进性肾小球肾炎脾肾阳虚兼热毒血瘀者。

(2)蜜百合饮:新鲜百合500克,蜂蜜300克。两者加开水适量拌匀,于锅内微火炒至不粘手,取出放凉即可,每日200克,分数次食之。适用于急进性肾小球肾炎肺肾阴虚者。

(3)三仙饮:生萝卜、鲜藕、蜂蜜各250克,梨2个。将生萝卜、鲜藕、梨切碎,绞汁,再加蜂蜜。可生食,亦可将汁蒸熟,冷食。3～4日分次食完。适用于急进性肾小球肾炎肺热阴虚者。

4. 灌肠疗法 患者肾功能减退,可予牡蛎50克,生大黄30克,蒲公英20克,黄连20克。上药浓煎至150毫升,保留灌肠。

三、慢性肾小球肾炎

慢性肾小球肾炎简称慢性肾炎,是由不同发病机制、多种病理类型所组成的一组原发性肾小球疾病。本病可以发生于不同年龄,以中青年居多。虽然急性肾炎可以发展成慢性肾炎,但大多数慢性肾炎由病理类型决定其病情必定迁延发展,故早期的病理检查可协助诊断。

(一)病　因

大多数慢性肾小球肾炎的病因不清楚。急性链球菌感染后肾炎迁延不愈,病程超过 1 年可转入慢性肾小球肾炎;其他如细菌、病毒感染,尤其是乙型肝炎病毒感染等均可引起慢性肾小球肾炎。慢性肾小球肾炎患者中不足 15%～20%有明确的急性肾炎病史,而大部分慢性肾小球肾炎并非由急性肾炎迁延而来。慢性肾小球肾炎大部分是免疫复合物疾病,可由血液循环内可溶性免疫复合物沉积于肾小球,或由抗原(外源性种植抗原或肾小球固有抗原)与相应抗体在肾小球局部形成,激活补体等炎症介质,从而引起组织损伤。后期,免疫的起始因素可能已经终止,但由于肾小球病变引起的肾内动脉硬化、肾血流动力学等代偿性改变引起的肾小球损害及高血压对肾小球结构和功能的影响等非免疫介导的肾脏损害在本病的发生发展中亦可能起着很重要的作用。

(二)临床表现

慢性肾小球肾炎临床表现多种多样,可轻可重或时轻时重,变异较大。早期患者可有无力、疲倦、腰部酸痛、食欲缺乏;水肿时有时无,一般不严重;可有轻度高血压。实验室检查多有轻度尿异常,尿蛋白可增多,尿沉渣可见红细胞增多、管型。肾功能多呈轻、中度受损(肌酐清除率下降、氮质血症、尿浓缩功能可减退)。这种情况可持续数年,甚至更长时间。肾功能可逐渐或较迅速恶化,发展为尿毒症,并出现相应的临床症状,如贫血、酸中毒、水电解质平衡紊乱等。

部分慢性肾小球肾炎患者除有一般慢性肾小球肾炎表现外,突出的表现为持续性中度以上程度高血压。这些患者可有眼底

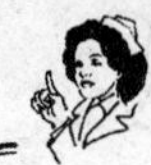

出血、渗出，甚至视盘水肿。如血压长期得不到满意的控制，则肾功能恶化较快，预后较差。部分慢性肾小球肾炎患者可伴有大量蛋白尿，甚至肾病综合征。

此外，部分慢性肾小球肾炎患者在相对平衡过程中常因感染（如呼吸道感染）诱发类似急性肾炎的临床表现，如血尿（包括肉眼血尿）、蛋白尿、管型、高血压、水肿，肾功能可由此而进行性恶化；某些患者则经适当治疗后缓解或自行缓解。

慢性肾小球肾炎由于起病方式不同，临床表现亦不一，多数起病缓慢，呈慢性进行过程，病程较长，轻重悬殊。少数可由急性肾炎转化而来，早期可能仅表现为尿蛋白增加，尿沉渣轻度异常，轻度高血压和（或）水肿，甚或有轻微氮质血症。而在晚期，则可表现为慢性肾衰竭，从早期到晚期，有可能要经历几十年。

1. 水肿　在整个疾病过程中，大多数人有不同程度的水肿。轻者仅在眼睑周围、面部或踝部出现水肿，重者可全身水肿或伴有浆膜腔积液，呈现肾病综合征。少数人始终无水肿。

2. 高血压　有些患者以高血压为首发症状，大多数慢性肾小球肾炎患者迟早会发生高血压。高血压的程度差异较大，可轻可重，持续高血压的程度与预后有密切关系。血压显著升高，可出现头痛、失眠、记忆力减退及注意力不集中。持续高血压数年之后可使心肌肥厚，心肌增大，心律失常，主动脉瓣区第二心音亢进，可闻及收缩期杂音。患者感到心悸、气促，活动后明显，甚至发生心力衰竭。

3. 尿异常改变　尿异常是慢性肾小球肾炎必有的现象。尿量变化与水肿及肾功能情况有关，水肿期间尿量减少。若肾功能明显减退，浓缩功能障碍者常夜尿增多。尿比重大多＞1.020，尿渗透浓度＜500毫渗量。尿蛋白含量不等，一般在每日1～3克，亦可呈大量蛋白尿。尿沉渣中可见到颗粒管型，伴有轻度至中度的血尿，偶可出现肉眼血尿。

4. 肾功能不全 许多患者就诊时肌酐清除率轻度降低，未降至正常值的50%以下，因此血肌酐及尿素氮可在正常范围。若肌酐清除率降至50%以下时则血肌酐和尿素氮就会增高；换言之，若血肌酐达177毫摩/升时，肌酐清除率则已降至正常的50%以下，继之出现肾小管功能不全。

5. 贫血 水肿明显时，有轻度贫血，可能与血液稀释有关，如患者有中度以上贫血，多数与肾内促红细胞生成素减少有关。后期则出现较严重的贫血。如患者无明显营养不良，其贫血多属正细胞、正色素型。

(三)辅助检查

1. 尿液检查 中等量蛋白(+)～(++)，定量一般每日＞2克，常为选择性蛋白尿。晚期肾小球多数损毁，尿蛋白排出减少。慢性肾小球肾炎常有程度不等的显微镜下血尿或肉眼血尿，肾炎活动时尿内红细胞增多。若尿内白细胞增多，提示可能有尿路感染。管型是慢性肾小球肾炎的特征之一，肾病中常有多种管型。

2. 血液检查 常有轻、中度正色素性贫血，红细胞及血红蛋白成比例下降，血沉增快，可有低蛋白血症，一般血清电解质无明显异常。当肾功能受损时，血β_2-微球蛋白增高，血肌酐清除率降低。

3. 超声 提示双肾缩小，皮质变薄，呈弥漫性病变。肾功能减退时肾图提示肾功能受损。

4. 肾功能 内生肌酐清除率降低，除肾小球滤过率降低外，晚期肾小管功能亦受损，与此同时出现电解质紊乱、酸中毒、血钙降低等。

(四)西医治疗

1. 利尿消肿 对于水肿症状明显的患者，除了限盐限水外，

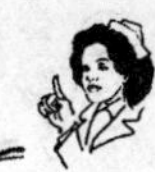

主要依靠利尿药。轻度水肿无须用药。中至重度水肿可应用氢氯噻嗪每次25毫克，每日2～3次；或呋塞米注射液每日20～60毫克，肌内注射。

2. 控制高血压 高血压可严重地影响慢性肾小球肾炎的预后，故必须予以及时恰当的处理。通常应用依那普利、贝那普利等治疗。依那普利5毫克，每日2次，口服；贝那普利每次10毫克，每日1次，口服。还有研究发现，该类药物还可抑制系膜基质的产生，减缓肾小球的纤维化。对肾功能损害，血肌酐＞350毫摩/升时，不主张应用此类药物，可选用血管紧张素受体阻滞药类药物，如氯沙坦50毫克，每日1次，口服。最近报道，用钙离子拮抗药（如氨氯地平）治疗慢性肾衰竭的肾炎患者，发现它与血管紧张素转化酶抑制药有十分类似的延缓肾功能恶化的疗效，与血管紧张素转化酶抑制药不同之处是它一般无降蛋白作用。β受体阻滞药及α受体阻滞药不影响血流，也用于治疗肾实质性高血压。扩血管药物（如肼屈嗪）也有降血压作用，一般每日220毫克，但必须警惕该药有诱发红斑狼疮样综合征的可能。α_1受体阻滞药（哌唑嗪）可扩张小动脉、小静脉，一般用量为每日3～6毫克（逐步递增至该剂量）。肾衰竭时不必调整剂量，但直立性低血压为其突出的不良反应。

3. 抗凝和血小板解聚药 通过长期观察和动物实验，抗凝和血小板解聚药显示有良好的稳定肾功能、减轻肾脏病理损伤的作用。双嘧达莫25～50毫克，每日3次，口服。

4. 防治肾损害的因素

（1）对慢性肾小球肾炎患者应尽可能避免上呼吸道及其他部位感染，以免加重病情甚至引起肾功能急骤恶化。

（2）应非常谨慎使用或避免使用肾毒性药物，如庆大霉素、磺胺类药物和其他有肾毒性的抗生素；对易诱发肾功能损伤的非甾体类消炎药、造影剂等应慎用，必须使用时应采取保护措施，并密

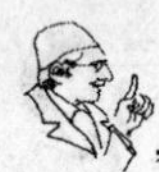

切监测肾功能。

(3)对高脂血症、高血糖、高钙血症和高尿酸血症应及时予以恰当治疗,防止上述因素加重肾功能损害。

5. 激素和细胞毒药物应用 国内外对慢性肾小球肾炎是否应用激素和(或)细胞毒药物尚无统一看法,一般不主张应用。有学者认为,如患者肾功能正常或仅轻度受损,肾脏体积正常,24 小时尿蛋白量≥2 克,病理类型显示轻度系膜增生性肾炎、轻微病变等病变较轻者,如无禁忌证可试用激素和细胞毒性药物,无效者逐步撤除。

(五)中医治疗

1. 辨证施治

(1)脾肾两虚型:本型多为无水肿表现,但多存在肾性高血压。

主症:腰膝酸软,头晕目眩,神疲乏力,少气懒言,面色无华,纳呆便溏,舌淡苔白,脉细弱或细数。

治法:益肾健脾。

方药:参芪地黄汤加减。党参 15 克,山药 15 克,枸杞子 10 克,茯苓 20 克,菟丝子 10 克,黄芪 20 克,生地黄 15 克,山茱萸 15 克,砂仁(后下)12 克。

用法:每日 1 剂,水煎服。

加减:腰酸者,加杜仲 15 克,狗脊 12 克,桑寄生 15 克;腹胀者,加陈皮 10 克,大腹皮 30 克,厚朴 12 克;偏于阴虚者,加墨旱莲 15 克,女贞子 15 克,麦冬 12 克;偏于阳虚者,可加巴戟天 12 克,仙茅 12 克,淫羊藿 15 克。

(2)脾肾阳虚型

主症:全身水肿,腰酸膝冷,面色苍白,大便溏薄,尿少色清,舌淡胖,苔白腻,脉沉细。

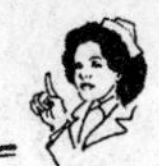

治法：温阳利水。

方药：真武汤加减。附子(先煎)6克，茯苓9克，白芍9克，干姜9克，白术9克。

用法：每日1剂，水煎服。

加减：肾阳虚较重者，加肉桂3克，补骨脂12克；水肿甚者，加大腹皮15克，车前子(包煎)15克，猪苓9克；脾虚甚者，加白术15克，党参15克，薏苡仁18克，黄芪30克；有血瘀者，加丹参20克，红花6克，牛膝15克，益母草12克。

(3)肝肾阴虚，湿热内蕴型

主症：头晕耳鸣，咽干口苦，虚烦失眠，小便短赤或涩痛不利，或见尿血及肢体轻度水肿，舌红少苔，脉弦细。

治法：滋补肝肾，清热利湿。

方药：六味地黄汤加减。麦冬12克，五味子10克，黄柏10克，山茱萸10克，生地黄15克，泽泻10克，山药10克，茯苓20克，牡丹皮12克。

用法：每日1剂，水煎服。

加减：头晕耳鸣重者，加枸杞子15克，菊花12克，钩藤(后下)15克；尿血者，加大蓟、小蓟各20克，白茅根30克；尿涩痛不利者，加萹蓄10克，瞿麦10克，以清利湿热；心烦失眠者，加淡竹叶10克，栀子10克，钩藤(后下)10克，清热除烦。

(4)气阴两虚型

主症：腰酸遗精，肢体微肿或不肿，心悸气短，面色无华，神疲倦怠或咽干口燥，面色无华，血尿，舌红少苔，脉细数。

治法：补气养阴。

方药：大补元煎加减。党参12克，黄芪20克，熟地黄12克，杜仲10克，山药10克，茯苓20克，枸杞子10克，山茱萸15克，炙甘草12克。

用法：每日1剂，水煎服。

加减：咽痛者，加麦冬15克，沙参12克，赤芍10克；肿体水肿较重者，加猪苓15克，车前子(包煎)12克，利水消肿。

(5)正虚络阻型

主症：腰痛固定不移或刺痛，面色暗灰，皮肤干燥，或有瘀斑、瘀点，尿量减少，肢体水肿，舌紫暗或有瘀斑，脉沉涩或细数。

治法：扶正祛邪，化瘀通络。

方药：桃红四物汤加减。桃仁15克，红花10克，当归10克，川芎10克，赤芍15克，益母草20克，丹参20克，茯苓15克，黄芪20克。

用法：每日1剂，水煎服。

加减：偏于阴虚者，可用血府逐瘀汤加减；偏于气虚患者，可用补中益气汤合桂枝茯苓丸；水肿较重者，加牛膝15克，鸡血藤20克，泽泻12克，车前子(包煎)12克；有肾功能不全者，去桃仁，加生大黄10克。

2. 中成药

(1)复方丹参片每次3片，每日3次，口服。

(2)保肾康每次150毫克，每日3次，口服。

(3)黄葵胶囊每次2.0克，每日3次，口服。

(4)百令胶囊每次1.0克，每日3次，口服。

(5)血尿安每次3片，每日2次，口服。

(6)火把花根片每次3～5片，每日3次，口服。

(7)六味地黄丸每次9克，每日2次，口服。适用于慢性肾小球肾炎肾阴亏虚者。

(8)知柏地黄丸每次6～9克，每日2次，口服。适用于慢性肾小球肾炎肝肾阴虚火旺者。

(9)肾炎消肿片每次4～5片，每日3次，口服。适用于慢性肾小球肾炎属脾阳虚弱，水湿滞留之证。

(10)肾炎舒片每次6片，每日3次，口服。适用于慢性肾小

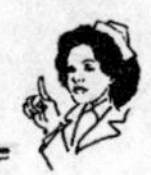

球肾炎属脾肾气虚，水湿泛滥之证。

3. 验方

(1)生地黄 20 克，山茱萸 7 克，茯苓 12 克，牡丹皮 9 克，丹参 10 克，川芎 6 克，地骨皮 9 克，全蝎 2 克。每日 1 剂，水煎服。用于慢性肾小球肾炎疗效颇佳。

(2)玉米须、马鞭草各 60 克，海金沙 30 克。每日 1 剂，水煎服。适用于慢性肾小球肾炎阴虚阳亢兼有湿热者。

(3)猪苓、云茯苓、白术、泽泻、桂枝、陈皮、生姜皮、大腹皮、茯苓皮各 10～15 克，白茅根 20～30 克。小儿酌减。每日 1 剂，水煎服。适用于慢性肾小球肾炎水湿浸渍之水肿者。

(4)雷公藤、金樱子各 20 克，党参、益母草、薏苡仁、丹参、墨旱莲各 30 克，黄芪 60 克，白术、大黄各 10 克。每日 1 剂，水煎服，低盐饮食。适用于慢性肾小球肾炎脾肾两虚湿热内蕴者。

(5)熟地黄、炒白术、茯苓皮、水蛭各 15 克，黄芪 30 克，太子参 20 克，杏仁、泽泻、桂枝各 10 克，益母草 25 克，熟附子 9 克，甘草 6 克。每日 1 剂，水煎服。适用于脾肾阳虚、湿阻血瘀型慢性肾小球肾炎。

(6)白花蛇舌草、半枝莲、薏苡仁、茯苓各 30 克，生地黄、益母草、牡丹皮各 15 克，甘草 6 克。上药共为细末，每日 1 剂，开水浸泡 40 分钟，口服，4 周为 1 个疗程，连用 2 个疗程。

(7)黄芪 15～30 克，薏苡仁 30 克，苍术、白术、当归、枸杞子、金银花各 12 克，党参、石韦各 15 克，蝉蜕 9 克，山茱萸 10 克。若肺肾气虚者，加黄精；肝肾阴虚者，加生地黄、玄参，均重用黄芪、党参(各 30 克)；脾肾两亏者，加巴戟天、淫羊藿、茯苓、泽泻、大腹皮；气阴两虚者，加杞菊地黄丸、女贞子、桑寄生；尿蛋白持续不降者，加金樱子、桑螵蛸、土茯苓；尿中红细胞较多者，去当归，加白茅根、荠菜花；血压高者，加白蒺藜、珍珠母、钩藤(后下)；水肿者，加大腹皮、车前子、连皮茯苓。每日 1 剂，水煎服。

(8)生黄芪 30～60 克,防己、川牛膝、泽泻、车前子各 10 克,白茅根、丹参、益母草各 20 克。尿蛋白高者,黄芪、白茅根增量,加金樱子、菟丝子;尿有红细胞者,加大蓟;脾阳虚者,加党参、白术;脾肾阳虚者,加附子、干姜;肝肾阴亏者,加生地黄、龟甲。每日 1 剂,水煎服,30 日为 1 个疗程,连用 2 个疗程。

(9)生地黄、熟地黄各 12 克,山茱萸、牡丹皮各 15 克,山药、丹参各 25 克,赤芍、泽泻、茯苓各 20 克,益母草、生黄芪、炙黄芪、芦根各 30 克,炙甘草 5 克。每日 1 剂,水煎服。

4. 灌肠疗法 出现肾衰竭表现时,可用大黄 30 克,生牡蛎 30 克,蒲公英 20 克,广木香 10 克,海藻 15 克,黄连 20 克。浓煎成 150 毫升,保留灌肠,促进代谢废物的排泄。

5. 针灸疗法 取穴脾俞、足三里、三阴交、肾俞、关元、命门、水分、太溪。虚证可用艾灸。

6. 食疗方

(1)绿豆、制附子各 30 克,水煎煮熟后吃豆,次日仍可再加绿豆 30 克,煮熟食豆,第三日则另加制附子与绿豆同煎如前。忌生冷、盐、酒 60 日。适用于慢性肾小球肾炎脾肾阳虚之水肿者。

(2)西瓜皮、冬瓜皮、赤小豆各 30 克。用水 500 毫升同煎代茶饮,可随意常饮。适用于慢性肾小球肾炎水湿内盛之水肿者。

(3)黄芪 45 克,鱼腥草、白花蛇舌草各 30 克,地龙、益母草、丹参、蝉蜕各 15 克,金银花 20 克,猪肾 1 个。每日 1 剂,水煎后食猪肾,喝汤。适用于慢性肾小球肾炎脾肾气虚,兼有热毒水湿血瘀者。

(4)生黄芪 60 克,生薏苡仁 30 克,赤小豆 15 克,鸡内金(研细为末)9 克,金橘饼 2 枚,乌糯米 30 克。先以水 600 毫升煮黄芪 20 分钟,去渣,次入薏苡仁、赤小豆,煮 30 分钟,再次入鸡内金、乌糯米,煮熟成粥,分 2 次食之,食后嚼金橘饼 1 枚,每日 1 剂。适用于慢性肾小球肾炎阴虚阳亢兼有湿热者。

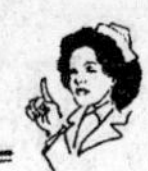

(5)鲜山药100克,白扁豆50克,核桃肉50克,粳米50克。山药洗净,切片,与白扁豆、核桃肉、粳米同煮粥。每日1剂,分2次食。适用于慢性肾小球肾炎腰膝酸软、神疲乏力、气短者。口渴、溲赤、便艰热盛者不宜多食。

(6)大蒜100克,甲鱼(约500克)1只,白糖、料酒各适量。甲鱼剖开洗净,与大蒜、料酒同炖熟,白糖调味。分次食,隔日1剂,连食7~10剂。适用于盗汗、颧红、腰酸、心悸、肝肾阴虚之慢性肾小球肾炎。畏寒肢冷、纳呆便溏者不宜多食。

(7)雄鸭(约1 000克)1只,猪蹄200克。同炖熟,低盐调味,分次食,2日1剂,连食7剂,或时时食用。适用于慢性肾小球肾炎眩晕、乏力、耳鸣、心悸、腰酸、腿软属气阴两虚者。纳呆、便溏等脾虚者不宜服食。

(8)陈蚕豆150克,红糖100克。蚕豆与红糖同入锅中,煎汤,食豆喝汤。每日1剂,分2次食,连食5~7日。适用于慢性肾小球肾炎水肿及蛋白尿者。

(9)葫芦壳50克,冬瓜皮30克,大枣10克。同煎汤,去渣饮,每日1剂,直至肿退为度。适用于慢性肾小球肾炎水肿反复发作、面色萎黄、便溏、腹胀脾阳不振者。舌光红、盗汗颧红、腰酸、心悸脾肾阴虚者不宜多食。

(10)鲤鱼1条,醋50毫升,茶叶30克。鲤鱼去鳞、鳃及内脏,洗净,置砂锅中,加入醋和茶叶,同炖熟。空腹顿食,每日1剂,连食数剂,或时时食用。适用于慢性肾小球肾炎水肿经久不消者。脘痛、泛酸者不宜食用。

四、隐匿型肾小球肾炎

隐匿型肾小球肾炎是一类起病隐匿,病程迁延,临床症状少而轻,仅有持续或间断性少量蛋白尿和(或)血尿,不伴有水肿,高

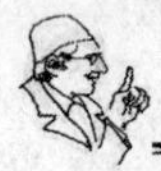

血压和肾小球滤过率减少，预后良好的一类肾小球疾病。

(一)病　因

本病起病隐匿，病因尚不清楚，部分患者于上呼吸道感染后很快出现血尿，这部分患者可能与链球菌感染有关，病变多为免疫介导的炎症反应。

(二)临床表现

隐匿性肾小球肾炎多见于儿童和青年，男性多于女性。本病起病隐匿，临床表现少，甚至缺如。主要表现为尿的异常，部分患者可以出现腰酸或痛，乏力，也可以出现晨起眼睑轻度水肿。但是多无水肿、高血压表现，无肾功能损害。大多数在体检或就诊其他病时被发现。尿异常主要是出现持续性或反复发作性的血尿和(或)蛋白尿。但 24 小时尿蛋白不超过 0.15 克，血尿可为镜下血尿或肉眼血尿。

(三)辅助检查

1. 尿液检查　间断或持续性微量尿蛋白或血尿，甚至可有反复发作性肉眼血尿。尿蛋白定性(+)～(++)，呈持续性蛋白尿表现。尿蛋白定量通常在每日 2 克以下，以白蛋白为主，一般尿沉渣正常。而无症状性血尿者，尿中红细胞数量多少不一，为多形性，亦有偶发肉眼血尿，血尿为肾性。肾小球源性血尿红细胞形态的改变主要有两个特点：于相差显微镜下呈多样变形红细胞(草莓状、荷叶状等)且变形的多样与肾小球病变的严重性呈正相关；用自动血细胞计数器测定尿中红细胞比容及分布曲线来鉴别血尿的来源，肾小球源性血尿，红细胞平均体积为(55±6)升，我国报道为≤60 升。如伴有红细胞管型则更能明确为肾小球源性血尿。

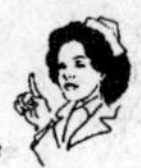

2. 其他检查 肾功能正常;同位素肾图、肾脏B超检查、膀胱镜、静脉肾盂造影、肾动脉造影、肾CT扫描等泌尿系有关检查均正常;尿细菌培养阴性,尿细胞等检查及尿结核菌检查均为阴性。

3. 肾活检 本病一般不需立即行肾活检,但对已确诊为原发性肾小球疾病呈血尿伴蛋白尿表现者,如尿蛋白超过每日1克应考虑进行肾活检。对随诊观察中出现肾功能恶化,尿异常加重或出现水肿、高血压时应及时进行肾活检以助诊断,明确病理类型。

(四)西医治疗

目前尚无特殊药物治疗,对本病的治疗主要采用如下治法。

(1)有反复感染病灶应予以去除,如扁桃体反复急性炎症者,可考虑扁桃体摘除术;在有急性感染时应及时控制炎症,避免血尿或尿蛋白加重;同时应尽量避免不必要的治疗和肾毒性药物的应用。

(2)在少数重度急性少尿性肾衰竭伴肉眼血尿发生,肾活检提示大部分肾小球有新月体形成者,可考虑使用甲泼尼龙冲击疗法,激素和环磷酰胺,血浆置换术,也可并用抗凝疗法。

(3)临床可试用血管紧张素转化酶抑制类药物,如依那普利、贝那普利等治疗。

(4)本病需要定期追踪观察,如发现尿蛋白持续增多,尿沉渣细胞增多,血压升高或出现肾功能损害者,同按慢性肾小球肾炎或肾病综合征治疗。

(五)中医治疗

1. 辨证施治

(1)心火内盛

主症:小便热赤,尿中带血,色鲜红,伴有心烦,夜寐不安,或口渴面赤,口舌生疮,舌尖红,脉数。

治法:清心泻火,凉血止血。

方药:导赤散和小蓟饮子加减。通草 10 克,淡竹叶 10 克,生地黄 20 克,生蒲黄(包煎)10 克,小蓟 15 克,栀子 10 克,滑石 15 克,紫草 15 克,白茅根 15 克。

用法:每日 1 剂,水煎服。

加减:便秘者,加生大黄。

(2)湿热郁阻

主症:小便短赤且有热感,或有血尿或尿液混浊,口苦口渴,心烦,胸闷气短,舌苔黄腻,脉滑数。

治法:清热利湿。

方药:萆薢分清饮加减。萆薢 10 克,石菖蒲 10 克,甘草梢 9 克,车前子(包煎)15 克,茯苓 15 克,莲子心 10 克,丹参 30 克。

用法:每日 1 剂,水煎服。

加减:血尿严重者,加白茅根、仙鹤草。

(3)阴虚火旺

主症:尿液色赤带血,腰酸乏力,头晕耳鸣,五心烦热,舌红少苔,脉细数。

治法:养阴清热。

方药:知柏地黄丸加减。知母 10 克,黄柏 10 克,生地黄 20 克,山药 15 克,牡丹皮 12 克,茯苓 15 克,泽泻 12 克。

用法:每日 1 剂,水煎服。

加减:腰痛明显者,加续断、牛膝、杜仲。

(4)脾肾气虚

主症:尿液或白或赤,日久不愈,面色淡黄,精神疲乏,腰酸乏力,纳食不香或不思饮食,晨起眼睑水肿,舌淡苔薄白,脉细弱。

治法:健脾益肾,渗湿利水。

方药:补中益气汤加减。人参 15 克,黄芪 20 克,白术 10 克,当

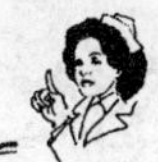

归12克，陈皮9克，茯苓15克，柴胡10克，升麻6克，甘草6克。

用法：每日1剂，水煎服。

加减：尿蛋白长期不消者，加金樱子、桑螵蛸。

2. 中成药

(1)红景天片每次2片，每日3次，口服，2个月为1个疗程。

(2)黄葵胶囊每次2克，每日3次，口服。适用于湿热壅阻型。

(3)百令胶囊每次1克，每日3次，口服。适用于气虚为主者。

(4)血尿安胶囊每次2粒，每日3次，口服。适用于血尿者。

(5)火把花根片每次3～5片，每日3次，口服。治疗血尿有一定疗效。

(6)六味地黄丸每次6克，每日2次，口服。适用于阴虚者。

(7)参桂鹿茸丸每次10克，每日3次，口服。适用于隐匿型肾小球肾炎脾肾阳虚者。

(8)鱼鳔丸每次9克，每日3次，温开水送服。适用于隐匿型肾小球肾炎肾精亏损，命门火衰，精关不固，尿蛋白持续出现日久不消者。

(9)金樱子膏每次15克，每日3次，口服。适用于隐匿型肾小球肾炎脾肾两虚者。

(10)滋肾丸每次1丸(9克)，每日2次，口服。适用于隐匿型肾小球肾炎蛋白尿属下焦湿热为患者。

(11)乌鸡白凤丸每次1丸(6克)，每日3次，口服，30日为1个疗程，连用1～2个疗程。

3. 验方

(1)滋肾解毒汤：生地黄、白花蛇舌草、小蓟、仙鹤草、女贞子、墨旱莲、虎杖各15克，牡丹皮、山茱萸、连翘各10克，益母草、白茅根各30克。每日1剂，水煎服，1个月为1个疗程，连服3个月。适用于隐匿型肾小球肾炎伴血尿肾虚热毒者。

(2)滋肾化瘀清利汤：女贞子、墨旱莲、白茅根各15克，马鞭草、石韦、益母草各 12 克，生侧柏叶 9 克，白花蛇舌草 18 克。每日 1 剂，水煎分 2 次服。适用于隐匿型肾小球肾炎肾虚热毒血瘀者。

(3)血尿灵汤：马鞭草、白茅根、小蓟各 15 克，生大黄 9 克，碧玉散 18 克。每日 1 剂，水煎服。适用于隐匿型肾小球肾炎伴血尿湿热血瘀者。

(4)止血胶囊：三七粉 50 克，琥珀粉、血余炭各 30 克。混匀后装入胶囊，每次 4 粒，每日 3 次，口服。适用于隐匿型肾小球肾炎伴血尿夹瘀者。

(5)茅根车前饮：白茅根、车前子(包煎)各 50 克，白糖 25 克。每日 1 剂，水煎服。适用于隐匿型肾小球肾炎湿热蕴结者。

(6)夏氏尿血方：生地黄、玄参、忍冬藤、板蓝根各 15 克，棕榈炭、阿胶珠、炒蒲黄(包煎)、炒地榆各 10 克。每日 1 剂，水煎 20 分钟，分 2 次服。适用于隐匿型肾小球肾炎伴血尿肾虚热毒血瘀者。

(7)加味参芪地黄汤：太子参、生黄芪、茯苓、泽泻、丹参各 15～30 克，生地黄、黄精、白术各 10～15 克，牡丹皮、山药、山茱萸各 10 克，菟丝子、覆盆子各 15 克。每日 1 剂，水煎服。适用于隐匿型肾小球肾炎伴蛋白尿气阴两虚，肝肾不足者。

(8)益肾塞流方：生黄芪、桑葚、墨旱莲、积雪草各 30 克，菟丝子、金樱子、女贞子、杜仲、丹参各 10 克。每日 1 剂，水煎服，1 个月为 1 个疗程，共用 3 个疗程。用此方治疗隐匿型肾小球肾炎并用雷公藤多苷片每日 10～20 毫克，分 3 次口服。

(9)太子参茅根汤：太子参、白茅根各 15～30 克，丹参、连翘、玄参各 10～15 克，石韦、麦冬各 15 克，白花蛇舌草 15～20 克，甘草 3～5 克。单纯蛋白尿者，重用石韦、太子参、丹参；单纯血尿者，重用白茅根、加大蓟、小蓟；感染较重者，加黄芩、黄连、黄柏。每日 1 剂，水煎服，连用 4～12 周。

(10)参芪地黄汤：黄芪、白花蛇舌草各 30 克，党参、生地黄、茯苓、山茱萸、枸杞子、墨旱莲、女贞子、金樱子、丹参各 20 克。每

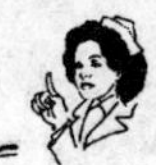

日 1 剂，水煎服。

4. 食疗方

(1)薏苡仁粥：薏苡仁 50 克，葱白 4 茎，牛蒡根 30 克，淡豆豉 10 克。先煎葱白、淡豆豉、牛蒡根，去渣取汁，后入薏苡仁煮成粥，空腹食粥。

(2)玉竹茶：玉竹、秦艽、当归各 9 克，甘草 3 克。玉竹、秦艽、当归、甘草洗净，水煎 30 分钟，代茶饮，每日 1 剂。

(3)参枣桂姜粥：桂枝、干姜各 6 克，党参 10 克，大枣 10 枚，粳米 100 克，红糖适量。将桂枝、干姜、党参一起放入锅中煎煮，沸后改小火煎成浓汁，再放入粳米，煮成稀粥，粥成后加适量红糖，早晚食用。

(4)木瓜大枣汤：木瓜、大枣、桑叶、红糖各适量。木瓜、大枣、桑叶洗净，放锅内加水适量，置火上烧开，转小火煮 20 分钟，加红糖，待糖化后即成。

(5)薏苡仁海带鸡蛋汤：海带、薏苡仁各 30 克，鸡蛋 1 个，食盐、植物油、味精、胡椒粉各适量。将海带洗净，切成条，薏苡仁洗净，共放高压锅内，加水炖至熟烂，连汤备用。铁锅置大火上，放入油，将打匀鸡蛋炒熟，将海带、薏苡仁汤倒入，加食盐、胡椒粉适量，炖煮片刻，加味精即成。

(6)芡实白果煨猪肾：芡实 30 克，白果(去壳)12 个，猪肾 300 克，食盐适量。将猪肾洗净，加食盐，与芡实、白果共煮汤，喝汤，吃猪肾。

五、肾病综合征

肾病综合征不是一个独立的疾病，而是许多疾病发生过程中，损伤了肾小球毛细血管滤过膜的通透性而出现的一组临床综合征。

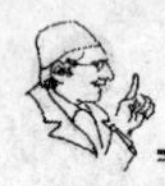

(一)病　因

肾病综合征根据病因分为原发性和继发性。前者之诊断主要是依靠排除继发性肾病综合征而定的。

1. 原发性肾病综合征　病理类型以微小病变肾病、系膜增生性肾炎、膜型肾病、系膜毛细血管增生性肾炎、肾小球局灶节段性硬化为常见。其中,儿童及少年以微小病变肾病较多见,中年以膜型肾病多见。

2. 继发性肾病综合征　原因很多,常见者为糖尿病肾病、肾淀粉样变、系统性红斑狼疮、新生物、药物及感染引起的肾病综合征。一般在小儿应着重除外遗传性疾病、感染性疾病及过敏性紫癜等引起的继发性肾病综合征;中年则应着重除外结缔组织病、感染、药物引起的继发性肾病综合征;老年则应着重考虑代谢性疾病及新生物有关的肾病综合征。常见继发病因有以下几种。

(1)感染:细菌感染(链球菌感染后肾炎、细菌性心内膜炎肾炎、分流肾炎、梅毒、麻风、慢性肾盂肾炎伴反流性肾病、支原体感染、结核),病毒感染(乙型肝炎、丙型肝炎、传染性单核细胞增多症、巨细胞病毒感染、带状疱疹、人类免疫缺陷病毒),寄生虫感染(疟原虫、弓形虫、血吸虫、锥虫、丝虫)。

(2)药物:有机物、无机物、元素汞,有机金、锂、铋、银;青霉胺、海洛因、丙磺舒、三甲双酮、利福平、卡托普利、非固醇类消炎药、α-干扰素、氯磺丙脲、甲苯磺丁脲、驱虫剂、造影剂。

(3)过敏、毒物、免疫:蜂蜇及花粉、蛇毒、血清病、抗毒素或疫苗过敏。

(4)新生物:实体瘤(癌或肉瘤):肺、结肠、胃、乳腺、肾、甲状腺、卵巢等肿瘤,Wilm's瘤;淋巴瘤及白血病:霍奇金病、非霍奇金淋巴瘤、慢性淋巴性白血病、多发性骨髓瘤。

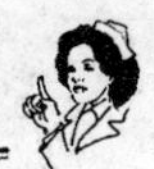

(5)系统性疾病:系统性红斑狼疮、混合性结缔组织病、干燥综合征、类风湿关节炎、过敏性紫癜、坏死性血管炎、多动脉炎、冷球蛋白血症、淀粉样变、类肉瘤病。

(6)代谢性疾病:糖尿病、黏液水肿、甲状腺功能亢进、脂蛋白肾小球病、成年人胱氨酸病、α-抗胰蛋白酶缺乏。

(7)遗传性疾病:遗传性肾炎、遗传性淀粉样变、Fabry 病、指甲-髌骨综合征、先天性肾病综合征、镰状细胞贫血。

(8)其他:妊娠高血压综合征、肾移植慢性排斥、恶性肾硬化、肾动脉狭窄、慢性溃疡性结肠炎、严重充血性心力衰竭、先天性心脏病、严重肥胖等。

(二)临床表现

1. 蛋白尿 尿中主要成分为白蛋白,亦可包括其他血浆蛋白成分,与尿蛋白的选择性有关。肾病综合征对蛋白质的排泄量变化大,且受肾小球的滤过率、肾小球的血浆流率、跨肾小球静水压的梯度、肾素-血管紧张素系统的活性、白蛋白的产生和血浆浓度,以及食物中蛋白质的摄入量影响。血浆白蛋白显著下降时,可使尿蛋白排出量减少;反之,静脉输注浓缩蛋白质制剂,可使尿蛋白排出量一过性显著增加。当用非固醇类消炎药和血管紧张素转化酶抑制药时,肾小球的滤过率对尿蛋白质排泄的影响,通过肾小球灌注、跨膜压的改变,使尿蛋白降低 30%~60%。

2. 血浆蛋白浓度的改变

(1)低白蛋白血症:肾病综合征时因尿丢失大量白蛋白,致血浆白蛋白低,为肾病综合征的必备特征。但大量蛋白尿和低白蛋白血症并不完全平行一致,因血浆白蛋白值是白蛋白合成与分解代谢平衡的结果。

(2)其他血浆蛋白质成分的变化:肾病综合征时除血浆白蛋

白减少外，还有其他血浆成分的变化，其变化方向取决于丢失与合成的矛盾平衡。

3. 高脂血症和脂尿症 肾病综合征患者大部分人血中总胆固醇、磷脂和三酰甘油升高，有时严重的肾病综合征不发生高脂血症（如狼疮性肾炎，肾淀粉样变），原因未明。低密度脂蛋白和极低密度脂蛋白常升高，三酰甘油和极低密度脂蛋白常规的升高仅见于血清中蛋白的浓度在10～20克/升时。因此，肾病综合征患者出现乳状血清时通常表明有严重的低蛋白血症。

脂尿症主要表现为尿中出现双折光的脂质小体（可能是上皮细胞），内含胆固醇脂或充满脂肪的管型（卵圆形脂肪小体）。脂质尿的出现表明患者脂质代谢紊乱，可能由于低分子量的高密度脂蛋白滤出过多。

4. 水肿 肾病综合征时水、钠潴留主要在血管外，即组织间液增加。水肿的程度一般与低蛋白血症程度呈正相关。临床上，患者水肿常渐起，最初多见于踝部，呈可凹性。晨起时眼睑、面部可见水肿，随着病情的进展，水肿发展至全身，严重时引起胸腔积液、腹腔积液、阴囊积液、心包积液，头部及颈部皮下水肿及纵隔积液，以致呼吸困难。

5. 并发症

（1）感染：由于蛋白质营养不良，蛋白丢失所致血清IgG及补体因子减少，白细胞功能下降，加之应用糖皮质激素治疗，呼吸道、泌尿系、皮肤及腹腔感染常并发于肾病综合征患者，体腔及皮下积液为感染提供了有利条件。虽然近年强力抗生素的应用，使因感染致死的危险性大大降低，但仍可影响肾病综合征疗效或导致肾病综合征复发。

（2）血栓栓塞：由于肾病综合征患者大量蛋白的漏出，肝内合成增强，纤维蛋白原及第Ⅴ因子、Ⅶ因子、Ⅷ因子、Ⅹ因子增加，抗凝血酶Ⅲ水平降低，蛋白C及蛋白S活性下降，高脂血症致血液

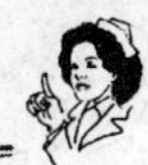

黏稠度增加，不合理的利尿，长期使用大量糖皮质激素，患者因此存在高凝状态。卧床增加了肢体发生血栓的可能。目前，血栓、栓塞已成为肾病综合征患者严重的致死性并发症之一。最常见的为肾静脉血栓，肢体静脉血栓、下腔静脉血栓、肺动脉血栓或栓塞也不少见，甚至可见脑血管血栓及冠状血管血栓。

(3)急性肾功能损害

①急性肾前性少尿。通常与突然发作的肾病综合征(特别是小儿)、严重的低白蛋白血症和过度使用强力利尿药有关。呈少尿、尿钠减少伴血容量不足的临床表现(四肢厥冷、直立性血压下降、脉压小、血液浓缩、血细胞比容上升)。此时应输注血浆或白蛋白等扩容药进行治疗。

②特发性急性肾衰竭。常发生在肾病综合征起病后几周，临床无低血容量表现，无任何诱因而突发少尿、无尿、尿钠排出增多、肾功能急剧恶化。给予胶体扩容不利尿，易引起肺水肿。常需透析治疗，多能缓解，恢复缓慢者约需数周。多发生在成年人，小儿很少见。

③肾病综合征伴发的急性肾衰竭。此症可伴发不可逆的急性肾衰竭，常发生在肾小球结构有损害的患者(如局灶性肾小球硬化)。急性肾衰竭也可见于使用非甾体抗炎药所致肾病综合征，或伴发于药物(抗生素、利尿药等)所致过敏性急性间质性肾炎，或由于急性双侧主干肾静脉血栓形成引起。

(4)肾小管功能损害：原发肾小球疾病(如局灶节段性硬化)可引起肾小管损害，大量的尿蛋白肾小管重吸收引起肾小管(主要是近曲小管)损害。病理上有肾小管萎缩和间质纤维化明显。临床表现有糖尿、高磷酸尿、氨基酸尿、丢失钾和丢失碳酸氢盐，严重者呈范科尼综合征。少数患者尚可出现肾小管酸中毒，佝偻病和骨营养不良综合征。有肾小管损害者常对糖皮质激素治疗效果差，长期预后也差。

(5)营养不良：由于长期的低蛋白血症，可引起营养不良，肌肉萎缩，儿童发育迟缓，维生素 D 缺乏，继发性钙、磷代谢紊乱，继发性甲状旁腺功能亢进；药物结合蛋白的减少可加重药物毒性，促使药物代谢增快，减低药物疗效。

(三)辅助检查

1. 尿液检查 大量蛋白尿伴管型尿，24 小时尿蛋白≥3.5 克，呈选择性或非选择性蛋白尿，纤维蛋白降解产物阴性，尿 C_3 阳性，尿 γ 巨球蛋白及 IgM 测定阳性。

2. 血液检查 常有三酰甘油与胆固醇升高，肾功能受损时血尿素氮和肌酐升高，系膜毛细血管性肾炎时血清补体 C_3 降低，蛋白电泳提示 α_2 及 β 球蛋白增加，白蛋白降低。血容量明显减少时，可有肾小球滤过率明显下降，偶尔发生可逆性少尿性肾衰竭。

3. 肾图、B 超 均有助于本病的诊断。

4. 肾活检病理分型 有助于诊断及预后的判断。

(四)西药治疗

1. 利尿消肿药

(1)噻嗪类和类噻嗪类利尿药

①氢氯噻嗪每次 25～50 毫克，每日 1～3 次，口服。维持剂量减至每日 25～50 毫克。

②氯噻酮每次 50 毫克，每日 1 次，口服；或每次 100～200 毫克，口服，隔日 1 次。

③美托拉宗每次 5～10 毫克，每日 1 次，口服。

(2)襻利尿药

①呋塞米(速尿)每次 20～40 毫克，每日 2～3 次，口服；也可肌内注射或静脉注射，常用剂量为 20～40 毫克，每日 1～3 次。

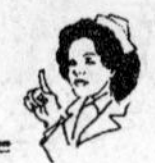

②布美他尼（丁尿胺）每次0.5～1.0毫克，每日1～3次，口服；或静脉注射，一般每次0.5～1.0毫克，每日1～3次。

(3)保钾利尿药

①氨苯蝶啶每次50～100毫克，每日3次，饭后服。高血钾患者和严重肾功能不全、肝功能不全者禁用。

②螺内酯（安体舒通）每次10～30毫克（微粒），口服，每日3～4次；小儿每日2毫克/千克体重，分3～4次口服。用药5日后如效果不满意可加用其他利尿药。

③阿米洛利（氨氯吡米）每次5～10毫克，口服，每日1次。

2. 降脂药

(1)洛伐他汀（美降之）每次10～20毫克，每日1次，口服。

(2)辛伐他汀（舒降之）每次5～10毫克，每日1次，口服。

(3)普伐他汀（美百乐镇）每次5～10毫克，每日1次，口服。

(4)氟伐他汀（来适可）每次20～40毫克，每日1次，口服。

(5)阿托伐他汀钙（立普妥）每次10毫克，每日1次，口服。

(6)非诺贝特（力平脂）每次100毫克，口服，每日3次；待血脂下降后，改为每次100毫克，每日2次，口服。

(7)苯扎贝特（必降脂）每次200毫克，每日3次，饭后服。对胃部有反应者，可从小剂量每日200毫克开始，逐渐增至每日600毫克。

(8)吉非贝齐（吉非罗齐）每次600毫克，口服，每日2次；或每次300毫克，每日3次，餐前30分钟服。

(9)普罗布考每次250毫克，每日早、晚餐时口服。

3. 抗凝和抗血小板聚集药

(1)抗血小板聚集药

①阿司匹林每次50～100毫克，口服，每日1次。

②双嘧达莫每次75～100毫克，每日3次，餐前1小时服。

③西洛他唑（培达）每次50毫克，每日3次，口服；或每次100

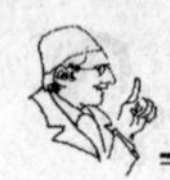

毫克，每日 2 次，口服。

(2)抗凝药物

①达肝素钠(低分子肝素)每次 25 毫克，静脉滴注或皮下注射，每 4～6 小时 1 次，4 周为 1 个疗程。

②华法林每次 5 毫克，口服，每日 2 次；3 日后改为维持剂量 2 毫克，口服，每日 2 次。测凝血酶原时间应在 25～30 秒钟，药物使用期间应定期(3～4 周 1 次)检测凝血酶原时间，以防出血。

4. 糖皮质激素

(1)首始治疗阶段：成年人泼尼松每日 1 毫克/千克体重；儿童用量为每日 2～2.5 毫克/千克体重，年龄越小，用量越大，但每日不宜超过 80 毫克。如患者肝功能不正常则改用等剂量的泼尼松龙治疗。此阶段疗程共 8 周。

(2)减量治疗阶段：大剂量糖皮质激素治疗 8 周后，不论疗效如何均应减量(也有认为大剂量糖皮质激素治疗，可达 12 周)。每 1～2 周减少原剂量的 10%，成年人通常每次减 5 毫克。逐步将激素撤减至小剂量，即成年人为每日 0.5 毫克/千克体重，小儿为每日 1 毫克/千克体重，此时也可将 2 天药量隔日晨起顿服。然后按患者情况处理。

①如首始治疗阶段患者已获完全缓解，则继续减量应缓慢进行，剂量越小，则减量宜越慢，持续用药时间宜越长。

②如首始治疗阶段 8 周大剂量糖皮质激素治疗不见缓解，甚至恶化，应迅速减量，乃至停药，改用中药治疗。

③如首始治疗阶段后，只获部分缓解，则小剂量糖皮质激素应维持治疗 8 个月或更长时间，希望能达到完全缓解。若再小剂量维持治疗过程中获得完全缓解，则在缓解后按原量再服 4 周，然后按缓慢规则减至维持量。激素减量治疗阶段，由于存在阴阳两虚证候，可选用中药辨证治疗中阴阳两虚型方药配合治疗。

(3)维持治疗阶段：糖皮质激素用量为每日 0.2 毫克/千克体

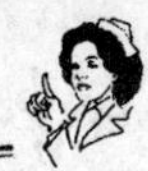

重，视病情变化在酌量维持一段时间后逐渐减量至停药。若为上述情况①，则维持4个月或更长一些时间，然后缓慢减量，直到停药；若为上述情况②，则仍以每周减5毫克，乃至停药；若为上述情况③，则维持治疗1年左右，然后缓慢减量，乃至停药。如为复发肾病综合征（包括激素依赖型），则小剂量治疗8个月以上，然后维持量用药1年以上。必要时可加用环磷酰胺或苯丁酸氮芥。具体用法、用量如下所述。

甲泼尼龙冲击治疗：甲泼尼龙0.5～1.0克，溶于5%葡萄糖注射液中，静脉滴注，每日或隔日1次，3日为1个疗程，可于1周后开始第二个疗程，一般不超过3个疗程。主要用于急进性肾炎、重症的狼疮性肾炎及某些难治性肾病综合征（如微小病变肾病、膜性肾病等）。

5. 细胞毒类药物

(1)盐酸氮芥：常用剂量由1毫克开始，隔日注射1次，每次加1毫克，直至5毫克。然后按此量每周2次注射，累计量为1.5～2毫克/千克体重。

(2)苯丁酸氮芥（瘤可宁）：常用剂量为每日0.1毫克/千克体重，分3次口服，疗程8周，累计总量达7～8毫克/千克体重，则易发生毒性不良反应。

(3)环磷酰胺：常用量为每日100～150毫克，分2～3次服用，或200毫克，隔日静脉注射，总量6～8克。对狼疮性肾炎、膜性肾炎引起的肾病综合征，有人主张选用环磷酰胺冲击治疗，剂量为每次12～20毫克/千克体重，每周1次，连用5～6次，以后按患者的耐受情况延长用药间歇期，总用药剂量可达9～12克。

(4)环孢素：常用剂量为4～5毫克/千克体重，每日分2次服，起效在1～2周，最大疗效1～3个月，一般3个月后缓慢减量，疗程6个月左右。

(5)霉酚酸酯（骁悉）：推荐剂量为每日1.5克，分次口服，持续3个月;继之每日1.0克,持续6～9个月。

6. 其他降尿蛋白的药

(1)血管紧张素转化酶抑制药

①卡托普利(开博通)每次25毫克,口服,每日3次。

②贝那普利每次10毫克,口服,每日1次。

③福辛普利每次10～40毫克,口服,每日1次。

④培哚普利(雅施达)每次4毫克,口服,每日1次。

(2)血管紧张素Ⅱ受体拮抗药

①氯沙坦(科素亚)每次50毫克,口服,每日1次。

②缬沙坦(代文)每次80毫克,口服,每日1次。

③雷公藤多苷每次10～20毫克,或0.2～0.4毫克/千克体重,口服,每日3次,7～14日为1个疗程。病情控制后可减量,停药,重复使用仍有效。

(五)中医治疗

1. 辨证施治

(1)脾肾阳虚、湿浊内停型:多见于未用糖皮质激素治疗者或糖皮质激素治疗最初阶段。

主症:面色㿠白,周身皆肿,或伴有腹胀如鼓,胸闷气短,小便不利或短少,形寒肢冷,纳差便溏,舌质淡,舌体胖大,苔白腻或薄白,脉沉细。

治法:温补脾肾,利水消肿。

方药:真武汤合成五皮饮加减。茯苓12克,白术10克,制附子(先煎)6克,草果10克,干姜10克,大腹皮15克,桑白皮9克,生姜皮10克,白茅根20克,甘草5克。

用法:每日1剂,水煎服。

加减:伴有手足心热、盗汗等阴虚者,可用济生肾气丸(熟附

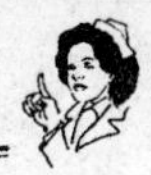

子15克，熟地黄15克，山药30克，山茱萸15克，茯苓12克，车前子10克，牛膝12克，泽泻9克）；伴气短乏力者，加党参15克，黄芪30克；若蛋白尿多者，加黄芪30克，金樱子12克，桑螵蛸10克。

(2)阴虚火旺型：多见于大量糖皮质激素治疗阶段。

主症：轻度水肿，兴奋易激动，失眠盗汗，两颧潮红，多毛，痤疮，五心烦热，口干咽燥，舌红少津，脉细数。

治法：滋阴降火。

方药：二至丸合大补阴丸加减。墨旱莲15克，生地黄24克，枸杞子15克，麦冬15克，女贞子12克，地骨皮15克，知母30克，龟甲(先煎)30克，黄柏10克。

用法：每日1剂，水煎服。

加减：水肿重者，加白茅根30克，冬瓜皮12克，茯苓12克，泽泻9克；有湿热证者，加黄柏9克，龙胆草12克，石韦9克，金钱草15克，白花蛇舌草10克；阴虚热毒、肌肤疮疡者，加板蓝根15克，黄柏9克。

(3)阴阳两虚型：多见于久病不愈及激素减量治疗阶段。

主症：水肿迁延，日久不退，反复发作，小便不利，腰膝酸软，头晕耳鸣，口干口苦，咽燥，五心烦热，四肢不温，面色㿠白，失眠盗汗、梦遗滑精，舌淡苔白，脉细或迟。

治法：阴阳双补，固涩敛精。

方药：济生肾气丸合地黄饮子加减。熟地黄24克，山药12克，山茱萸12克，茯苓9克，制附子(先煎)6克，车前子(包煎)15克，牛膝15克，麦冬12克，肉苁蓉12克，补骨脂15克，菟丝子15克，淫羊藿15克，巴戟天12克，黄芪30克，金樱子12克。

用法：每日1剂，水煎服。

加减：阴虚重者，可去附子，加枸杞子15克；有血瘀者，加丹参20克，川红花10克，川芎12克。

(4)脾肾气虚型：多见于激素的维持治疗阶段及复发性肾病

综合征的巩固治疗阶段。

主症：面色萎黄，周身水肿，或水肿较轻，少气懒言，食少便溏，腰膝酸软，小便短少，舌淡胖，边有齿痕，苔白腻或白滑，脉沉细无力。

治法：补脾益肾，利水化湿。

方药：参苓白术散合右归丸。党参15克，白术15克，茯苓15克，薏苡仁20克，白扁豆15克，山药20克，熟地黄12克，川杜仲15克，山茱萸12克，枸杞子15克，菟丝子12克。

用法：每日1剂，水煎服。

加减：尿蛋白多者，加桑螵蛸10克，金樱子12克，黄芪30克；血瘀证者，加川红花10克，艾叶15克，丹参10克，当归尾12克。

(5)肝肾阴虚型

主症：面部及下肢水肿，腰膝酸软，头晕耳鸣，心烦少寐，口干咽燥，小便短涩，大便干结，舌边红或质偏红，苔薄白腻或薄黄，脉细数或弦细。

治法：滋补肝肾，清热利水。

方药：六味地黄丸合猪苓汤加减。熟地黄24克，山茱萸12克，怀山药12克，泽泻9克，粉牡丹皮9克，茯苓9克，车前子(包煎)15克，猪苓9克，滑石15克。

用法：每日1剂，水煎服。

加减：夹瘀者，合当归芍药散加减；并发有阳虚表现者，加淫羊藿12克，川杜仲15克，菟丝子12克，补骨脂9克。

2. 中成药

(1)水蛭粉胶囊每次1克，每日3次，口服。适用于肾病综合征水肿兼血瘀者。

(2)金水宝胶囊每次1.0克，每日3次，口服。适用于肾病综合征有气虚表现者。

(3)黄葵胶囊每次2.0克，每日3次，口服。适用于肾病综合

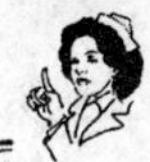

征有湿热表现者。

(4)肾炎消肿片每次5片，每日3次，口服，20日为1个疗程，连用3个疗程。适用于肾病综合征全身水肿湿邪困脾者。

(5)香砂胃苓丸每次9克，每日3次，空腹温开水送服。适用于肾病综合征水肿脾虚湿盛者。

(6)舟车丸每次1.5～4.5克，每日2次或晨起空腹3～6克，口服。体弱及孕妇忌用。适用于肾病综合征水湿内停，郁久化热之阳水者。

(7)防风通圣散每次8～10克，每日3次，口服。适用于肾病综合征外感风邪、表里俱实者。

(8)强肾片每次4～6片，每日3次，口服，30日为1个疗程。适用于肾病综合征水肿及水肿消退后肾阴阳俱虚者。

(9)六味地黄丸每次6克，每日3次，口服。适用于肾病综合征肾虚者。

(10)龟龄集每次0.6克，每日1～2次，口服。适用于肾病综合征肾阳不足者。

3. 验方

(1)玉米须饮：干玉米须60克，先用清水洗净，然后加水500毫升，煎至250毫升，服煎液，早晚分服。同时服用氯化钾1克，每日3次。适用于肾病综合征水肿患者。

(2)鱼腥草饮：鱼腥草100～150克(或鲜品200～250克)，加入开水1000毫升，浸泡半小时后代茶饮，每日1剂，3个月为1个疗程，疗程间隔2～3日。适用于肾病综合征水肿伴感染者。

(3)苏蝉六味地黄汤：熟地黄、山药各18克，黄芪15克，山茱萸、牡丹皮各9克，玉米须12克，益母草、泽泻各10克，紫苏叶6克，蝉蜕3克，桃仁5粒。上药用清水小火煎，空腹服，每日1剂。适用于肾病综合征脾肾两虚者。

(4)黑豆山药丸：黑大豆250克，怀山药、苍术、茯苓各60克。

上药共研细末,水泛为丸,每次6～9克,每日2～3次,口服。适用于肾病综合征脾肾两虚者。

(5)益肾汤:当归、赤芍、川芎、红花、丹参、桃仁、紫花地丁各9克,金银花、板蓝根、白茅根、益母草各30克。每日1剂,水煎服。适用于肾病综合征热毒血瘀者。

(6)消蛋白方:丹参30克,石韦、益母草、黄芪各15克。对长期蛋白尿不消者,重用石韦及黄芪。每日1剂,水煎服。适用于肾病综合征肾虚湿热兼瘀者。

(7)治水肿方:益母草、墨旱莲、女贞子、苍术、芡实、当归各12克,白茅根、金樱子、生地黄各30克,黄柏、川芎各10克,牛膝、赤芍各15克。每日1剂,水煎服。适用于肾病综合征脾肾亏虚兼瘀者。

(8)消水肿方:益母草、玉米须各30克,金钱草、萹蓄、车前草各15克。每日1剂,水煎服。适用于肾病综合征湿热内蕴者。

(9)太子参二藤汤:太子参、忍冬藤、鸡血藤、益母草、淮山药、马鞭草各15克,生黄芪、半枝莲、白花蛇舌草各30克,鹿衔草、牡丹皮、茯苓各10克,生甘草5克。每日1剂,水煎服,3个月为1个疗程。适用于脾肾两虚湿热夹瘀者。

(10)龙蜂方:龙葵、白英、蛇莓各30克,露蜂房9克。每日1剂,水煎服。适用于肾病综合征风邪热毒之水肿、蛋白尿反复不愈者。

(11)僵蚕粉:僵蚕研末,每次1.5克,每日3次,冲服;也可用蚕蛹代替。适用于肾病综合征水肿,蛋白尿者。

(12)疏风汤:紫苏叶、防风、荆芥、芫荽、西河柳、浮萍各9克,蝉蜕6克,薄荷4.5克,薏苡根30克。每日1剂,水煎服。适用于肾病综合征蛋白尿久治不愈者。

(13)益肾健脾汤:生地黄、山药、菟丝子、芡实、炒白术、徐长卿、白花蛇舌草、丹参各20克,薏苡仁、黄芪、白茅根各15克,山

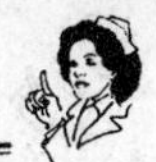

茱萸10～15克，蝉蜕10～20克，甘草3～5克。每日1剂，水煎服。泼尼松每日30～50毫克，顿服；雷公藤多苷片每日1～2片，每日3次，口服。均30日为1个疗程。停用其他药。

(14)兔狗补肾汤：鲜兔肉500克，鲜狗肾250克，山药、熟地黄、葶苈子、茯苓、丹参、益母草各30克，山茱萸、桂枝各10克。阴虚者，加龟甲胶、墨旱莲、覆盆子；阳虚者，加制附子、肉桂、巴戟天、肉苁蓉；脾气虚者，加党参、黄芪、白术；湿热者，加黄柏、木通、瞿麦、萹蓄；水肿者，加冬瓜皮、车前子（包煎）、牵牛子。将鲜兔肉、鲜狗肾洗净，煎取汁液，用汁液煎上述药物，每日分2次服。

(15)康肾汤：水蓼、玉米须各50克，黄芪、益母草、石韦、茯苓、薏苡仁、蒲公英各30克，车前子、鸡内金各15克，泽泻、大黄各10克，三七、水蛭、冬虫夏草（冲）各5克。阴虚者，加知母、黄柏、阿胶、熟地黄；肾虚者，加桑寄生、芡实、杜仲；气虚者，加山药、白术、党参；湿热内蕴者，加栀子、生地黄、白花蛇舌草；恶心呕吐者，加半夏、砂仁、厚朴、藿香。每日1剂，水煎服，30日为1个疗程，用2～3个疗程。

(16)三奇保肾汤：黄芪30克，枳壳、防风、苦参各10克，当归、川贝母各15克。尿血者，加白茅根、益母草；高血压者，加夏枯草、茜草；水肿者，加泽泻、茯苓皮；病久者，加丹参、水蛭(5克)。每日1剂，水煎服，15日为1个疗程。

4. 中药外用法

(1)敷涌泉穴：鲜大蒜、蓖麻子各等份。捣烂成泥，敷两足心涌泉穴，外以纱布包扎，每日1次。

(2)敷气海穴：有消退水肿和腹腔积液之功效。将活田螺与食盐捣烂，炒熟，放置于9厘米×9厘米塑料薄膜上，敷气海穴，外用绷带包扎，每日换1次，直至水肿消退为止。须注意防止灼伤。

(3)中药药浴法治水肿：生麻黄、桂枝、细辛、红花各30～60克，羌活、独活各30克，荆芥、防风各30～50克，苍术、白术各15～

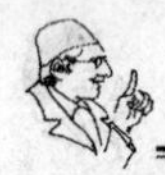

30克。热象显著者,加薄荷30克,柴胡30～60克,柳枝100克;高血压者,加葛根、菊花各30克。用大锅将中药煮沸20分钟,令患者洗浴,保持水温,以周身出汗为宜,每次15～30分钟,2日1剂,每日1～2次。疗程以水肿消退为准。

(4)药浴加肛滴:以加味补阳还五汤制成药浴。药物有黄芪、当归尾、川芎、赤芍、桃红、红花、益母草、茜草、淫羊藿、桂枝、麻黄、生姜等。用量为常规量的4～5倍,制成浓度为10%药液,2日药浴1次,10次为1个疗程。同时,给予滋阴降火中药龟甲、地骨皮、女贞子、生地黄、知母等制成药液肛滴,每日1次,协同药浴。

5. 针灸疗法 虚证为主者,取穴脾俞、足三里、三阴交、肾俞、关元、命门,补法加灸;实证为主者,取穴阴陵泉、三焦俞、肝俞、中极,用泻法。

6. 食疗方

(1)黑鱼1条,赤小豆30克,冬瓜500克。黑鱼去鳞、鳃及内脏,洗净,与赤小豆、冬瓜块煎汤,低盐调味,吃鱼、豆、冬瓜,喝汤。每1～2日1剂,连食5～7日。适于肾病综合征全身水肿、恶寒发热、咽痛、小便不利、苔腻者。舌光红、无水肿者不宜食用。

(2)羊肺250克,冬瓜250克,植物油、葱、姜各适量。羊肺洗净,切块。锅中油加热,入羊肺炒熟。冬瓜洗净,切片,加水和已熟羊肺、葱、姜,共煮汤。每日1剂,随意食用,连食1周。适于肾病综合征。

(3)鲜葫芦(以开花小葫芦为优)1～2个。葫芦去子,水煎,频频当茶饮。适于肾病综合征少尿水肿者。无明显水肿、少尿者不宜饮服。

(4)鲜鲫鱼1条,砂仁6克,甘草3克。鲫鱼去鳞、鳃及内脏,洗净,砂仁、甘草置鱼腹中,缝好,放碗内,隔水蒸熟,不加油、盐、酱、醋。每日1剂,分次食,病愈为度。适于肾病综合征尿少水肿者。舌光红、无明显水肿者不宜多用。

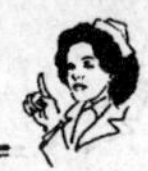

(5)干西瓜皮、干冬瓜皮、赤小豆各30克。共煎汤代茶饮,每日1剂,10日为1个疗程。适于肾病综合征及心功能不全水肿者。无明显水肿、舌红少苔者不宜多食。

(6)莲子30克,芡实30克,猪瘦肉100克。加水,用瓦煲煲汤,饮用时加少许盐调味,连渣食用。此汤有补肾固精、健脾补虚的作用。适用于肾病综合征脾肾亏虚、蛋白尿长期不消者。

(7)老雄鸭1只,冬虫夏草20克,食盐适量。老雄鸭去毛和内脏,将冬虫夏草放入鸭腹内,加清水,放瓦煲内隔水炖熟,加少许盐,喝汤吃渣。冬虫夏草功能滋肺补肾,老鸭功能利水滋阴、补虚养胃。综观本方功效,滋阴补肾,兼略能行水。故适用于肾病综合征,长期有蛋白尿及肾功能损害者。

(8)甲鱼1只,黄芪60克。先放甲鱼热水中游动,使其排尿后,杀死切开,洗净,去内脏,与黄芪加水适量,同煮熟,可分2～3次食用。黄芪益气健脾,利水消肿;甲鱼滋肾养阴,补虚养血。适用于肾病综合征气阴两虚患者,能提高血浆蛋白,降血压利尿。

(9)荠菜、白萝卜各750克,蜂蜜50毫升。将荠菜、白萝卜用凉水洗净,切碎,置灭菌纱布内拧汁,加入蜂蜜,分2～3次饮完,疗程不限。荠菜和脾利水,止血明目;白萝卜降气祛痰,消食止血。具有健脾利尿,消食止血,清热润燥和降血压之功效。

六、IgA肾病

IgA肾病指肾小球系膜区以IgA或IgA沉积为主的原发性肾小球病,又称“Berger病”“IgA-IgG系膜沉积性肾炎”“IgA系膜性肾炎”等。IgA肾病是我国常见的原发性肾小球疾病,发病率高,约占原发性肾小球肾炎的1/3,分别占原发性肾小球疾病的20%～40%和10%～30%,10年内10%～20%的IgA肾病患者进入尿毒症。本病以儿童和青年多见,30岁以下者约占总发病数

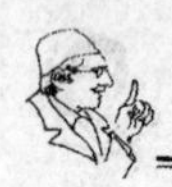

的80%,男女之比为(3～2):1。

(一)病　因

不少IgA肾病患者常在呼吸道或消化道感染后发病或出现肉眼血尿,故推测黏膜免疫、免疫失调及IgA免疫复合物清除受损与发病机制相关。

(二)临床表现

IgA肾病可包括原发性肾小球病的各种临床表现,但几乎所有患者均有血尿。好发于青少年,男性多见。起病前多有感染,常见的为上呼吸道感染(咽炎、扁桃体炎),其次为消化道、肺部和泌尿道感染。典型患者常在上呼吸道感染后(24～72小时,偶可更短)出现突发性肉眼血尿,持续数小时至数日。肉眼血尿发作后,尿红细胞可消失,也可转为镜下血尿。肉眼血尿有反复发作特点。肉眼血尿发作时可有全身轻微症状,如低热、腰痛、全身不适等,尿痛有时很显著。另一类患者起病隐匿,主要表现为无症状性尿异常,常在体检时偶然发生,呈持续性或间发性镜下血尿,可伴或不伴轻度蛋白尿;其中少数患者病程中可有间发性肉眼血尿。IgA肾病是原发性肾小球呈现单纯性血尿的最常见病理类型,占60%～70%。

10%～15%患者呈现血尿、蛋白尿、高血压、尿量减少、轻度水肿等急性肾炎综合征的表现。

国内报道,IgA肾病呈现肾病综合征者较国外明显高,为10%～20%。治疗反应及预后与病理改变程度有关。

少数IgA肾病患者(<10%)可合并急性肾衰竭,其中多数患者伴肉眼血尿发作,常有严重腰痛,肾活检可显示急性肾小管坏死、广泛的红细胞管型和部分的小新月体形成(<50%肾小球),

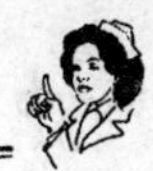

上述患者急性肾衰竭多为可逆；少数呈弥漫性新月体形成者肾功能进行性恶化，则常需透析治疗，肾功能多难恢复。

IgA 肾病早期高血压并不常见（5%～10%），随着病情延长，高血压发生率增高，年龄超过 40 岁的 IgA 肾病患者高血压发生率为 30%～40%。少数患者可呈恶性高血压，持续高血压者预后差。

10 年内有 10%～20%IgA 肾病患者发展为慢性肾衰竭，也可粗略估计从 IgA 肾病诊断确立后每年有 1%～2%患者发展为慢性肾衰竭。

（三）辅助检查

1. 尿液检查 尿液中红细胞增多，一般以畸形红细胞为主，出现芒刺或血红蛋白溢出肾小球来源的红细胞特点。约 60%患者有蛋白尿，但多为微量蛋白尿，亦有每日多达 3.5 克以上者。

2. 血清学检查 50%患者血清 IgA 增高，以多聚体 IgA 为主，＞400 毫克%有诊断意义。IgG、IgM 浓度正常或稍高。血清补体成分浓度多正常，但 C_3 碎片增高可见于 50%～75%患者，部分患者 HLA-ORW$_4$、BW$_{35}$、B$_{12}$ 可有频率增高，有伴肾小管浓缩和传输功能损害者。近年的研究显示，IgA 肾病和过敏性紫癜患者一次性检测血清 IgA-纤维连结蛋白聚合物，升高者可达 60%左右，并有较好的特异性。

（四）西医治疗

1. 一般治疗与对症治疗 同一般的慢性肾小球肾炎处理：避免剧烈运动；限制钠盐的摄入；有高血压者应该控制血压；禁止使用肾毒性药物。

2. 预防和减轻抗原刺激

（1）抗感染：IgA 是一种主要免疫球蛋白，存在于血清和各种体液中。形成 IgA 免疫复合物的抗原首先来自呼吸道、胃肠道与泌尿道等黏膜感染的细菌或病毒。以青霉素、多西环素、四环素等预防和及时治疗各种感染，对一些以反复发作性肉眼血尿为主要表现的和可逆性急性肾衰竭患者可能有帮助。

(2)扁桃体摘除术：虽然以肉眼血尿为主要表现的 IgA 肾病的发病机制目前尚不十分清楚，但与上呼吸道感染、扁桃体炎关系非常密切，已得到充分证明。扁桃体炎发作能诱发血尿，扁桃体切除可明显减少或消除肉眼血尿的发作，减少蛋白尿，降低血清总 IgA 水平。

(3)减少抗原性食物的摄入：口服一些蛋白(如谷蛋白、牛奶)可诱发 IgA 肾病，去除饮食中的谷蛋白，则可减少 IgA 在系膜区的沉积，降低 IgA 循环免疫复合物水平。

3. 调整异常的免疫反应

(1)糖皮质激素：多用于 IgA 肾病伴有肾病综合征者和(或) IgA 肾病早期，尿蛋白＞1 克/24 小时，而肾功能正常者。

①泼尼松。仅用于 IgA 肾病伴肾病综合征，病理改变较轻者(微小病变、轻度系膜增生性肾小球肾炎)或处于进展性 IgA 肾病早期阶段者(24 小时尿蛋白 1～2 克、肌酐清除率≥70 毫升/分)。治疗要遵循“首始量足、减药要慢、维持要长”的原则。成年人泼尼松剂量为每日 1 毫克/千克体重，小儿泼尼松剂量为每日 2～2.5 毫克/千克体重，治疗 8～12 周后逐渐减量，每 2～4 周减 10%，至维持量治疗 12 个月以上。

②甲泼尼龙。主要用于病理改变为细胞性新月体肾炎或坏死性毛细血管炎伴细胞性新月体形成，临床上表现为急进性肾功能不全的 IgA 肾病患者。甲泼尼龙 500～1 000 毫克，溶于葡萄糖注射液 250 毫升中，静脉滴注，每日 1 次或隔日 1 次，3～4 次为 1 个疗程，间歇 3～4 日可再用 1～2 个疗程；后改为口服泼尼松每日 1 毫克/千克体重。同时，可加用环磷酰胺和血浆置换疗法，必要时

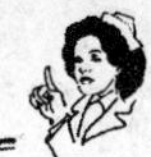

配合透析治疗，以缓解病情，达到保存肾功能，维持生命的目的。

(2)细胞毒药物

①环磷酰胺每日 1～3 毫克/千克体重，口服，共 6 个月；或用环磷酰胺冲击疗法，每次 0.2 克，隔日静脉滴注，累积剂量应＜150 毫克/千克体重。一般很少单独使用，常联合糖皮质激素，以及抗凝药、抗血小板聚集药物。

②环孢素起始剂量 5 毫克/千克体重，治疗 3～6 个月，病情好转且稳定后可开始减量，一般以间隔 1～2 个月减少 0.5～1 毫克/千克体重，或停药。

③雷公藤多苷起始剂量 2 毫克/千克体重，分 3 次餐后口服，持续 4 周后改为 1.5 毫克/千克体重，再 4 周后减至 1 毫克/千克体重维持。

4. 清除循环免疫复合物 血浆置换能迅速清除 IgA 免疫复合物，主要用于急进性 IgA 肾病患者。用血浆置换疗法时应同时使用免疫抑制药。

5. 减轻肾小球病损，延缓其进展

(1)抗凝、抗血小板聚集及促纤溶药物

①以肝素 2 250～12 500 单位，加入低分子右旋糖酐或 10% 葡萄糖注射液 500 毫升静脉滴注，每分钟 20～30 滴；抗真菌药，如两性霉素 B，每日 1 次或隔日 1 次，4～6 周改为口服华法林。用药期间应严密监测凝血酶原时间，使其保持在正常的 2 倍左右。若有出血倾向应立即停药，并可用鱼精蛋白拮抗。

②华法林是常用的双香豆素类口服抗凝血药，半衰期 45 小时，起始剂量为每日 5～20 毫克，维持量为每日 2.5～7.5 毫克。因此类药物奏效缓慢，故治疗开始时常与肝素合用。一般在第一日给予较大剂量，第二日将剂量减半，第三日起用维持量。

③藻酸双酯钠每次 100 毫克，每日 3 次，口服。

④双嘧达莫可能减少 IgA 免疫复合物，减少系膜 IgA 沉积。

每次75～100毫克，每日3次，口服。

⑤尿激酶可激活纤溶酶原，使之成为纤溶酶而溶解纤维蛋白原和纤维蛋白。纤维蛋白被降解，既可起防止血栓形成的作用，又可起到抗凝的作用。亦可用蝮蛇抗栓酶治疗。

(2)血管紧张素转化酶抑制药：近年研究表明，血管紧张素转换酶抑制药主要扩张肾小球小动脉，降低肾小球内高灌注及基底膜的通透性，抑制系膜增殖，对于减少IgA肾病患者的尿蛋白，降低血压，保护肾功能，具有较肯定的疗效。目前最常用的血管紧张素转化酶抑制药为贝那普利每次10毫克，每日1次；也可选用依那普利、福辛普利等治疗。尝试性使用血管紧张素受体阻滞药类药物，如氯沙坦、缬沙坦等，亦可有一定效果。

(3)忌使用对肾脏有损害的药物

①抗菌药物。氨基糖苷类抗生素，如庆大霉素、卡那霉素、妥布霉素、新霉素及链霉素等；多肽类抗生素，如多黏菌素、万古霉素；头孢类抗生素，如头孢噻吩钠；磺胺类药，如磺胺嘧啶；抗真菌药，如两性霉素B。

②造影剂。过量或短期内重复使用。

③肿瘤化疗药及免疫抑制药。如顺铂、丝裂霉素、环孢素、D-青霉胺。

④农药。如有机磷农药、杀虫剂及灭鼠剂。

⑤重金属中毒。如锑、铋、钡、镉、铜、金、铅、银等。

⑥生物毒素中毒。如蛇毒、蝎毒、蜂毒、生鱼胆等。

⑦血清、疫苗。引起的过敏性休克可导致急性肾衰竭。

⑧其他药物。如氨氟醚、乙醚、右旋糖酐、大量甘露醇、甘油(注射剂)、汞利尿药及海洛因等。

(4)禁用致急性肾炎综合征或肾病综合征药物：如布洛芬、利福平、青霉素、青霉胺、海洛因、丙磺舒、卡托普利、α-干扰素、三甲双酮、对三甲双酮、依地酸二钠、抗肿瘤药(柔红霉素)、汞利尿药、

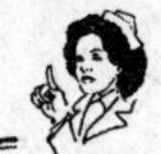

含金抗风湿药(金诺芬)、造影剂、花粉或疫苗过敏等。此外,在肾病治疗过程中,综合使用氢氯噻嗪、呋塞米、环戊噻嗪,青霉素、磺胺、硝西泮、复方阿司匹林及中药黑豆、肾炎四味片等药物后出现少量蛋白尿(尿蛋白 6～12.8 克/24 小时)症状的亦有报道。

6. 终末期肾衰竭 重点在于延缓肾功能恶化的速度,减少并发症,维持机体内环境稳定,病情严重者,亦可行透析疗法或肾移植手术治疗。

(五)中医治疗

1. 辨证施治

(1)心火内盛型

主症:小便热赤,血尿,色鲜红,心烦,夜寐不安,或口渴面赤,口舌生疮,舌尖红,脉数。

治法:清心泻火,凉血止血。

方药:导赤散合小蓟饮子加减。生地黄 15 克,生甘草梢 10 克,萹蓄 15 克,瞿麦 15 克,小蓟 15 克,滑石 15 克,淡竹叶 9 克,当归 6 克,栀子 9 克,白茅根 30 克。

用法:每日 1 剂,水煎服。

加减:热毒壅盛者,加金银花 15 克,紫花地丁 30 克,蒲公英 15 克,大青叶 15 克;血尿重者,加茜草 12 克,地榆 15 克,藕节炭 12 克,蒲黄(包煎)10 克。

(2)阴虚火旺型

主症:小便色赤带血,头晕目眩,口干咽燥,耳鸣腰酸,五心烦热,舌质红少苔,脉细数。

治法:滋阴清热,凉血止血。

方药:二至丸合小蓟饮子加减。女贞子 15 克,墨旱莲 15 克,生地黄 12 克,小蓟 15 克,蒲黄(包煎)12 克,藕节 12 克,牡丹皮 10

克，竹叶 12 克，白茅根 30 克，地骨皮 12 克。

用法：每日 1 剂，水煎服。

加减：以腰痛为主者，加忍冬藤 20 克，鸡血藤 30 克，牛膝 12 克；风热外感，鼻塞咽痛者，加菊花 12 克，金银花 12 克，连翘 12 克；小便灼热感者，加石韦 12 克，黄柏 10 克，滑石 15 克。

(3)湿热郁阻型

主症：小便混浊，口苦而黏，胸闷口渴，舌苔黄腻，脉濡数。

治法：清热利湿。

方药：萆薢分清饮加减。川萆薢 15 克，黄柏 9 克，茯苓 12 克，白茅根 30 克，莲子心 6 克，丹参 10 克，石菖蒲 6 克，车前子(包煎) 10 克。

用法：每日 1 剂，水煎服。

加减：血尿明显者，加小蓟 20 克，仙鹤草 15 克；尿混浊明显者，加薏苡仁 20 克，通草 10 克，滑石 25 克。

(4)脾肾气虚型

主症：小便或白或赤，日久不愈，神疲纳差，少气懒言，面色无华，腰膝酸软，舌淡，边有齿痕，脉沉缓。

治法：健脾补肾，益气摄血。

方药：归脾汤加减。酸枣仁 12 克，茯苓 15 克，黄芪 15 克，党参 12 克，枸杞子 15 克，当归 12 克，桂圆肉 12 克，菟丝子 12 克，桑寄生 15 克，茜草 12 克，金樱子 12 克，芡实 12 克。

用法：每日 1 剂，水煎服。

加减：若气虚卫外不固，反复感冒者，加玉屏风散；阳虚甚者，加艾叶 12 克，血余炭 12 克，杜仲 15 克。

(5)气滞血瘀型

主症：病程较长，病情反复不愈，腰部钝痛或刺痛，面色黧黑，血尿不断，舌紫或有瘀斑瘀点，脉沉细而涩。

治法：活血化瘀，通络止血。

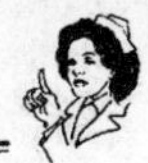

方药：桃红四物汤加减。桃仁10克，红花6克，当归12克，川芎9克，白芍12克，党参15克，黄芪30克，墨旱莲12克。

用法：每日1剂，水煎服。

加减：血尿不断者，加大蓟、小蓟各12克，蒲黄（包煎）10克，藕节炭10克；气滞血瘀明显者，加丹参10克，降香12克，赤芍10克。

2. 中成药

（1）结石通片每次5片，每日3次，饭后温开水送服。适用于IgA肾病血尿湿热者。

（2）知柏地黄丸每次9克，每日2次，早晚空腹温开水送服。适用于IgA肾病血尿肝肾阴虚火旺者。

（3）无比山药丸每次1丸，每日2次，口服。适用于IgA肾病肾阳虚肾不固涩者。

（4）归脾丸每次9克，每日2次，口服。适用于IgA肾病血尿持续出现日久不消脾气亏虚不能摄血者。

3. 验方

（1）滋肾解毒汤：生地黄、白花蛇舌草、小蓟、仙鹤草、女贞子、墨旱莲、虎杖各15克，牡丹皮、山茱萸、连翘各10克，益母草、白茅根各30克。气虚者，加太子参、黄芪；血尿者，加参三七（冲）、藕节；尿呈豆油色、起泡沫、尿蛋白阳性者，加山药、黄精、芡实；血尿素氮、肌酐升高者，加制大黄、土茯苓。每日1剂，水煎服，1个月为1个疗程。适用于IgA肾病肾阴亏虚兼热毒者。

（2）固本清瘀汤：何首乌、生地黄、丹参、地榆、猫爪草各20克，黄芪、益母草、白茅根各30克，黄柏、知母各10克。每日1剂，水煎服，15日为1个疗程。适用于IgA肾病阴虚火旺者。

（3）小蓟汤：小蓟（鲜品）20～30克。每日1剂，水煎服，不宜久煎。适用于IgA肾病下焦热盛者。

（4）苎麻生地黄饮：苎麻根15克，生地黄、茯苓各10克，海螵蛸9克。每日1剂，水煎服。适用于IgA肾病血热脾虚者。

(5)乌梅蜜丸:乌梅烧存性,研末,做成蜜丸,每次 6～9 克,每日 1～2 次,口服。适用于 IgA 肾病血尿长期不愈者。

(6)红龙止血汤:红龙须 40 克,地榆炭、槐花炭、大蓟、白茅根、山药各 30 克。每日 1 剂,水煎服。适用于 IgA 肾病血尿久治不愈者。

(7)地龙大蓟白糖饮:活地龙 40 条,生大蓟、白糖各 150 克。把活地龙洗去泥土,置清水内,加入 3～5 滴食用植物油,使其吐出腹中泥土,如此反复 2 次,至腹中黑线消失呈透明状为止,然后放置于干净钵子内,撒上白糖,不久地龙即化成糖汁。另取大蓟 150 克煎水,煮沸约 15 分钟,趁滚沸时冲入活地龙化成之糖汁即成。空腹趁热尽其量饮服。适用于 IgA 肾病下焦热盛之尿血者。

(8)雷公藤汤:雷公藤 20～25 克。每日 1 剂,水煎服,3 个月为 1 个疗程,用 2～6 个疗程。服药期间监测肝、肾功能。

(9)补肾活血化瘀汤:桃仁 12 克,益母草、丹参、茜草、白茅根、黄芪各 30 克,杜仲、茯苓各 15 克,水蛭 6 克,猪苓 10 克。每日 1 剂,水煎服,90 日为 1 个疗程。

(10)何芪汤:何首乌、黄芪各 30 克,水蛭 6 克,川芎 9 克,生大黄、泽泻各 10 克。每日 1 剂,水煎服,3 个月为 1 个疗程,连用 3 个疗程。

(11)养阴清热汤:生地黄、山药、女贞子、墨旱莲、小蓟各 20 克,山茱萸、牡丹皮、地榆各 15 克,白茅根、荠菜各 30 克。每日 1 剂,水煎服,3 个月为 1 个疗程。

4. 针灸

(1)实证:取中极、行间、膀胱俞、阴陵泉、三阴交、血海、肾俞、大陵、神门穴,强刺激,留针 30 分钟,每日针刺 1 次。

(2)虚证:宜养阴清热,取膀胱俞、关元、三阴交、血海穴。肾阴虚相火妄动者,加肾俞、太溪、太冲、八髎穴。心阴亏火下移者,加小肠俞、照海、劳宫穴;脾不统血者,加气海、足三里、阴陵泉穴。

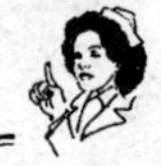

隔日针刺1次。

5. 食疗方

(1)芡实白果煨猪肾：芡实30克，白果(去壳)10个，猪肾1个。将猪肾剖开，去除筋膜，洗净，与上述药共煮汤，可加适量食盐调味，喝汤，吃猪肾。

(2)田七炖鸡：母鸡肉500克，田七4克，葱、食盐、味精各适量。将田七磨成粉末，鸡肉洗净。先将水用大火煮沸，加入鸡肉，再煮片刻，然后将鸡肉取出，加葱，移入瓦炖盅中，在小火上炖至鸡肉熟软，再加田七粉，然后用食盐调味，佐餐食用。

七、肾小管性酸中毒

肾小管性酸中毒是由于近端肾小管再吸收碳酸氢盐和(或)远端小管排泌氢离子功能障碍所致的代谢性酸中毒。部分患者虽已有肾小管酸化功能障碍，但临床尚无酸中毒表现，此时则称为不完全性肾小管性酸中毒。

(一)病　因

能引起远端肾小管性酸中毒的病因很多，可分为原发性及继发性两大类。

1. 原发性肾小管性酸中毒　多为先天性肾小管功能缺陷，常与遗传相关。

2. 继发性肾小管性酸中毒　由各种肾小管-间质疾病继发，尤常见于有肾小管性酸中毒或有范科尼综合征家族史者；有长期或大量接触铅、汞、镉、锂等重金属中毒史者；有使用过期四环素、庆大霉素、两性霉素B、镇痛药、氨苯蝶啶、螺内酯、环孢素、碳酸酐醛酶抑制药等药物史者；有慢性肾盂肾炎、肾病综合征、肾小管-间质性肾炎、梗阻性肾病、肾移植等病史者；有干燥综合征、系统性红斑狼疮、慢性活动性肝炎、原发性胆汁性肝硬化、甲状腺炎、巨球蛋白血症、高丙种球蛋白血症等免疫性疾病史者；有多发性骨髓瘤、镰状细胞性贫血、糖原贮积症、肾淀粉样变、肾髓质囊性病等病史者；有原发或继发性甲状旁腺功能亢进、维生素D缺乏症、佝偻病、糖尿病肾病、肾动脉硬化、阿迪森病、家族性配合醛固酮减少症等病史者。

（二）临床表现

依据病变部位及发病机制的不同，肾小管性酸中毒常被分为4型，现简述如下。

1. 远端肾小管性酸中毒（Ⅰ型）

（1）高血氯性代谢性酸中毒：由于肾小管泌氢离子或氢离子梯度形成障碍，故患者尿中可滴定酸及铵离子减少，尿pH值上升（>6.0），血pH值下降，血清氯离子增高。但是，阴离子间隙正常，此与其他代谢性酸中毒不同。

（2）低钾血症：管腔内氢离子减少，从而钾离子替代氢离子与钠离子交换，使钾离子从尿中大量排出，致成低钾血症。重者可引起低钾性麻痹、心律失常及低钾血症肾病（呈现多尿及尿浓缩功能损害）。

（3）钙、磷代谢障碍：酸中毒能抑制肾小管对钙的重吸收，并使1，25$(OH)_2D_3$生成减少，因此患者呈现高尿钙、低血钙，进而继发甲状旁腺功能亢进，导致高尿磷、低血磷。严重的钙磷代谢紊乱常引起骨病（骨痛、骨质疏松及骨畸形）、肾结石及肾钙化。

2. 近端肾小管性酸中毒（Ⅱ型） 常发病于幼年期，可致儿童生长发育迟缓。与远端肾小管性酸中毒比较有如下特点。

（1）均表现为阴离子间隙正常的高血氯性代谢性酸中毒，但

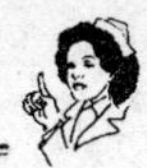

患者尿中碳酸氢盐增多，可滴定酸及铵离子正常，由于尿液仍能在远端肾小管酸化，故尿 pH 值常在 5.5 以下。

(2)低血钾常较明显，但低血钙及低血磷远比远端肾小管性酸中毒轻，极少出现肾结石及肾钙化。近端肾小管性酸中毒并发肾性糖尿、氨基酸尿及磷酸盐尿时，提示已并发范科尼综合征。

3. 混合型肾小管性酸中毒(Ⅲ型)　混合型肾小管性酸中毒患者远端及近端肾小管性酸中毒表现均存在，临床症状常较重。

4. 高血钾型肾小管性酸中毒(Ⅳ型)　本型肾小管性酸中毒多见于老年人，大多数患者具有肾脏病(以糖尿病肾病及慢性间质性肾炎最常见)，并已发生轻、中度肾功能不全(肾小球滤过率＞20 毫升/分)。临床上本病以高血氯性代谢性酸中毒(阴离子间隙正常)及高钾血症为主要特征，其酸中毒及高血钾严重，与肾功能不全程度不成比例。

(三)辅助检查

1. 尿 pH 值测定　尿 pH 值一般在 6.0～7.0(正常人晨尿 pH 值在 5.4～6.4)。若晨尿 pH 值偏碱或碱性，则提示酸化功能不良，应考虑远端肾小管性酸中毒(Ⅰ型)；若晨尿 pH 值在 5.5 以下，则可初步排除肾脏酸化功能障碍；当血中的碳酸氢盐降低，而尿 pH 值在 6.0 以下时，应考虑氢离子排泌功能障碍，提示近端肾小管性酸中毒(Ⅱ型)，尤其在血 pH 值偏酸或呈酸性时，若尿 pH 值不能相应地变酸，则证明肾小管酸化功能障碍。

2. 二氧化碳结合力测定　正常人二氧化碳结合力为 22～31 毫摩/升。当二氧化碳结合力降低至 20～18 毫摩/升时，为轻度酸中毒；当二氧化碳结合力降低至 18～13.5 毫摩/升时，为中度酸中毒；当二氧化碳结合力降低至 13.5 毫摩/升以下时，表示病情极为严重。

3. 尿可滴定酸度测定 用 0.1 毫摩/升氢氧化钠溶液滴定 24 小时尿液，使尿液的 pH 值稳定在 7.4 时所耗用的碱量(毫升数)。在普通饮食下，正常人 24 小时尿可滴定酸度排量为 20～40 毫摩/升。代谢性或呼吸性酸中毒时，尿可滴定酸度增高，而远端肾小管性酸中毒(Ⅰ型)时尿可滴定酸度减低，因为此时远端肾小管泌氢离子排酸能力差。

4. 尿碳酸氢盐测定 正常成年人肾小管要吸收碳酸氢盐的肾阈值为 24～26 毫摩/升，当血浆碳酸氢盐在肾阈值以下时，滤过的碳酸氢盐量增多，则提示近端肾小管重吸收障碍。

5. 血生化检查 可有低血钾或高血钾、低钠、低磷血症，或慢性高氯性酸中毒，若伴肾实质损害，可有肾功能进行性减退。

(四)西医治疗

病因明确的继发性远端肾小管性酸中毒，应设法去除病因。针对肾小管性酸中毒应给予下列对症治疗。

1. 纠正酸中毒 补碱是纠正酸中毒的最主要方法。常用药物有碳酸氢钠或复方枸橼酸溶液。

(1)碳酸氢钠：远端型肾小管酸中毒每日口服 0.5～1.5 毫摩/千克体重；而近端肾小管性酸中毒由于酸中毒程度严重，补碱剂量需加大，每日需口服 15 毫摩/千克体重以上；生长发育期的小儿因需碱量较大，每日可口服 2.5～7.0 毫摩/千克体重，病情严重者需静脉滴入。

(2)复方枸橼酸溶液：每日应补 50～100 毫升，分 3 次口服。

2. 纠正电解质紊乱

(1)低钾血症：Ⅰ、Ⅱ、Ⅲ型肾小管性酸中毒可出现低钾血症，应及时补充钾盐，常用药物是 10％枸橼酸钾溶液，每次 10 毫升，每日 3 次，口服；对严重低钾血症则应静脉滴入。

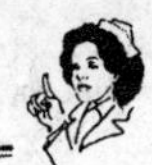

(2)高钾血症：Ⅵ型肾小管性酸中毒均伴有高钾血症，危害极大。

①限制钾盐的摄入。钾盐的摄入量应限制在每日 30 毫摩/升以下。

②阳离子交换树脂。如羧化胺类阳离子交换树脂、聚磺苯乙烯离子交换树脂。

③其他。还可用钠型、钙型、铝型交换树脂等。其交换钾离子量的能力：钠型为 0.85 毫摩/千克体重，钙型为 0.94 毫摩/千克体重，铝型为 1.02 毫摩/千克体重。

◎一般可通过口服或灌肠达到胃肠道内与钾离子进行交换而排出钾离子。每日 40～50 克，可分为 2～3 次口服。

◎灌肠每次用阳离子交换树脂 25～50 克，加入温水或 25%的山梨醇 100～200 毫升中，保留灌肠 0.5～1 小时，每日 2～3 次。

◎用碳酸氢钠纠正酸中毒，高钾血症可获缓解。

◎排钾利尿药有刺激肾小管分泌氢离子，排钾离子、钠离子、氯离子及水的作用，增加氨生成可改善肾的酸化功能，同时利尿使血容量减少，可继发醛固酮增多，对Ⅳ型肾小管性酸中毒有一定疗效。

◎对严重的高钾血症患者应及时采取血液透析疗法，可及时缓解高钾中毒的威胁。

3. 肾性骨病的治疗 及时补充钙剂，可使肾性骨病得以缓和。

(1)维生素 D_2(骨化醇)：口服，成年人每次 1 万单位，每日 3 次；小儿每日 0.5 万～1 万单位。肌内注射，成年人每次 40 万单位，重症隔 3～7 日可重复使用一次，用前需先服钙剂数日；小儿隔日 40 万单位，连用 2 次为 1 个疗程。

(2)维生素 D_3：肌内注射，小儿每次 30 万～60 万单位，必要时可于 2～4 周重复注射。

(3)葡萄糖酸钙：口服，每次 1～2 克，每日 3 次；小儿每次 0.5～1 克，每日 3 次。成年人每次 10%葡萄糖酸钙注射液 10～20 毫升,缓慢静脉注射;小儿每次 5～10 毫升,加等量 5%～10%葡萄糖注射液,缓慢静脉注射。

(4)活性钙冲剂:成年人每次 5 克,每日 3 次,口服。

4. 治疗原发病 对继发性肾小管性酸中毒,除纠正酸中毒、纠正电解质紊乱等对症治疗外,还应针对原发病做病因治疗。

(五)中医治疗

1. 辨证施治

(1)禀赋不足

主症:发育迟缓,形体矮小,鸡胸,口干,多尿,手足抽搐,或四肢疼痛,舌质淡暗或红,苔薄少津,脉细无力。

治法:培补脾肾。

方药:大补元煎加减。党参、黄芪、熟地黄、山药、茯苓各 15 克,炒白术、当归、白芍各 10 克,炙甘草 6 克。

用法:每日 1 剂,水煎服。

加减:恶心欲呕者,加竹茹、半夏;腹胀者,加陈皮、砂仁;手足搐搦者,加钩藤、龙骨;口干多饮者,加生地黄、麦冬。

(2)脾虚湿困

主症:脘闷腹胀,恶心欲呕,面色无华,纳差便溏,神疲乏力,倦怠嗜睡,舌质淡胖,苔白厚腻,脉沉滑。

治法:健脾化湿,理气和中。

方药:香砂六君子汤加减。党参 15 克,茯苓 20 克,白术、陈皮、法半夏、木香各 10 克,砂仁 6 克,生姜 3 片。

用法:每日 1 剂,水煎服。

加减:若呕吐甚者,加旋覆花、代赭石;不思饮食者,加白豆蔻仁、炒麦芽;舌苔黄腻者,加炒苍术、黄柏、薏苡仁。

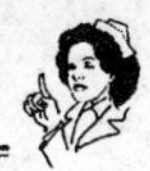

(3)肾虚湿热

主症:头昏眼花,腰膝酸痛,乏力,尿频热涩,口干尿黄,大便干结,舌质偏红,苔黄腻,脉细数。

治法:清热利湿,滋阴补肾。

方药:猪苓汤合知柏地黄汤加减。猪苓、茯苓、滑石(包煎)、生地黄各 15 克,泽泻、知母、黄柏、阿胶(烊化)各 10 克。

用法:每日 1 剂,水煎服。

加减:湿热甚者,加瞿麦、萹蓄、蒲公英、车前草;肾阴虚较甚者,可加女贞子、墨旱莲。

(4)阴虚风动

主症:头昏头痛,视物模糊,口干不欲饮,四肢麻木肢体软瘫,或惊厥抽搐,肌肉疼痛,形体消瘦,舌红苔薄,脉细弦。

治法:养阴柔肝,息风定惊。

方药:三甲复脉汤或镇肝息风汤加减。生地黄、麦冬各 15 克,白芍 18 克,阿胶(烊化)、火麻仁、当归、川芎各 10 克,鳖甲(先煎)、龟甲(先煎)、龙骨(先煎)、牡蛎(先煎)各 30 克。

用法:每日 1 剂,水煎服。

加减:心悸者,加人参、五味子;抽搐甚者,加钩藤、僵蚕、珍珠母;便秘者,加决明子、大黄。

(5)脾肾阳衰

主症:倦怠嗜睡,表情淡漠,腰膝酸软,畏寒肢冷,面色晦暗,形体瘦小,小便清长,大便溏软,舌质淡,苔薄白,脉沉濡细。

治法:健脾温肾。

方药:金匮肾气丸加减。附片(先煎)、牡丹皮、泽泻、山茱萸、党参、炒白术各 10 克,熟地黄、山药、茯苓各 15 克,炒杜仲 20 克,黄芪 30 克。

用法:每日 1 剂,水煎服。

加减:若形寒肢冷、四肢不温者,加肉桂;腰膝困重者,加淫羊藿、巴戟天、炒杜仲;若兼气血亏虚者,加当归、白芍。

2. 中成药

(1)金水宝胶囊每次 3 粒,每日 3 次,口服。适用于肾小管性酸中毒肾虚或肺肾两虚者。

(2)脾肾双补丸每次 1 丸,每日 3 次,口服。适用于肾小管性酸中毒脾肾两亏、气血阴阳俱虚者。

(3)滋阴补肾丸每次 1 克,每日 2 次,口服。

(4)金贞麦味地黄丸每次 1 丸,每日 2 次,口服。适用于肾小管性酸中毒肺肾阴虚者。

(5)金匮肾气丸成年人每次 1 丸,每日 2 次,小儿酌减,口服。适用于肾小管性酸中毒肾阳不足者。

(6)归芍地黄丸每次 1 丸,每日 3 次,口服。适用于肾小管性酸中毒肝肾阴亏血虚者。

(7)白蔻调中丸每次 1 丸,每日 3 次,口服。适用于肾小管性酸中毒属胃虚弱、浑浊中阻者。

3. 验方

(1)河东八味汤:紫河车、山茱萸、麦冬各 12 克,熟地黄、山药、牡丹皮、茯苓、泽泻、五味子、熟附子、鹿茸(研末,冲服)各 10 克,桂枝 9 克。每日 1 剂,水煎服。适用于肾小管性酸中毒肾精不足、气血亏虚者。

(2)菟丝子汤:菟丝子、肉苁蓉、煅牡蛎各 15 克,附片(先煎)、山药、益智仁、乌药、桑螵蛸各 10 克,五味子、鸡内金各 6 克,鹿茸(研末,冲服)3 克。每日 1 剂,水煎服。适用于肾小管性酸中毒肾虚固摄无权者。

(3)还少丹:山茱萸、山药、杜仲、牛膝、巴戟天、枸杞子、茯苓、枳实各 10 克,熟地黄 18 克,肉苁蓉 15 克,小茴香、石菖蒲、五味子各 6 克,远志 3 克,生姜 3 片,大枣 6 枚。每日 1 剂,水煎服。适用于肾小管性酸中毒肾阳虚损、精失固涩之证。

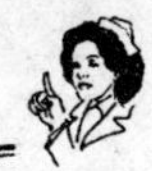

4. 针灸治疗 对于小便频数，水肿，腰膝酸软无力者，可于足少阴肾经取穴治疗；对于尿频、尿涩痛，小便短赤者，可取三阴交、足三里、关元、中极、膀胱俞、肾俞等穴，左右交替使用。

5. 食疗方

(1)羊骨大枣汤：羊骨500克，大枣150克。先将羊骨砸烂，加入水，小火煮约1小时，加入大枣煮约20分钟，喝汤，可佐餐。强筋健胃，培补脾胃。

(2)楂枣莲苡粥：山楂50克，大枣50克，莲子30克，薏苡仁100克，粳米、冰糖各适量。将山楂、大枣、莲子、薏苡仁加水煎取浓汁，去渣，后加入粳米、冰糖，小火煮粥，顿食。

(3)何首乌粥：何首乌30克，桂圆肉10克，粳米100克，大枣7枚，冰糖适量。何首乌加入1500毫升水煎取浓汁，小火煲成粥。具有滋肝补肾，益气养血功效。

(4)黄芪茯苓猪骨汤：黄芪30克，土茯苓6克，猪骨500克，调料适量。将猪骨洗净，砸碎，与黄芪、土茯苓一起放入砂锅内，加清水适量，先用大火煮沸，再改用小火煲2小时，加入调料。具有补肾强腰，健脾益气之功效。

第二章　继发性肾脏病

一、高血压性肾损害

高血压病又称为原发性高血压，是一种以血压升高为主要临床表现而病因尚未明确的独立性疾病，占所有高血压患者的90%以上。目前认为，高血压病是在一定的遗传改变基础上，由于多种后天因素的作用导致正常血压调节机制失衡所引起。肾脏是高血压损害的主要靶器官之一。传统上高血压所致的肾血管硬化分为“良性肾血管硬化”和“恶性肾血管硬化”。但是，绝大多数临床所见的高血压肾血管病变是以良性肾血管硬化为主。血压升高已成为造成患者进入终末期肾病的独立因素。在过去10年中，美国终末期肾病的发病率以每年9%的速度增长，其中因高血压而引起的终末期肾病新患者占28%，这提示着临床上应用抗高血压药物治疗来保护肾功能的作用远远不够，高血压所导致的终末期肾病发生率呈快速上升趋势。

（一）病　因

本病多是在高血压的基础上发展而来的，因此高血压是引起本病发生的主要原因。在高血压的基础上，可因动脉粥样硬化、应激或各种神经体液因素的变化而诱发肾动脉缺血、坏死、纤维化，最后发展成为肾硬化。

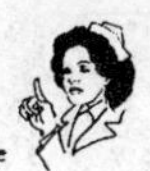

(二)临床表现

1. 良性小动脉性肾硬化 发病年龄一般为40～60岁。首发症状可能是夜尿增多,继之出现蛋白尿。蛋白尿的程度一般为轻至中度,其严重程度与高血压呈正相关,亦有出现大量蛋白尿的报道。尿沉渣镜检一般正常,个别患者有短暂性肉眼血尿。原发性高血压早期,肾功能检查正常,随着病情进展,可逐渐出现肾功能不全,但高血压患者常见,且较良性小动脉硬化出现更早、病情更严重,影响其预后的关键因素是心和脑的并发症,并为其常见的死亡原因。

2. 恶性小动脉性肾硬化 本病好发于45岁(女性35岁)以上的中老年人,男性较女性多见,且多发于以前已有高血压的患者(包括原发性和继发性)。头痛为最突出症状,疼痛程度剧烈,弥散或局限在枕部,间歇性或持续性,可伴有恶心、呕吐、食欲缺乏,消瘦,有心脏扩大、心绞痛、心力衰竭。血压升高,舒张压常超过130毫米汞柱;并常伴有神经系统异常及精神错乱,病情越急越多见,可发生高血压脑病及脑出血。

(三)辅助检查

(1)尿常规可能正常,或轻度蛋白尿和(或)少量镜下血尿。恶性者有急性发展的蛋白尿、肉眼血尿(约20%有该症状)或镜下血尿,可有红细胞管型,少量透明管型、颗粒管型和白细胞。

(2)原发性高血压早期肾功能正常;随着病程缓慢进展,最早出现的肾功能异常是肾小管功能损害,如肾浓缩功能障碍,如常伴有肾血流量减少,但肾小球滤过率多正常;晚期肾小球滤过率才会减少。恶性者血尿素氮和肌酐可迅速增加。肾功能变坏的速度有明显的个体差异,但一般进展缓慢,很少会导致尿毒症。

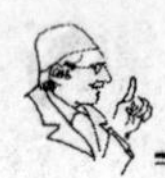

(3)眼底检查可见视网膜有动脉硬化样改变。

(4)心脏肥大,可能发生心力衰竭。

(5)血沉增快。

(6)可有微血管病性溶血性贫血的血液病学实验室表现。

(7)诊断实在困难时可做肾活检。

(四)西医治疗

1. 一般治疗 宜食低盐、低脂饮食,戒烟酒,劳逸结合,轻者可进行适当体育锻炼,重者应卧床休息。

2. 降血压治疗 降血压治疗是必要的救命措施,积极稳妥地控制血压可延缓或减轻小动脉性肾硬化的发展,同时也可减少心、脑等重要器官的并发症。对于肾功能减退的患者,应避免降压过快、过低,以免进一步减少肾脏血流灌注,加重肾功能不全。

(1)对于轻度高血压者,在药物治疗前可以实施下列非药物疗法:超过标准体重15%以上者,应控制饮食,减轻体重;限制钠盐的摄入,每日2克以下;限制饮酒;忌食动物脂肪;戒烟;适当运动;可采用行为疗法,如太极拳、运动疗法等。

(2)使用降压药宜采用梯级疗法:开始时仅以一种药物,从最小有效剂量起,每2周调整1次,逐渐增加剂量,直到控制血压或在没有不良反应的前提下,用至最大剂量为止。如仍不能控制血压,则改用另一种药物。此时须注意大多数降压药物最佳作用要在用药几周后才能获效,亦可采用增加另一种不同类的降压药的办法,直到血压能控制为止。在安全和患者没有不适的前提下,尽量将舒张压控制在90毫米汞柱以下。

①第一梯级。首先用低剂量的血管紧张素转化酶抑制药,如贝那普利每次10毫克,每日1次,口服;或钙通道阻滞药,如硝苯地平每次10～30毫克,每日3次,口服;或β受体阻滞药,如普萘

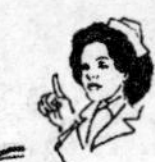

洛尔每次10～100毫克，每日2次，口服；或美托洛尔每次12.5～50毫克，每日2次，口服。通常选用硝苯地平或另两种药物中的一种，从小剂量开始，如能控制血压至正常水平，可继续治疗；如不能控制，则将该药加大1倍剂量，如能控制高血压，则继续治疗。

②第二梯级。用上述治疗方法，2周后仍不能控制血压则加用利尿药，如氢氯噻嗪12.5～25毫克，每日1～2次，口服。若能控制高血压则继续治疗；如不能控制，则将第一梯级选用的药物逐渐增大至最大剂量，如这样能控制高血压则如法治疗。

③第三梯级。如上述方法用2周后仍不能控制高血压，则应先了解患者是否按法用药，以及排除是否肾血管性高血压等继发性高血压。如没有上述情况，而开始也没有用过血管紧张素转化酶抑制药时，加用血管紧张素转化酶抑制药，如有效的话，遵此法治疗2个月，使血压逐渐稳定。

④第四梯级。如果上述方法仍不能控制高血压，则加用另一类交感神经阻滞药，如可乐定每次0.1～0.6毫克，每日2次，口服；或者选用直接扩张血管的药物，如肼屈嗪25～100毫克，每日3次，口服。当然，如果开始没有使用硝苯地平，此时则可选用；如仍不能控制，则上述几种药物可逐个加上，直到能控制血压于理想范围为止。对于高血压危象者须选用硝普钠、硝酸甘油等迅速控制血压。

⑤"降级疗法"。通常于患者血压控制一年后进行。患者血压得到控制后，可预约患者每月复诊1次。当需要降级疗法时，则宜每周来诊1次。先将第四级的药物用量逐渐减少，以致停药。然后再减第二、第三级药物，其最终目的是既能使用最小数目的药物、最小的剂量，而又能充分控制血压。

对于复方降压灵等复合制剂的降压药因不易调节药量，且药中各成分作用时间长短不一，故不利于针对患者个体差异进行阶梯疗法。

(3)恶性高血压:是内科急症,必须迅速降低血压。通过治疗可改善心血管状态和视网膜病变,防止肾功能进一步恶化,且多数可改善肾功能,可能是因为肾血管的损害具有可逆性。氮质血症出现则提示预后差。积极地降低血压,即使患者有急性无尿性肾衰竭,肾功能仍可能有所恢复。高血压危象的治疗,可以使用硝普钠、硝酸甘油等迅速控制血压。

(4)恶性肾硬化:在未经治疗的患者,1 年死亡率为 90%,常死于尿毒症。如能迅速和妥善治疗,5 年存活率超过 50%,有些患者能部分地逆转血管损害,以及肾功能恢复到接近正常水平。

(五)中医治疗

1. 辨证施治

(1)阴虚阳亢

主症:眩晕耳鸣,头痛且胀,每因烦劳或恼怒加剧,头痛加重,面色潮红,急躁易怒,腰膝酸软,五心烦热,心悸失眠,舌质红,苔薄黄或舌红少苔,脉弦细数。

治法:滋补肝肾,息风潜阳。

方药:天麻钩藤饮加减。天麻、栀子、黄芩、益母草、桑寄生各 10 克,钩藤(后下)、首乌藤各 30 克,石决明(先煎)20 克,川牛膝 15 克,朱茯神 9 克。

用法:每日 1 剂,水煎服。

加减:重病者,加羚羊角(代);肝火过甚者,可加龙胆草、菊花、牡丹皮;阴虚明显者,可加服杞菊地黄丸。

(2)气血亏虚

主症:眩晕,动则加剧,劳累即发,面色苍白,唇甲不华,发色不泽,心悸少寐,神疲懒言,纳差便溏,甚或小便不利,肢体水肿,舌质淡,苔薄白,脉细弱或结代。

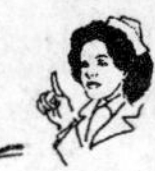

治法：补益气血，健运脾胃。

方药：归脾汤加减。白术、茯神、黄芪、桂圆肉、酸枣仁各30克，人参、当归各15克，木香、远志各10克，甘草8克。

用法：每日1剂，水煎服。

加减：脾胃明显较弱者，当归宜炒，并加砂仁、六曲；脾胃虚寒、中阳不足者，可加桂枝、干姜；血虚甚者，可加熟地黄、阿胶、紫河车粉（另冲），并重用人参、黄参芪。

（3）肾精不足

主症：眩晕，耳鸣，失眠多梦，心悸健忘，腰膝酸软。偏于阳虚者，四肢不温，形寒怯冷，纳差便溏，舌质淡，脉沉细无力；偏于阴虚者，五心烦热，舌红少苔，脉弦细数。

治法：偏阴虚者，补肾滋阴；偏阳虚者，补肾助阳。

方药：补肾滋阴宜用左归丸[（熟地黄25克，山茱萸15克，菟丝子15克，牛膝15克，龟甲（先煎）20克，鳖甲（先煎）15克，牡丹皮10克，地骨皮10克]；补肾助阳宜用右归丸（熟地黄20克，山茱萸15克，杜仲10克，鹿角胶15克，丹参15克，当归10克）；同时可服用金匮肾气丸。

用法：每日1剂，水煎服。

（4）痰浊阻络

主症：眩晕，头重如裹，胸闷呕恶，多寐纳差，或形体偏胖，肢体水肿，腰以下尤甚，小便不利，舌质淡，苔白腻，脉弦滑或沉缓。

治法：燥湿祛痰，行气利水。

方药：半夏白术天麻汤加减。半夏、天麻、橘红各10克，茯苓20克，白术15克，甘草5克。

用法：每日1剂，水煎服。

加减：呕恶甚者，加代赭石、生姜、竹茹；耳鸣重听者，加葱白、郁金、石菖蒲；痰瘀化火者，可加黄连、黄芩、胆南星；肾阳虚弱甚者，可合真武汤治之。

(5)瘀血阻络

主症:眩晕,头昏胀痛,以下午或夜间加重,神疲健忘,思维迟钝,肢体水肿舌暗或有瘀斑,脉弦细或涩。

治法:活血化瘀,行气利水。

方药:血府逐瘀汤加减。桃仁 12 克,红花、当归、生地黄、川芎、赤芍、桔梗、柴胡、枳壳各 10 克,牛膝 15 克,甘草 3 克。

用法:每日 1 剂,水煎服。

加减:痰浊阻滞者,加天麻、白术、半夏;兼热象者,可加牡丹皮,重用生地黄、赤芍。

2. 中成药

(1)复方丹参滴丸每次 10 粒,每日 3 次,口服或舌下含服。

(2)复方罗布麻片每次 1~2 片,每日 3 次,口服。

(3)杞菊地黄丸每次 8 粒,每日 3 次,口服。

(4)降压片每次 2~4,每日 3 次,口服。

(5)复方山楂浸膏片每次 5 片,每日 3 次,口服。

(6)速效救心丸每次 5~10 粒,每日 3 次,口服或舌下含服。

(7)济生肾气丸每次 6 克,每日 2 次,口服。适用于高血压性肾病呈肾衰竭者。

3. 验方

(1)七子汤:决明子 24 克,枸杞子、菟丝子、沙苑子、桑葚各 12 克,女贞子 15 克,金樱子 9 克。每日 1 剂,水煎服。

(2)桑青灵芝汤:毛冬青、桑寄生、生龙牡、代赭石各 30 克,益母草、半边莲、白芍、钩藤(后下)、车前子各 15 克,灵芝 5 克,桑白皮、地龙、牛膝各 10 克,蝼蛄粉(吞服)2 克,罗布麻 3 克。每日 1 剂,水煎服。适用于高血压肾病,尤其是慢性肾功能不全者。

(3)防芪地黄汤:汉防己 15~30 克,生黄芪 30 克,生地黄 15~30 克,卫矛 15 克。水煎服,每日 1 剂,30 日为 1 个疗程,可连服 1~3 个疗程。适用于高血压肾病有慢性肾功能不全者。

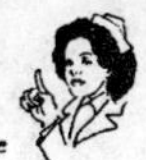

(4)平肝抚血汤:冬桑叶、甘菊花、夏枯草、当归、牡丹皮各12克,生黄芪、生地黄各30克,台乌药6克,沉香3克。每日1剂,水煎服。适用于阳亢气虚之证,疗效明显。

4. 食疗方

(1)枯草荷叶茶:夏枯草、荷叶各10克。夏枯草、荷叶洗净,放保温杯中,沸水冲泡,盖闷10分钟,代茶频饮,每日1剂。清肝热,祛暑湿。适用于夏季肝阳上亢型高血压。

(2)决明菊花茶:炒决明子20克,菊花12克。炒决明子、菊花洗净,放保温瓶中,沸水冲泡,盖闷20分钟后,代茶频饮,每日1剂。清肝明目,清利头目。适用于高血压患者头痛、眼痛症状明显者。

(3)石决明煲牡蛎肉:石决明30克,牡蛎肉150克,鲜姜、黄酒、食盐、味精各适量。将石决明打碎,洗净,放入多层纱布袋中,扎紧袋口,备用。将洗净的牡蛎肉与药袋同入砂锅中,加水,用大火煮沸后,加黄酒、鲜姜、食盐、改小火煨煲,待牡蛎肉熟烂时,取出药袋,加味精调味即可。随意佐餐食用。平肝潜阳。适用于肝阳上亢型高血压。

(4)鳝鱼芹菜炒翠衣:鳝鱼1条,西瓜翠衣、芹菜各150克,姜末、食盐、味精、植物油各适量。将鳝鱼活杀,去内脏,洗净,切丝;西瓜翠衣洗净,切条;芹菜去根、叶,切断,入开水中焯一下。起油锅,待油热后放入鳝鱼丝,炒至半熟时入西瓜翠衣、芹菜及适量食盐、姜末,翻炒至熟,味精调味,佐餐食用。适用于各型高血压。

(5)鹌鹑杞仲汤:鹌鹑1只,枸杞子30克,杜仲15克,食盐、味精各适量。将鹌鹑宰杀,洗净,切块,杜仲(布包)、枸杞子同入锅中,加水煮汤,将熟时入食盐、味精调味。吃肉,喝汤,枸杞子可嚼食。每日1剂,连用3～5日。滋补肝肾。适用于高血压肝肾阴虚、腰膝酸软、头晕眼花者。

(6)芝麻核桃桑葚糊:芝麻500克,胡桃仁、桑葚(干品)各250

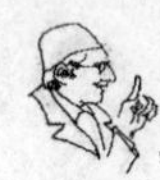

克，蜂蜜适量。将芝麻入锅，微火炒至出香，趁热研成细末，备用。核桃仁、桑葚研末后与芝麻充分混匀，装瓶备用。每次取30克，沸水冲，调成糊状，稍凉后加蜂蜜，调匀后食用。每日1～2次。适用于各型高血压患者。

(7)鸡肉焖天麻：母鸡1只，清汤500毫升，葱、姜植物油各适量。将天麻洗净，切成薄片，上笼蒸20分钟，备用。母鸡去毛及内脏，洗净，切块，下油锅翻炒一下，加葱、姜煸炒，待出香味时，加清汤，小火焖半小时，再加天麻焖10分钟即可。吃肉，喝汤。平肝息风，镇静安神。适用于高血压头痛、头晕、肢体麻木者。

(8)苦瓜炖豆腐：鲜苦瓜、豆腐各200克，葱花、姜末、食盐、味精、植物油各适量。将苦瓜洗净，去子，切薄片，放在沸水中焯一下，捞出备用。嫩豆腐洗净，切片薄片，放入油锅中稍炸片刻，加适量清汤，入苦瓜片、食盐、葱花、姜末，中火煨煮15分钟，加味精调味。当菜佐餐食用。适用于各型高血压患者。

(9)苹果芹菜柠檬汁：苹果、芹菜各200克，柠檬汁适量。将苹果洗净，去皮，与洗净的芹菜一同放入果汁机中榨取汁液，再加适量柠檬汁，搅匀即成。适用于肝阳上亢型高血压。

(10)小蓟花生酒：小蓟、生花生仁(连皮)各500克，白酒250毫升，米醋100毫升。将小蓟洗净，切碎，加水2 000毫升，煎至1 000毫升，去渣再浓煎至500毫升，装瓶备用。花生、白酒、米醋共装瓷坛内，密封浸泡7日。每日早晨吃酒醋花生仁10粒，晚上喝小蓟煎液10毫升，花生酒10毫升，加白开水100毫升兑服，30日为1个疗程，一般连用1～3个疗程。清热凉血，活血降压。适用于早、中期高血压。

5. 其他疗法

(1)敷贴疗法：蓖麻仁50克，吴茱萸、附子各20克，生姜150克，冰片10克。共研末，加生姜150克。蓖麻仁、吴茱萸、附子共捣如泥，然后加入冰片，和匀，调成膏状，每晚贴双侧涌泉穴，7日

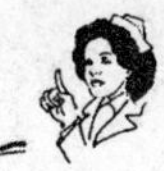

为1个疗程,连用3～4个疗程。

(2)针刺疗法:主穴取穴曲池、足三里、三阴交、太冲。头晕者,加印堂、百会;失眠者,加神门;失眠、心悸者,加内关。平补平泻,每次留针20分钟,每日1次,7次为1个疗程。

二、肾动脉粥样硬化

肾动脉粥样硬化是指由于肾动脉及其分支和(或)小动脉的硬化而影响肾血管功能的一种病理过程,在老年肾病尤其是慢性肾病损害中经常发生。根据肾动脉硬化的部位和预后不同,可将其分为肾动脉粥样硬化、小动脉性(良性)肾硬化和急进性高血压引起的恶性肾硬化。

(一)病　因

本病的病因和全身性及其他部位的动脉粥样硬化一样,尚未完全明了,但与年龄、性别、高血压、高脂血症、吸烟、糖尿病、职业、饮食、遗传等因素有关。

(二)临床表现

本病多见于60岁以上的老年人。除了一些患者有微量蛋白尿外,很少有其他异常。部分病例可见肾储备下降,在应激情况下,较正常人易发生氮质血症。部分患者可发生动脉闭塞,发展成肾血管性高血压,表现为顽固性高血压,有的可见肾区绞痛,尿闭,发热等。临床上常同时具有其他器官的动脉粥样硬化的表现,如冠心病、眼底动脉硬化等病变等。

(三)辅助检查

血中胆固醇、三酰甘油、β-脂蛋白增高。检查可发现主动脉粥样硬化及眼底动脉硬化的表现。心脏有关检查可见冠心病表现。选择性或数字减影法动脉造影可显示肾动脉管腔狭窄。多普勒超声检查有助于判断肾动脉血流情况和血管病变。

(四)西医治疗

目前,本病尚无针对性的治疗手段,主要是采用一些对症治疗。

1. 控制血压 控制血压在合理的水平,但应避免血压过低和降压过快,以免导致肾脏及其他器官的血流灌注过少,加重肾功能不全或脑缺血。常用的降压药有:

(1)常用的血管紧张素转化酶抑制药

①福辛普利每次10～40毫克,每日1次,口服。

②卡托普利每次12.5～25毫克,每日3次,口服。

③依那普利每次5～10毫克,每日1次,口服。

④贝那普利每次10～20毫克,每日1次,口服。

(2)血管紧张素Ⅱ受体拮抗药

①氯沙坦钾每次50毫克,每日1次,口服;部分患者可增加到每日100毫克。

②缬沙坦每次80毫克,每日1次,口服。

2003年,WHO/ISH高血压指南将慢性肾病和1型糖尿病肾病列为血管紧张素转化酶抑制药的强适应证,2型糖尿病肾病为血管紧张素受体阻滞药应用的强适应证。血管紧张素转化酶抑制药与血管紧张素Ⅱ受体阻滞药联合应用的疗效更好。

(3)钙离子拮抗药

①硝苯地平缓释片每次10～20毫克,每日2次,口服。

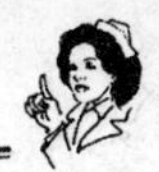

②氨氯地平每次5～10毫克,每日1次,口服。

③硝苯地平控释片起始剂量30毫克,每日1次,口服。

④非洛地平缓释片开始剂量2.5毫克,每日1次,口服;维持剂量5～10毫克,每日1次,口服。

(4)β受体阻滞药:对肾素依赖性高血压有较理想的疗效,有降低肾素的作用。虽然该类药物降低心排血量,但不影响肾血流量和肾小球滤过率。某些β受体阻滞药,如阿替洛尔和萘羟心安,脂溶性低,自肾脏排泄,故肾功能不全时应调整剂量和延长用药时间。临床常用:美托洛尔25毫克,早晨顿服或分早晚2次服。

(5)其他降压药:如利尿药、α受体阻断药等,都具有血压依赖性肾小球血流动力学保护效应,因降低系统高血压而间接降低肾小球内"三高",但是,至今尚未发现它们具有非血压依赖性肾脏保护作用,因此在降血压治疗上多作为配伍药用。

2. 降血脂 血脂升高者可适当使用以下降血脂的药物。

(1)降总胆固醇药

①考来烯胺每次4～5克,每日1～6次,口服。每日总量不超过24克,服药从小剂量开始,1～3个月达最大剂量。

②考来替泊每次10～20克,每日1～2次,口服。

(2)主要降总胆固醇兼降三酰甘油药

①洛伐他汀常规剂量每日20毫克,口服,最大剂量每日80毫克。

②辛伐他汀常规剂量每日10～20毫克,口服,最大剂量每日80毫克。

③普伐他汀常规每日20毫克,口服,最大每日40毫克。

④氟伐他汀每日20毫克,口服,最大剂量80毫克。

⑤阿伐他汀常用量每日10毫克,口服,最大量每日80毫克。

⑥西立伐他汀常用量每日0.3毫克,口服,最大量每日0.8毫克。

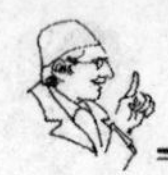

⑦血脂康是从传统中药红曲与大米发酵产物中提炼而成的纯生物制品。其主要成分为 HMG-CoA 还原酶抑制药洛伐他汀。常规剂量为每次 0.6 克,口服,每日 2 次。

(3)主要降总三酰甘油兼降总胆固醇药

①烟酸每次 1～2 克,每日 3 次,口服。

②阿昔莫司每次 0.25 克,每日 3 次,口服。

③非诺贝特每晚 200 毫克 1 次服药。

④苯扎贝特每次 0.2 克,每日 3 次,口服。

⑤吉非贝齐每次 0.6 克,每日 2 次,口服。

(4)降总三酰甘油药

①多烯康胶丸每次 1.8 克,每日 3 次,口服。

②脉乐康每次 0.45～0.9 克,每日 3 次,口服。

③亦可选用维生素 C 或维生素 B_6 等药物治疗。

(五)中医治疗

1. 辨证施治

(1)肝阳上亢型:多见于本病的初期。

主症:除了尿有轻微异常之外,可见眩晕,头痛,性情急躁易怒,少寐多梦,口苦,舌红,苔薄黄,脉弦数等。

治法:平肝潜阳,滋养肝肾。

方药:天麻钩藤汤加减。天麻 20 克,钩藤(后下)15 克,石决明 30 克,栀子 10 克,杜仲 10 克,桑寄生 15 克,牛膝 15 克,首乌藤 10 克,牡丹皮 15 克。

用法:每日 1 剂,水煎服。

加减:眩晕较明显者,可加龙骨 30 克,牡蛎 30 克,珍珠母 30 克等,以潜阳息风;阳虚偏胜者,加用杞菊地黄丸;肾精严重亏耗者,加大定风珠。

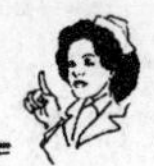

(2)痰浊阻滞型:多见于本病的中、晚期。

主症:除了尿有轻微异常之外,可见头晕重浊,胸闷恶心,形体肥胖,肢体沉重,舌苔白腻,脉濡或滑。

治法:燥湿祛痰,健脾和胃。

方药:半夏白术天麻汤加减。法半夏15克,天麻15克,白术15克,陈皮10克,茯苓15克,山楂15克。

用法:每日1剂,水煎服。

加减:痰多者,加旋覆花(包煎)12克,代赭石(先煎)30克,竹茹12克等,或加用温胆汤;脾虚者,加用四君子汤。

(3)肾精不足型

主症:除了尿检异常之外,可见精神萎靡,健忘,腰膝酸软,遗精,耳鸣。偏于阴虚者,可见五心烦热,舌红,脉细数;偏于阳虚者,可见四肢不温,形寒肢冷,舌淡,脉沉细无力。

治法:偏于阴虚者,补肾滋阴;偏于阳虚者,补肾助阳。

方药:地黄饮子加减。熟地黄30克,山茱萸15克,制附子(先煎)10克,五味子10克,肉桂9克,茯苓15克,麦冬15克,枸杞子15克,杜仲10克。每日1剂,水煎服。

加减:如阴虚较重者,加用六味地黄丸或左归丸;阳虚偏甚者,可加用金匮肾气丸或右归丸。同时可加用龙骨30克,牡蛎30克,珍珠母30克等潜阳之品。

(4)气滞血瘀型:多见于本病的后期。

主症:尿检可见明显异常,同时可见胸部闷痛,心悸,腰部刺痛,舌质紫暗,或见瘀点瘀斑,脉涩。

治法:活血化瘀,疏通血脉。

方药:少腹逐瘀汤加减。桃仁15克,红花10克,枳壳10克,川芎10克,丹参20克,莪术15克,当归15克,熟地黄20克,赤芍15克。

用法:每日1剂,水煎服。

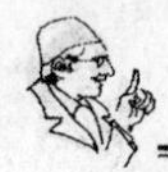

加减：肾功能受损者，加大黄 9 克，益母草 18 克；气虚者，加四君子汤。

2. 中成药

(1)血脂康每次 2 粒，每日 2 次，饭后服。

(2)藻酸双脂钠每次 50～100 毫克，每日 3 次，口服。

(3)多烯康每次 4 粒，每日 3 次，口服。

(4)绞股蓝总苷胶囊每次 1 粒，每日 3 次，口服。

3. 针灸疗法 常用血海、丰隆、足三里、脾俞、肾俞、关元、膈俞、内关、膻中穴。每次取 4～5 穴，采用平补、平泻法，每次留针 30 分钟。

4. 食疗方

(1)冬青茶：干山楂、毛冬青各 10 克。加水适量，煎汤代茶频饮，每日 1 剂。活血通脉。

(2)豆腐兔肉紫菜汤：嫩豆腐 250 克，紫菜 30 克，兔肉 60 克，食盐、黄酒、淀粉、葱花各适量。将紫菜撕成小片，洗净后放入盘中；兔肉洗净，切成片，加食盐、黄酒、淀粉搅匀；嫩豆腐切成厚片。起锅，倒入清水一大碗，先加豆腐片和食盐，中火烧沸后倒入肉片煮 5 分钟，放入葱花，立即起锅，倒入盛紫菜的盘中，搅匀即成。化痰清热，养心安神。

(3)鲤鱼冬瓜汤：鲤鱼 1 条，冬瓜 250 克，料酒、葱花、姜片、胡椒粉、食盐、味精、植物油各适量。将冬瓜洗净，去皮、瓤，切块备用；鲤鱼去鳞、鳃及内脏，切块，用料酒、食盐渍 30 分钟。起锅，入油加热后爆香姜片，下鱼肉煎黄，再加清水适量，小火慢炖 30 分钟，加入冬瓜片、葱花再煮 10 分钟，调入胡椒粉、味精即成。利水消肿。

(4)参三七鹌鹑：鹌鹑 1 只，参三七粉 3 克，食盐、味精各适量。将鹌鹑去毛及肠杂，洗净，切块，同参三七粉同置瓷碗中，加食盐少许，上锅隔水蒸熟，调入味精即成。活血止痛。

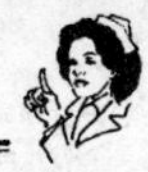

(5)芝麻粥:黑芝麻、核桃仁各50克,粳米100克。将核桃仁捣碎,加入黑芝麻、粳米,小火煮成粥。可作早餐用。滋补肝肾。

(6)人参炖鸡块:人参10克,田七3克,鸡肉100克,调味品适量。将鸡肉洗净,切成块,放入炖盅内,加人参、田七及调味品,隔水炖1小时,至鸡肉烂熟时即可。食鸡肉,喝汤。补气活血,散瘀通脉。

三、糖尿病肾病

糖尿病肾病是1型糖尿病和2型糖尿病主要的慢性并发症之一,是1型糖尿病患者的主要死亡原因。在临床上,早期表现为微量蛋白尿,随后可出现持续性蛋白尿、高血压和进行性肾功能下降。糖尿病肾病的发生率一般随着糖尿病病程的延长而增加。据统计,1型糖尿病有50%的患者死于肾衰竭,而2型糖尿病有5%~10%的患者死于肾衰竭。

(一)病　因

现代医学认为,与糖尿病患者的高血糖、脂质代谢紊乱、高血压状态及遗传因素、血管活性物质、生长因子与化学趋化因子、反应氧中间产物的参与有关。

(二)临床表现

应有明确的糖尿病史,除外其他原因的间歇性或持续性蛋白尿。临床症状出现较晚,一般出现蛋白尿时糖尿病病程都在10年以上,现已肯定在糖尿病肾病早期有"隐匿性",但无任何临床表现,唯一改变是尿白蛋白排量的增加。糖尿病肾病可存在多年而患者无特殊的临床症状。糖尿病肾病的主要临床表现,包括早期的肾小球滤过率增高，无症状性蛋白尿，水肿与肾病综合征，高血压和肾衰竭。

1. 早期阶段 此时无临床症状。肾小球滤过率增高与肾脏体积的增大，用胰岛素治疗病情控制后可以恢复正常。

2. 蛋白尿 蛋白尿是糖尿病肾病的主要临床表现，开始为少量间歇性蛋白尿，逐渐转为持续性蛋白尿(3克/24小时)。当临床出现蛋白尿时，一般表现糖尿病病程已超过10年。病程超过30年者50%有蛋白尿。幼年型糖尿病患者从诊断到出现蛋白尿的间隔约14年。

3. 水肿与肾病综合征 有些患者由于大量蛋白尿引起水肿和肾病综合征。糖尿病肾病的水肿多比较严重，对利尿药反应性差，其原因除血浆蛋白减低外，至少部分是由于糖尿病肾病对水、盐的潴留超过一般的肾病综合征。出现肾病综合征者预后不良。

4. 高血压与肾功能改变

(1)高血压：高血压是糖尿病的又一个临床表现，一般出现比较晚。糖尿病肾病有持续性蛋白尿、血压升高。高血压能加速糖尿病肾病的发展和恶化，有效地控制血压可以延缓这些患者肾脏病变的进展和肾功能不全发展的速度。

(2)肾功能改变：糖尿病早期肾小球滤过率增高，电镜观察糖尿病患者一般在病后1.5～2.5年才出现肾小球基膜增厚，3～5年后才明显。因此，出现蛋白尿已是糖尿病肾病患者肾功能损害的重要标志。糖尿病肾病的后期50%～70%的患者有肾功能损害，其中多达25%的患者发生尿毒症，血肌酐可＞500微摩/升。血肌酐和尿素氮的增高也主要与肾脏弥漫型损害的严重程度有关，由于肾小球基膜广泛增厚，肾小球毛细管腔进行性狭窄，最后闭锁，使肾小球滤过率下降，而导致氮质血症和肾衰竭。

(3)视网膜病变：糖尿病肾病的视网膜病变往往和肾脏损害相平行，可有眼底损害。

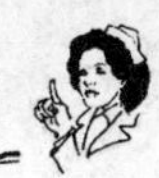

（三）辅助检查

糖尿病肾病无特殊实验室表现，早期糖尿病主要检查尿糖和血糖。针对糖尿病肾病的主要检验项目有以下几方面。

1. 尿白蛋白和尿蛋白测定 前者采用敏感的放射免疫测定尿中白蛋白，能在常规方法测出尿蛋白之前，早期发现肾脏损害，如尿白蛋白每分钟20～200微克，即为微量白蛋白尿期，据此可诊断为早期糖尿病肾病，判定时至少6个月内有3次尿检（以过夜晨尿标本更精确和方便，每次间隔不少于1个月）。当尿白蛋白持续每分钟＞200微克或常规尿蛋白定量24小时＞0.5克可诊断为临床糖尿病肾病。

2. 尿、血中β_2-微球蛋白测定 正常尿中β_2-微球蛋白极微，当肾小球滤过或肾小管重吸收功能有改变时（糖尿病肾病中较早出现），可引起血和尿中β_2微球蛋白的（增高）改变，在常规尿蛋白检查阴性的糖尿病患者中，亦可作为早期诊断检查指标，但须排除白血病、淋巴瘤、胶原病等全身性疾病的患者。

3. 眼底检查 糖尿病肾病多并发有视网膜病变，尤其出现肾病综合征者，多数都并发有视网膜病变。

4. 血压测量 动态监测血压，血压升高是预测糖尿病肾病的重要标志。

5. 影像学检查 早期可做放射性核素动态显像和肾脏超声，对发现肾小球滤过率增高和肾脏体积有无增大有一定早期诊断价值。当晚期肾衰竭时，肾脏影像学对大部分患者仍显示肾多无明显缩小。

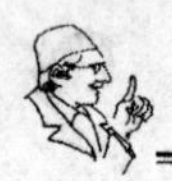

(四)西医治疗

1. 控制高血糖

(1)口服降糖药:2 型糖尿病在单纯饮食控制后血糖仍然较高,可采用降糖药治疗。口服降糖药主要分为磺脲类、双胍类、葡萄糖苷酶抑制药和噻唑烷二酮类。

①磺脲类

◎甲苯磺丁脲每次 500～3 000 毫克,每日 2～3 次,餐前 30 分钟口服。

◎格列本脲每次 2.5～5.0 毫克,每日 1～3 次,餐前 30 分钟口服。

◎格列齐特每次 80 毫克,每日 1～2 次,餐前 30 分钟口服。

◎格列喹酮每次 30 毫克,每日 1～3 次,餐前 30 分钟口服。

◎格列吡嗪每次 5～10 毫克,每日 1～3 次,餐前 30 分钟口服。

◎格列美脲每次 2 毫克,每日 1 次,餐前 30 分钟口服。

②双胍类

◎苯乙双胍 25～50 毫克,每日 2～3 次,餐时或餐后,口服。

◎二甲双胍每次 250～850 毫克,每日 2～3 次,餐时或餐后口服。

③葡萄糖苷酶抑制药

◎阿卡波糖每次 50 毫克,每日 3 次,进餐时同食物一起咀嚼服用。

◎伏格列波糖每次 0.2 毫克,每日 3 次,进餐时同食物一起咀嚼服用。

◎米格列醇每次 50～100 毫克,每日 3 次,进餐时同食物一起咀嚼服用。

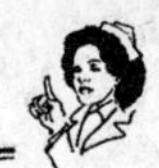

④噻唑烷二酮衍生物

◎罗格列酮每次4毫克,每日1～3次,餐后服用。

◎曲格列酮每次400毫克,每日1次,餐后服用。

◎吡格列酮每次15～30毫克,每日1次,餐后服用。

(2)胰岛素。1型糖尿病患者需长期用胰岛素泵或强化胰岛素注射方案,严格控制血糖于良好水平。对单纯饮食和口服降糖药控制不好并已有肾功能不全的非胰岛素依赖型糖尿病患者,应及早使用胰岛素。

◎普通胰岛素初始剂量每日0.1～1单位/千克体重,分3次餐前30分钟皮下注射。另外,睡前注射长效胰岛素,以后随血糖监测情况每1～3日调整1次,每次调整2～6单位。

◎长效胰岛素特慢胰岛素锌悬液或鱼精蛋白锌胰岛素24～48单位,并根据病情调整,分1～2次皮下注射。

◎中效胰岛素每日1～2次,饭前30～60分钟皮下注射。

2. 控制高血压 高血压虽不是糖尿病肾病的发病因素,但高血压可加速糖尿病肾病的进展和恶化,抗高血压治疗在糖尿病肾病早期能减少尿蛋白和延缓肾小球滤过率的下降。1型糖尿病患者,收缩压＞140毫米汞柱者,肾功能的下降速度为每年13.5%,收缩压＜140毫米汞柱者则为1%。一般来说,糖尿病患者理想的血压水平为120/80毫米汞柱,对一些并发神经病变和大血管病变者血压可控制在130/85毫米汞柱。药物选用参见“肾动脉硬化”。

3. 限制饮食蛋白质摄入 高蛋白饮食可增加肾小球的血流量和压力,加重高血糖所引起的肾血流动力学改变,适量的蛋白为每日0.8克/千克体重。饮食对临床期糖尿病肾病可使其肾小球滤过率下降速度减慢,应以高生物价值的动物蛋白为主,在胰岛素保证下,限制蛋白质摄入量每日不超过0.8克/千克体重。可适当增加糖类的摄入量以保证有足够的热能,避免蛋白质和脂

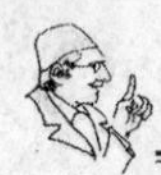

肪分解增加。

4. 透析和肾移植

(1)血液透析疗法(人工肾透析):是将患者的动脉血,经动静脉瘘引出体外后,与透析液同时引进透析器,向相反方向流动。利用透析机器上的半透膜,使血中毒素(如尿素、肌酐等)经弥散原理被消除,并可补充体内缺乏的物质,达到替代肾脏排泄的功能。一般适用于糖尿病尿毒症晚期或准备换肾的患者。

(2)腹膜透析疗法:利用腹膜作为半透膜,将硅胶管的一端置入腹腔膀胱直肠窝内,然后从硅胶管的另一端灌入消毒的腹膜透析液,每次1 000～2 000毫升,停留1小时后放出,再次灌入膜透析液,如此反复,每日可灌入8 000～10 000毫升。在腹膜腔内血液与透析液之间发生弥散及渗透作用,达到消除体内毒素和补充体内缺乏物质的目的。腹膜透析一般适用于糖尿病慢性肾衰竭的中期患者。

(3)结肠透析:利用结肠黏膜作为半透膜,向结肠内灌入透析液,停留30～60分钟后排便,每日反复用1～10次,每次灌入透析液500毫升。结肠透析一般适用于糖尿病慢性肾衰竭早、中期及可逆性的患者。

(4)肾移植术:将异体的健康肾脏移植给慢性肾衰竭患者,是治疗糖尿病尿毒症末期一种有效的方法。

(五)中医治疗

1. 辨证施治

(1)气阴两虚:由于本病迁延日久,不仅伤阴,气亦暗耗。故临床以此型为多见。

主症:可见神疲乏力、自汗气短、舌淡齿痕等气虚症状,也可以有手足心热、咽干口燥、渴喜饮水、大便燥结等阴虚症状同时出

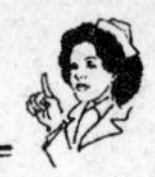

现;有的患者症状介于气虚和阴虚之间,如口干渴但饮水不多,手指足指发凉而手心热,大便先干后稀,舌红少苔,舌体胖大有齿痕,脉沉细。

治法:益气滋肾。

方药:参芪黄汤加味。党参、金樱子、生地黄、茯苓各15克,山茱萸、牡丹皮、泽泻、黄柏各10克,芡实、生黄芪、山药各30克。

用法:水煎服,每日1剂。

加减:偏气虚者,可选用五子衍宗丸,加党参、黄芪,固摄肾气[菟丝子、五味子、枸杞子、覆盆子、党参各15克,车前子(包煎)10克,生黄芪30克];偏阴虚者,可选大补元煎加味(山茱萸10克,山药30克,当归10克,生地黄、枸杞子、党参、白芍、杜仲各15克,炙甘草6克)。

(2)肝肾阴虚

主症:可有两目干涩,五心烦热,口干喜饮,腰酸腿痛,大便干结,舌红少苔,兼阳亢者,表现还有头痛、头胀、眩晕、耳鸣等症状,脉细沉而数。

治法:滋养肝肾。

方药:可用归芍地黄汤、六味地黄汤合二至丸。当归、山茱萸、牡丹皮、泽泻各10克,白芍、生地黄、茯苓、女贞子各15克,山药、墨旱莲各30克。

用法:每日1剂,水煎服。

加减:阴虚阳亢者,宜养阴平肝,可用知柏地黄汤(知母、生地黄、山药、茯苓、山茱萸各15克,牡丹皮、黄柏、泽泻各10克);或三甲复脉汤(生地黄、白芍、麦冬、阿胶、生鳖甲、生龟甲各15克,炙甘草6克,生牡蛎25克,火麻仁10克);或杞菊地黄汤加味(枸杞子、生地黄、山药、茯苓、天麻各15克,杭菊花、山茱萸、牡丹皮、泽泻、僵蚕各10克,钩藤30克)。

(3)脾肾气虚

主症:气短乏力,纳少腹胀,四肢不温,腰膝酸软,夜尿清长,舌体胖大,质淡,有齿痕,脉虚弱。

治法:健脾固肾。

方药:水陆二仙丹或芡实合剂(金樱子、芡实、山药各30克,菟丝子、白术、茯苓、黄精各15克,百合18克,枇杷叶10克);或补中益气汤加金樱子、补骨脂、菟丝子(生黄芪30克,升麻6克,柴胡、人参、陈皮、当归、金樱子各10克,炙甘草6克,白术、补骨脂、菟丝子各15克)。

用法:每日1剂,水煎服。

(4)脾肾阳虚

主症:可有神疲乏力,畏寒肢冷,少气懒言,或有水肿,面色㿠白,腰背冷痛,口淡不渴,便溏,舌胖嫩润,质淡,边有齿痕等,脉沉弱。

治法:温补脾肾。

方药:可用真武汤加味。炮附子、茯苓、白术、白芍、党参、黄芪各15克,生姜3片,肉桂6克。

用法:每日1剂,水煎服。

(5)阴阳两虚

主症:临床表现可见面色㿠白,畏寒肢冷,腰酸腰痛,口干欲饮,水肿,大便质干或稀,舌胖而质红,脉细沉弱。

治法:阴阳双补。

方药:可用桂附地黄汤(山药、生地黄、茯苓各15克,山茱萸、牡丹皮、炮附子、泽泻各10克,肉桂6克);或上方加牛膝15克,车前子10克;或大补元煎加龟甲胶15克,鹿角胶、仙茅各10克,淫羊藿30克。

用法:每日1剂,水煎服。

以上治疗均为治本,由于糖尿病肾病病程较长,多数有虚实夹杂的表现,故治疗时当标本兼顾。夹瘀血者,可在扶正方中酌

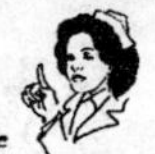

加丹参、鸡血藤、泽兰、桃仁、红花、川芎等；夹水湿者，可在复方中加牛膝、车前子、防己、赤小豆、冬瓜皮等；水湿重者，可温阳利水。

2. 中成药

(1)人参固本丸每次 9 克，每日 2 次，口服。适用于糖尿病肾病气阴两虚者。

(2)大补阴丸每次 9 克，每日 2～3 次，口服。适用于糖尿病肾病阴虚火旺者。

(3)六味地黄丸每次 9 克，每日 2～3 次，口服。适用于糖尿病肾病肝肾阴亏者。

(4)糖脉康颗粒剂每次 1 包，每日 3 次，口服。

3. 验方

(1)消渴饮：人参为末，鸡蛋清调服 3 克，每日 3～4 次。适用于气阴两虚消渴。

(2)消渴丸：牛膝 150 克，生地黄汁 5 升。牛膝为末，生地黄汁浸之，日暴夜浸，汁尽为度，做蜜丸，每日空腹服用 30 丸，久服筋骨壮，驻颜色，黑须发，津液自生。适用于肾虚消渴。

(3)救活丸：黑大豆、炒天花粉各等份，为末，糊丸梧桐子大，黑豆汤下 70 丸，每日 2 次。适用于肾虚消渴。

(4)益气养阴汤：党参 50 克，生地黄、熟地黄各 25 克，地骨皮、泽泻、丹参、枸杞子各 20 克。每日 1 剂，水煎服。

(5)降酮汤：生牡蛎、黄芪各 50 克，玄参 35 克，生地黄、山药、白花蛇舌草各 30 克，苍术、栀子、茯苓、当归各 20 克，黄芩、黄连、川芎、续断、黄柏、赤芍各 15 克。每日 1 剂，水煎服。适用于糖尿病酮症酸中毒阶段。

(6)参芪桃红汤：党参、黄芪、生地黄、丹参各 30 克，知母 20 克，苍术 15 克，补骨脂、当归各 12 克，桃仁、红花、附片(先煎)各 10 克。每日 1 剂，水煎服。适用于气阴两虚并血瘀型糖尿病肾病。

(7)自拟糖肾康方：蚕茧、玉米须、黄芪、人参、茯苓、丹参、水蛭、续断、益母草、黄连、大黄。每日1剂，水煎服。

(8)加减白茯苓丸：白茯苓、天花粉、生黄芪、党参、熟地黄、石斛、怀山药各30克，川黄连10克，川萆薢12克，玄参、鸡内金、赤芍、苍术各15克，枸杞子、何首乌20克，三七5克。每日1剂，水煎服。

(9)鹿茸丸：鹿茸片、麦冬、玄参、鸡内金、茺蔚子、巴戟天、肉苁蓉各9克，补骨脂、生地黄、菟丝子、黑大豆、牛膝各12克，黄芪、人参、茯苓、地骨皮各30克，山茱萸、泽兰各15克，五味子10克。每日1剂，水煎服。

4. 灌肠疗法

(1)生大黄、丹参、牵牛子(打碎)各30克，淡附片10克，全蝎6克。以上药物浓煎至150毫升，加入矽碳银粉末3克，备用。上药保持药温37℃，以橡皮管插入肛门内约18厘米，缓慢将药液灌入，保留2小时左右，每日1次。30日为1个疗程，一般治疗3个疗程。在疗程期间根据患者情况可给予低蛋白饮食，纠正电解质紊乱及酸碱平衡，以及抗感染、利尿等。适用于糖尿病肾病引起的慢性肾功能不全患者。

(2)生大黄10克，制附子(先煎)10克，煅牡蛎(先煎)30克。浓煎200～300毫升，保留灌肠，每日1～2次。肾功能不全时使用效果较好。

5. 针刺疗法

(1)治疗原则：滋阴治其本，清热治其标，针对诸证辨证论治。

(2)治法

①上消。润肺清胃，针神门、复溜、内庭。

②中消。清胃滋肾，针中脘、内庭、三阴交。

③下消。滋阴降火，灸关元、带脉、然谷。

(3)注意事项：糖尿病肾病水肿显著者慎用针刺疗法，以免针灸部位渗水或感染。

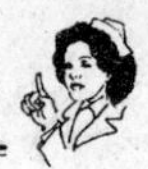

6. 食疗方

(1)参杞茶:红参片3克,枸杞子10克。将红参、枸杞子一起放入有盖杯中,用沸水冲泡,加盖闷15分钟。代茶饮,至水淡无味,可将红参片嚼食。适用于糖尿病肾病气虚为主,燥热不甚者。人参益气生津,枸杞子滋阴补肾,有降血糖作用,可常服。

(2)芹菜汁:芹菜500克,洗净,捣烂,挤汁食用。具有降血压、降血糖、降血脂作用。脾胃虚弱者宜少食。

(3)黄精粥:黄精10克,百合10克,粳米50克。共煮成粥,每日1剂。适用于糖尿肾病口干、乏力、倦怠,或兼饮食减少者。

(4)薏苡仁粥:薏苡仁25克,山药25克。研细末。煮粥食用。适用于糖尿病肾病患者腹泻、食欲缺乏,或兼水肿者。

(5)鳝鱼粥:黄鳝50克,粳米100克。将黄鳝、粳米放入锅中,加水适量,熬成稀粥,分3次食用。补五脏,疗虚损。鳝鱼中含有特有物质"鳝鱼素",可降低人体血糖,适用于糖尿病肾病患者。

(6)荞麦饼:荞麦300克,糯米粉150克,葛根50克,橘皮5克,砂仁3克,乌梅5克。荞麦、葛根打成细粉备用。将橘皮、砂仁、乌梅用水500毫升煎煮20分钟,滤取浓缩汁。将荞麦面、葛根粉、糯米粉同浓缩汁和成面团,做成小饼,放入锅中蒸熟,可代主食。适用于糖尿病肾病患者口干、嗳气、纳呆者。

(7)小米面饼子:小米面500克,黄豆面100克,蚕蛹50克。蚕蛹烘干,研成面,与小米面、黄豆面一起加水适量,做成饼子,上屉蒸熟即成。具有和中健脾,益肾除烦热,止消渴,和胃安眠之功效。

(8)凉拌苦瓜:苦瓜150克,食盐、味精、辣椒油(香油)、醋各适量。苦瓜洗净,切成小片,加食盐拌匀,5分钟后用清水洗过,随个人口味酌加食盐、味精、醋、辣椒油(香油)拌匀即成。苦瓜清热生津,降血糖。糖尿病肾病患者宜常食。脾胃虚寒者慎用。

(9)拌海带:海带150克,大蒜、香油、醋、味精各适量。海带切丝,入沸水中烫熟,放凉,以大蒜、香油、醋、味精拌匀即成。海带泻热、祛脂、降血压，含较多的食物纤维，对降低餐后高血糖有好处。胃寒者不宜多食。

(10)黄芪南瓜汤：黄芪30克，南瓜200克。黄芪用纱布包，与南瓜同煮熟，喝汤，吃南瓜。黄芪益气、补虚、降血糖；南瓜含糖量低，有补中益气，促进人体胰岛素分泌作用。糖尿病肾病患者宜常食。气滞湿阻患者忌食。

(11)菠菜根汤：菠菜根200克，鸡肫皮25克。煮汤食用。滋阴润燥，健脾消滞。适用于糖尿病肾病食积腹胀，消化不良，呕吐反胃等。菠菜根有降血糖作用。

(12)冬瓜豆腐汤：冬瓜豆腐按家常法清炖食用。具清热利水消痰，生津润燥之功效。肥胖的糖尿病肾病患者可多多食用。年长者不宜多用，虚寒肾冷、久病滑泄者忌用。

(13)鲤鱼汤：鲤鱼1条，黄芪30克，冬瓜200克。黄芪用纱布包，鲤鱼、冬瓜按家常法炖汤，少放盐，去纱布包，食肉，喝汤。黄芪补气，冬瓜利水，鲤鱼利水消肿，健脾开胃，含丰富的优质蛋白，含磷少。适用于糖尿病肾病白蛋白低、水肿者。

四、狼疮性肾炎

系统性红斑狼疮是一种侵犯全身结缔组织的自身免疫性疾病。美国统计资料显示，本病的发病率为50/10万。在我国约占人口的0.07%。本病女性发病率较男性为高，且以年轻女性为主。系统性红斑狼疮凡有肾损害者，即为狼疮性肾炎。狼疮性肾炎的发病率各家报道结果不一，我们认为，在确诊的系统性红斑狼疮中，约70%有明显的肾损害。如果系统性红斑狼疮患者做肾活检，用光镜检查，其肾损害达90%，如果加上免疫荧光及电镜检查，差不多全部患者都有肾小球损害。

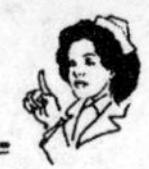

（一）病 因

系统性红斑狼疮的原因未明。大多数患者的发病基础可能是免疫调节方面的遗传缺陷。触发该病的环境因素主要有食物、药物（如肼屈嗪、普鲁卡因胺、α-甲基多巴、异烟肼、青霉素、D-青霉胺、氨基水杨酸等），性激素（主要为雌激素），紫外线和微生物（细菌、病毒、寄生虫）。补体和其他方面的遗传缺陷致使易于感染，诱发该病的活动，导致自身免疫耐受丧失。

（二）临床表现

1. 全身表现

（1）发热：系统性红斑狼疮患者常常出现发热，可能是系统性红斑狼疮的表现，也可能是感染所致，临床上必须注意鉴别。系统性红斑狼疮的发热往往提示疾病处于活动期，高热则常常是疾病急进期的表现。凡有发热的系统性红斑狼疮，必须做常规细菌学检查，尤其是在免疫抑制治疗中出现的发热，更应警惕感染。

（2）疲乏：狼疮疲乏现象很常见，但临床上常被忽视。实际上狼疮疲乏现象在系统性红斑狼疮的随访中很有意义。它往往早于其他症状，患者主诉疲乏时，常是狼疮活动的先兆。结合血清学等辅助检查，及时调整药物，可使随访中的缓解期系统性红斑狼疮患者继续维持在临床缓解状态。

（3）皮肤：可出现多种多样的皮肤损害。约50％患者可出现面部蝶形红斑，病变局限于面颊和鼻梁，呈轻度的水肿性红斑，可见毛细血管扩张和鳞屑，重度炎症性渗出时可有水疱和痂皮，红斑消退后一般不留瘢痕和色素沉着。系统性红斑狼疮皮疹多无明显瘙痒。明显瘙痒者提示过敏，免疫抑制治疗后的瘙痒性皮疹应注意真菌感染。网状青斑、荨麻疹、盘状红斑、紫癜等亦可见于系统性红斑狼疮患者。约50%患者发生脱发,头发硬而脆易于折断,常是狼疮活动的表现。另外,治疗中的系统性红斑狼疮患者,若不明原因出现局部皮肤疼痛(常是灼痛),应警惕是带状疱疹的前兆。

(4)黏膜:口腔溃疡或黏膜糜烂也是系统性红斑狼疮常见的表现,口腔和口唇黏膜糜烂伴有明显水肿者,往往是系统性红斑狼疮进行性加重的预兆。在免疫抑制和(或)抗生素治疗后的口腔糜烂,应注意口腔真菌感染。

(5)关节和肌肉表现:系统性红斑狼疮关节痛常见,可见于90%的患者,多呈对称性,可为游走性,也可有晨僵现象,但非侵蚀性,多不引起骨质破坏。治疗中的系统性红斑狼疮患者出现髋关节隐痛不适,需注意无菌性股骨头坏死,多与激素不良反应有关。肌痛和肌无力也较常见,少数合并肌炎者肌酸磷酸激酶可明显增高。

(6)血液系统表现:系统性红斑狼疮常出现贫血、白细胞减少或血小板减少。短期内出现的重度贫血常是自身免疫性溶血所致。系统性红斑狼疮本身可出现白细胞减少,治疗系统性红斑狼疮的免疫抑制药也常引起白细胞减少,两者需要认真鉴别。系统性红斑狼疮本身引起的白细胞减少,一般发生在治疗前或疾病复发时,多数对激素治疗敏感。血小板减少可能与血小板抗体、抗磷脂抗体,以及骨髓巨细胞成熟障碍有关。约50%患者起病初或活动期有淋巴结和(或)脾大。

(7)浆膜炎:系统性红斑狼疮常出现胸膜炎、心包炎和腹膜炎。系统性红斑狼疮的浆膜腔积液为渗出液,免疫学检查常发现抗核抗体阳性,若滴度高于血清更有特异性。临床上以浆膜炎为主要症状的系统性红斑狼疮被误诊误治者甚常见,值得注意。年轻人(尤其是年轻女性)的渗出性浆膜腔积液,除结核外则应注意系统性红斑狼疮的可能性。

(8)肺部表现:约10%患者发生狼疮性肺炎,系统性红斑狼疮肺部浸润常是临床上鉴别诊断的难题。系统性红斑狼疮肺间质

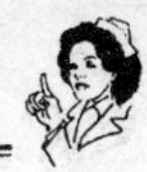

的浸润有时在胸片上酷似粟粒性肺结核，应仔细鉴别。系统性红斑狼疮肺实质浸润的放射学特征是阴影分布较广，易变，非阴影部位的肺纹理较粗。

(9)心脏表现：系统性红斑狼疮患者常出现心脏增大、心肌炎、心律失常，少数出现二尖瓣脱垂、心绞痛或心肌梗死。多数情况下，系统性红斑狼疮的心肌损害不太严重，但是在重症的系统性红斑狼疮，常常伴有心功能不全，而且心功能不全往往是预后不良的重要指征。

(10)消化系统表现：系统性红斑狼疮可出现恶心、呕吐、腹痛、腹泻或便秘，其中以腹泻较常见，可伴有蛋白丢失性肠炎，是继狼疮性肾炎之后导致系统性红斑狼疮低蛋白血症的另一个主要原因。活动期系统性红斑狼疮可出现严重腹痛、腹膜炎、肠系膜血管炎等类似急腹症表现，甚至被误诊为胃穿孔、肠梗阻而手术探查。系统性红斑狼疮以急腹症为主要表现者相对不常见，但以之为首发表现者往往被误诊误治。系统性红斑狼疮常见肝酶增高，仅少数出现严重肝损害和黄疸。

(11)神经系统损害：虽然系统性红斑狼疮神经系统损害多表现为癫痫和精神症状，但实际上可损害神经系统的任何部分，引起各种神经精神损害的表现。轻者仅有偏头痛、性格改变、记忆力减退或轻度认知障碍，重者可危及生命，成为狼疮危象的一部分。脑血管意外、昏迷、癫痫持续状态等是预后不良的指征，需要积极治疗。系统性红斑狼疮出现新的中枢神经系统损害时，往往提示病情正在加重，需要积极治疗。

(12)眼部病变：系统性红斑狼疮患者可发生结膜炎、葡萄膜炎、眼底改变、视神经病变等。眼底改变包括出血、视盘水肿、视网膜渗出等，视神经病变可以一夜间突然致盲。

(13)继发性干燥综合征：临床上表现为口干、眼干、阴道干。主要是由于外分泌腺受累所致，常伴有血清抗 SSB、抗 SSA 抗体阳性。

2. 肾脏病变表现 系统性红斑狼疮肾受累的表现几乎包括肾小球、肾小管间质和肾血管性病变等一系列症状，起病快慢不一，病程一般较长，有或无自觉症状，有时肾损害也可能是唯一的临床表现。根据其临床表现，可分为肾病综合征型、无症状蛋白尿和（或）血尿型、急进性肾炎综合征型、慢性肾小球肾炎综合征型、肾小管综合征型及抗磷脂抗体型。

（1）肾病综合征型：本型最为常见，40%～60%患者肾损害表现为此型。狼疮性肾炎的肾病综合征可分为单纯型、肾炎型。

①单纯型。大量蛋白尿（>3.5 克/24 小时）、低蛋白血症及水肿，但不一定有血胆固醇增高。此型病理多属膜型，少部分呈系膜增生型。

②肾炎型。除了肾病综合征表现外，还有血尿、高血压、肾功能损害，且常伴明显的狼疮全身性活动表现。弥漫增生型约 50% 呈此表现。如不治疗，多数于 2～3 年发展至尿毒症。

（2）无症状蛋白尿和（或）血尿型：亦称为轻型，较为常见，患者没有水肿、高血压等表现，主要表现为轻至中度蛋白尿（<1 克/24 小时）和（或）血尿，病理改变多属系膜增生型或局灶节段型。本型预后良好。

（3）急进性肾炎综合征型：少见，临床上酷似急进性肾小球肾炎，起病急，发展迅速，表现为少尿甚至无尿，可有血尿、蛋白尿、管型尿，有时出现水肿，高血压不明显，病理改变呈新月体性肾炎，严重弥漫性增生伴间质及血管病变。预后较差，在 3 个月内，血肌酐值上升超过 1 倍，常在几周至几个月内发展至尿毒症。

（4）慢性肾小球肾炎综合征型：表现为不同程度的高血压、蛋白尿、血尿、管型尿、贫血及肾功能不全。病理改变多为弥漫增生型。本型病程漫长，迁延不愈，预后差。

（5）肾小管综合征：临床表现为肾小管性酸中毒、水肿、高血

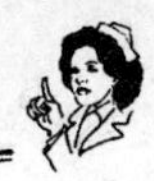

压及夜尿增多，约50%患者肾功能减退。

(6)抗磷脂抗体型：此型见于抗磷脂抗体阳性患者，主要表现为大、小动静脉血栓形成及栓塞和血小板减少。肾脏除了合并大血管栓塞外，也可出现肾小球毛细血管血栓性微血管病，常导致急剧的肾功能损害，特别是急性肾衰竭。产后患者尤易出现本型病变，病死率高。

(三)辅助检查

1. 贫血 约80%的患者有中等程度贫血(正常细胞形态，正色素性贫血)，血小板减少，约1/4患者全血细胞减少。

2. 尿液检查 对狼疮肾炎的诊断和治疗均有重要意义。这可以粗略估计肾脏病理类型和疾病活动情况。狼疮性肾炎患者尿液变化多样，包括由单纯蛋白尿至重度蛋白尿伴明显肾炎尿样改变，如血尿、白细胞尿、红细胞管型等。

3. 血沉增快 90%患者血沉增快。

4. 血浆蛋白改变 血浆白蛋白降低，可能在尿中蛋白丢失及肝脏合成能力下降有关。球蛋白显著增高。

5. 免疫检查 为狼疮和狼疮肾炎的重要诊断依据。血清中可出现多种自身抗体，在未经治疗的活动性狼疮性肾炎患者，可见以下特征。

(1)抗核抗体：抗核抗体≥1/10即为阳性；抗核抗体≥1/40对诊断狼疮性肾炎有一定的特异性，≥1/160则颇有特异性。当抗核抗体阳性时，其敏感性为>90%，特异性为70%，是良好的筛选试验。

(2)抗双链DNA抗体：原血清阳性即为阳性。特异性高达96%，但阳性率在未经治疗的活动性系统性红斑狼疮患者中只占70%，对狼疮活动性判断有较大价值。

(3)抗 Sm 抗体:敏感性仅为 25%,特异性高达 99%。

(4)其他抗体:抗 nRNP 抗体、抗 Ro/ssA、抗 La/ssB 抗体敏感性和特异性均较差。Coombs 试验(抗红细胞抗体)阳性。抗心脂抗体(抗磷脂抗体)阳性。

(5)补体:表现为低补体。

(6)其他:血狼疮细胞阳性。此外,血清 γ-球蛋白常升高,循环免疫复合物(CIC)阳性,IgG 升高,类风湿因子可为阳性。

(四)西医治疗

1. 糖皮质激素 糖皮质激素为治疗系统性红斑狼疮的一线药物。其标准疗程为:泼尼松首始大剂量治疗阶段,成年人为每日 1 毫克/千克体重,清晨顿服,共 8 周。此后进入减量治疗阶段,即每周减量 5 毫克,直至小剂量(每日晨服 0.5 毫克/千克体重)时,可视病情酌情用一段时间,待狼疮性肾炎的活动控制后,才继续缓慢减量,直至减少到维持量(每日晨服 0.2 毫克/千克体重),维持服用一段时间,然后继续缓慢减量,减至每日晨服最低量(5~10 毫克)。有学者认为,应终身服药,以防止复发。亦有学者认为,本型狼疮性肾炎如在首始时激素治疗剂量不足则常无效,肾小球病损会继续发展为纤维化,而导致肾衰竭。系统性红斑狼疮口服治疗无效者,可用甲泼尼龙 1 克,静脉冲击,连续 3 日或隔日 1 次,连续 3 次为 1 个疗程。

2. 免疫抑制药

(1)环磷酰胺:按 0.5~1.0 克/平方米体表面积,每月冲击 1 次,连续 3~6 个月,尿蛋白减少后改 2 个月或 3 个月冲击 1 次,疗程为 2 年。另一种方法为 8~12 毫克/千克体重,连用 2 日,以后每 2 周重复 1 次,有效后改 3 个月冲击 2 次,疗程 2 年。

(2)硫唑嘌呤:硫唑嘌呤为抗细胞代谢药。有人认为,环磷酰

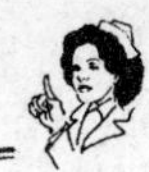

胺冲击治疗诱导缓解，继以硫唑嘌呤口服对弥漫增殖型狼疮性肾炎保护肾功能有较好作用。硫唑嘌呤每日 50～100 毫克。

(3)环孢素：环孢素是土壤中的一种真菌代谢产物，对系统性红斑狼疮主要用于对激素无效或依赖者，能降低活动性指标，但可加重其慢性指标，有肾毒性。环孢素每日 3～5 毫克/千克体重，分 2 次口服，3～6 个月为 1 个疗程。

(4)霉酚酸酯：霉酚酸酯是一种新型免疫抑制药，选择性抑制淋巴细胞与嘌呤经典合成途径，可减轻蛋白尿、血尿、降低血清抗体水平、减少补体沉积，延缓肾功能恶化。霉酚酸酯每日 1.0～2.0 克，分 2 次口服，连用 3 个月。症状缓解后可减量，6 个月后症状可消失。

3. 其他药物

(1)雷公藤每次 10～40 毫克，每日 3 次，口服。

(2)大剂量静脉注射免疫球蛋白，每日 400 毫克/千克体重，连用 3～5 日。对严重感染，不能使用免疫抑制药或妊娠时可使用。

4. 狼疮性肾炎治疗方案 取决于肾炎严重程度。

(1)局灶性肾炎：泼尼松每日 15 毫克。

(2)严重的局灶增殖型及膜型肾炎：环磷酰胺冲击，按 0.5～1 克/平方米体表面积，开始时每月冲击 1 次；蛋白转阴或明显减少，改为 2～3 个月冲击 1 次。

(3)快速进展性肾衰竭：用环磷酰胺和巯基嘌呤静脉冲击。

(4)狼疮性肾炎所致的不可逆性尿毒症(终末期肾脏病)：仅能依靠透析或肾移植治疗，移植后很少再发生狼疮性肾炎。

(五)中医治疗

1. 辨证论治

(1)热毒炽盛：多见于急性活动期。

主症：高热不退，出血倾向明显，如皮下瘀斑、衄血尿血，烦渴饮冷，甚则神昏，谵语，抽搐，或见关节红、肿、疼痛，舌质红绛，脉洪大或数。

治法：清热解毒凉血。

方药：犀角地黄汤合五味消毒饮加减。水牛角（挫粉）、金银花、野菊花、蒲公英、紫花地丁各 30 克、玄参、生地黄各 15 克，赤芍、牡丹皮各 12 克。

用法：每日 1 剂，水煎服。

加减：如抽搐，加羚羊角粉（代）、全蝎各 10 克，钩藤（后下）30 克等；夹瘀血明显者，加桃仁、红花、茜草、泽兰各 10 克，益母草 30 克等。可加用安宫牛黄丸、紫血丹等药物。

（2）肝肾阴虚：多见于亚急性期或慢性期。

主症：见两目干涩，手足心热，口干咽燥，发脱齿摇，腰膝酸软或疼痛，大便干结，或长期低热盗汗，舌红少苔，或阴虚火旺而见尿赤，尿热或血尿，或阴虚阳亢而见头晕耳鸣等。

治法：滋补肝肾，活血清利。

方药：归芍地黄汤加减。全当归 12 克，赤芍、白芍、生地黄、茯苓、山药各 15 克，牡丹皮、泽泻、山茱萸各 10 克，益母草、白茅根各 30 克。

用法：每日 1 剂，水煎服。

加减：兼有尿血者，加生侧柏、大蓟、小蓟各 30 克，马鞭草 15 克，生地榆 20 克；夹有水湿而见下肢水肿者，可加牛膝 15 克，车前子、汉防己各 10 克；夹有瘀血者，加丹参、泽兰各 30 克；阴虚阳亢而有头晕、耳鸣者，加僵蚕 10 克，菊花 15 克，灵磁石 30 克。

（3）脾肾阳虚

主症：症见全身乏力，四肢不温，腰膝酸软，足跟疼痛，纳少腹胀，大便溏稀，小便不黄，甚者有畏寒肢冷，水肿严重，舌润体大或淡胖而边有齿痕。

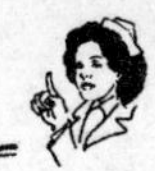

治法：健脾益肾。

方药：香砂六君子汤或补中益气汤加减。党参15克，黄芪20克，白术12克，炙甘草6克，当归15克，茯苓20克，陈皮12克，木香3克，砂仁（后下）6克，柴胡15克，升麻（后下）3克，制附子（先煎）10克，肉桂6克，仙茅15克，淫羊藿12克。

用法：每日1剂，水煎服。

加减：水肿明显，偏脾阳虚者，以实脾饮为主加减；偏肾阳虚者，以真武汤加牛膝、车前子等；阳虚不明显者，去附子、肉桂等大辛大热之品，而以补中益气汤为主，加金樱子、菟丝子、补骨脂等；水肿明显者，还可加防己、车前子、通草、大腹皮等。

(4)气阴两虚

主症：既有倦怠乏力、少气懒言、恶风易感冒等气虚见证，又有低热盗汗、五心烦热、口燥咽干等阴虚见证，或可见畏寒而手足心热、口干而饮水不多，大便先干后稀等气虚、阴虚交错的表现；若气阴两虚进一步发展则可出现阴阳两虚的表现。

治法：益气养阴。

方药：补中益气汤或大补元煎加减。党参15克，黄芪20克，炙甘草6克，熟地黄20克，当归15克，山茱萸9克，杜仲15克，枸杞子15克，陈皮12克，白术15克，升麻（后下）3克，柴胡15克。

用法：每日1剂，水煎服。

加减：阴阳两虚者，可用地黄饮子（生地黄、巴戟天、山茱萸、炮附子、石斛、肉苁蓉、五味子、肉桂、茯苓、麦冬、石菖蒲、远志、生姜、大枣、薄荷）；有瘀血、水湿、痰浊、气郁等兼夹则应予以兼治。瘀血者，可加丹参、泽兰、益母草、豨莶草、地龙、川芎、半枝莲、白花蛇舌草等或酌加虫类药；痰浊者，加法半夏、橘红、川贝母、瓜蒌、胆南星、鲜竹沥等；湿热者，可配合三妙丸或三仁汤、黄芩滑石汤之类；水湿停聚者，可加车前子、防己、牛膝等；或有气郁合并者，可用逍遥散加减。

2. 中成药

(1)肾宝每次15毫升,每日3次,口服。适用于阴阳两虚型狼疮性肾炎。

(2)肾炎四味片每次8片,每日3次,口服。

(3)六味地黄丸每次1丸,每日2次,口服。适用于肝肾阴虚型狼疮性肾炎。

(4)雷公藤多苷片每次20毫克,每日3次,口服。适用于热毒炽盛型狼疮性肾炎。

(5)昆明山海棠片每次100~200毫克,每日3次,口服。适用于热毒炽盛型狼疮性肾炎。

(6)火把花根片每次4~5片,每日3次,口服。适用于狼疮性肾炎消除蛋白尿。

3. 验方

(1)调肾方:炙黄芪15克,防风、炒白术、女贞子、枸杞子、当归、赤芍、白芍、白花蛇舌草、土茯苓各10克,淫羊藿、青蒿各6克。每日1剂,水煎服。适用于狼疮性肾炎。

(2)狼疮性肾炎方:丹参、益母草各30克,女贞子、青蒿、地骨皮各15克,全蝎3克。每日1剂,水煎服。适用于狼疮性肾炎急性发作期,热毒炽盛者。

(3)土苓三妙散:苍术、玄参、牛膝各15克,黄柏12克,虎杖、土茯苓、丹参、白花蛇舌草各30克,赤芍20克,蜂房10克,甘草6克。每日1剂,水煎服,连续2周。适用于狼疮性肾炎初始阶段。

(4)泽苓知柏地黄汤:熟地黄20克,山药、茯苓、泽兰各15克,山茱萸、泽泻、黄柏各12克,牡丹皮10克,土茯苓30克,甘草6克。每日1剂,水煎服。适用于肾虚型狼疮性肾炎。

(5)清热凉血化瘀汤:金银花、野菊花、紫花地丁、蒲公英、丹参、益母草、土茯苓各15克,小春花6克,白茅根、金荞麦各30克,赤芍、茜草各10克。每日1剂,水煎服。30日为1个疗程,至少服

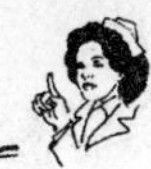

3个疗程。服药期间饮食宜清淡，忌食虾、蟹等海鲜及辛辣油腻食物。

(6)二参冬藤方：生地黄、玄参、忍冬藤、虎杖、土牛膝、接骨木、苦参、石龙芮各30克，麦冬、黄芩、知母、薏苡仁各15克。每日1剂，水煎服。

(7)狼疮方：乌梢蛇、紫草、半枝莲各15克，白花蛇舌草30克，蜈蚣2条，无花果10克，瞿麦12克。每日1剂，水煎服。

(8)二丹二至通络方：何首乌、女贞子、墨旱莲、秦艽各15克，生地黄、熟地黄各12克，玄参20克，牡丹皮、虎杖、赤芍各10克，川芎6克，红花3克，荠菜花30克。每日1剂，水煎服。

4. 灌肠疗法 以生大黄12克，熟附片10克，生牡蛎30克，加水适量，煎汁取200毫升，每日上、下午各1次保留灌肠。可降低血液中非蛋白氮。

5. 针灸疗法 取三焦俞、气海俞、气海、足三里、阴陵泉、肾俞、关元俞、天枢、关元、三阴交等穴，每日选5～6穴，轮流刺之，手法选用轻刺激，然后用艾条灸。

6. 食疗方

(1)炙羊肾：羊肾1对，藏红花3克，玫瑰花、食盐各适量。首先将羊肾去掉外膜，切成两半，水洗去其尿臊味。水煎玫瑰花取汁1勺，浸泡藏红花，并加食盐少许。然后，用铁叉子叉住羊肾，在火上不断翻烤，边烤边往羊肾上涂抹玫瑰花、藏红花、食盐的混合液，直至汁液用完，羊肾烤熟为度，然后食之。具有养肝补肾功效。

(2)双蛇酒：乌梢蛇20克，金钱蛇20克，枸杞子30克，藏红花5克，白酒500毫升。将乌梢蛇、金钱蛇、枸杞子、藏红花浸入白酒中，7日后每次口服25毫升。具有祛毒养血之功效。

(3)枸杞子菊花粥：枸杞子120克，菊花30克，粳米120克，食醋少许。将枸杞子、菊花、粳米分别洗净。先将菊花加入适量水，置大火上煎沸，以小火略熬，滤去渣，然后放入粳米、枸杞子共入菊花汤里熬制，待成软粥后略凉，加入食醋即可食用。具有滋肝补肾明目之功效。

(4)玄参炖猪肝：玄参 30 克，猪肝 250 克，香油、食盐各适量。先将玄参洗净，放入砂锅中煎煮，取药汁备用。再将新鲜猪肝放入盛有玄参药液的砂锅中，小火煨炖，加入食盐少许。炖好后，加入少许香油即可食用。每日 1 剂，分 3 次食完。具有补肝滋肾之功效。

(5)蜜饯双仁饮：杏仁 250 克，核桃仁 250 克，蜂蜜 500 克。将杏仁洗净，放入锅内，加水适量，先用大火烧沸，后用小火煎熬 1 小时。将核桃仁切碎，倒入盛白糖的锅中，待黏稠时，加入蜂蜜搅匀，再烧沸即可。最后将蜜饯双仁放入汤罐内备用。每次 3 克，每日 2 次。具有补肾益肺功效。

五、尿酸性肾病

尿酸是嘌呤代谢的终末产物，由于嘌呤代谢紊乱使尿酸生成过多或由于肾脏排泄尿酸减少，均可使血尿酸升高。尿酸盐在血中浓度呈过饱和状态时即可沉积于肾脏而引起肾病变，称之为尿酸性肾病，临床也称为痛风性肾病。尿酸性肾病在西方国家是一种常见病，多见于肥胖、喜食肉食及酗酒者。既往认为，尿酸性肾病在我国少见，近年由于经济情况好转、饮食结构的变化，蛋白质及富含嘌呤成分的食物摄入量增加，使尿酸性肾病的发病率增高。

(一)病　因

嘌呤代谢紊乱或肾脏排泄尿酸减少均可引起高尿酸血症，而高尿酸血症是尿酸性肾病的基础。人体内尿酸有两个来源，从富含核蛋白的食物中核苷酸分解而来的属外源性；从体内氨基酸、磷酸核糖及其他小分子化合物合成和核酸分解代谢而来的属内源性。对高尿酸血症的发生，内源性代谢紊乱较外源性因素更重

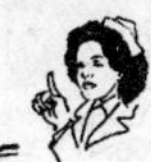

要。跟踪研究显示，正常人体内尿酸池平均为1 200毫克，每天产生约750毫克，排出500～1 000毫克，约2/3经肾排泄，1/3由肠道排出，或在肠道内被细菌分解。尿酸生成增多和(或)尿酸排出减少时，均可引起血中尿酸浓度增高。每日尿酸排出量＞600毫克时，称高尿酸尿症。血浆尿酸＞357微摩/升，称为高尿酸血症。

血尿酸增高有原发和继发两种。原发性高尿酸血症指尿酸生成过多，与体内嘌呤代谢过程中酶的缺乏或失去控制有关。大多原因未明，少数是先天酶的缺乏或失调，使尿酸合成加速所致，部分患者有遗传史，如Leseh-Nyhan综合征。此外，也有肾小管功能缺陷所致，95%见于男性。继发性患者嘌呤代谢正常，但核蛋白分解过盛，或其他原因影响肾脏排泄而造成血尿酸升高。

1. 常见的原因

(1)各种肾病晚期：慢性肾功能不全患者当肾小球过滤每分钟＜15毫升时产生显著的高尿酸血症。

(2)有机酸影响肾小管对尿酸的分泌：有机酸从体内排出和尿酸发生竞争。有机酸增多可见于酒精中毒、剧烈运动、糖尿病酮症酸中毒等代谢失调。

(3)影响肾脏对尿酸的排泄：噻嗪类利尿药(促进尿酸重吸收)、抗结核药(抑制尿酸分泌)、小剂量阿司匹林(抑制尿酸分泌)、儿茶酚胺(影响肾血流量及减少尿酸排出)等。

(4)铅可抑制肾小管对尿酸的分泌：慢性铅中毒时尿酸清除率减退较肌酐清除率明显。

(5)骨髓增生性疾病：真红细胞增多症、多发性骨髓瘤等。

2. 尿酸结晶沉积于肾脏的诱因

(1)在远端肾小管和集合管的酸性尿中，尿酸易形成结晶而沉积于肾小管内。

(2)血尿酸浓度过高，造成肾脏滤出增加。

(3)脱水或肾小管对水的重吸收加强，使尿酸在远端肾小管和集合管内的浓度增加。尿酸结晶的刺激可引起局部化学炎症及晚期的纤维变性和组织萎缩。尿酸结晶沉积于肾小管时可阻塞管腔，如形成较大结石时，常引起继发性肾盂肾炎；严重阻塞可使尿少，两侧阻塞可引起尿闭，导致肾衰竭。

（二）临床表现

1. 急性尿酸性肾病 起病急骤，少尿无尿，肾衰竭，尿毒症。常见于恶性肿瘤放、化疗后，或骨髓增生性疾患，由于大量细胞破坏，核蛋白、核酸分解增多而致血尿酸增高，尿尿酸排泄也增多，大量尿酸盐沉积于肾小管所致。此时尿尿酸/尿肌酐＞1.0。

2. 慢性尿酸性肾病(痛风肾) 早期可有轻度蛋白尿，轻度水肿，后期肾小管浓缩功能下降，肾小球滤过功能减退，导致尿毒症。按其主要临床表现可分为慢性肾小球肾炎、尿路感染、肾小管酸中毒、慢性肾衰竭和肾结石等。肾衰竭是各种痛风肾病的归宿。

3. 尿酸盐结石 尿酸盐结晶为朱砂色，砂石状。尿呈酸性，血尿酸升高，排出尿酸石者可肯定诊断，尿酸盐结石为黄豆大小，浅黄色，X 线检查不显影，B 超和 CT 检查有助于诊断。但若追问病史，其初期的误诊率几乎高达 100%，多误诊为慢性肾小球肾炎、肾结核、肾盂肾炎。

（三）辅助检查

1. 尿渗量测定 不能产生最大浓缩尿是尿酸性肾病的最早表现。肾小管浓缩功能减退，尿渗量一般＜800 毫渗量，为早期诊断本病提供佐证。

2. 尿常规 痛风患者约 30%可出现肾损害症状，主要是轻度间歇性肾小管性小分子蛋白尿，并可伴见红细胞，甚至肉眼血尿，白细胞增多，尿 pH 值＜6.0；尿酸测定异常升高，若每日尿酸

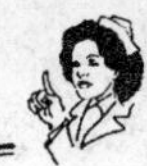

排出量超过700毫克，即可称为高尿酸尿症。

3. 血生化检查 血尿酸异常升高是诊断尿酸肾病的重要依据。若男性血尿酸>488毫摩/升，女性血尿酸>387毫摩/升，即可诊断为高尿酸血症，此时血pH值降低。尿酸性肾病出现慢性肾功能不全时，血尿素氮和肌酐进行性升高，二氧化碳结合力降低，甚至出现电解质紊乱。

4. B超 对肾脏进行形态学检查能及时发现肾结石，以及肾皮质、髓质、肾盂的形态改变，对诊断本病有一定帮助。

5. X线腹部平片检查 X线检查时尿酸结石虽不显影，但尿酸结石合并其他成分时则可能显影，对高度怀疑对象应进行静脉肾盂造影摄片，为尿酸结石肾病的诊断提供依据。

6. 尿尿酸和尿肌酐比值测定 急性尿酸性肾病时其比值一般为0.5，最高为0.9；而慢性尿酸肾病时比值为1。能为本病类型判断提供依据。

7. 其他 肾图、肾扫描、肾组织活检均可酌情选用。

（四）西医治疗

1. 排尿酸药

（1）羧苯磺胺开始剂量250毫克，口服，每日2次；2周后增至500毫克，口服，每日3次，每日最大剂量200毫克以下。

（2）磺吡酮开始每次50毫克，口服，每日2次；逐渐增至100毫克，口服，每日3次，每日最大剂量600毫克。

（3）苯溴马隆开始每次25毫克，口服，每日1次，逐渐每日可达100毫克。

此类药使用会引起肾脏损害及肾结石的不良反应，均应从最小剂量开始，并注意碱化尿液。肾功能不全者慎用或禁用，临床上常用苯溴马隆，毒性作用轻微且正作用更强。

2. 抑制尿酸生成药 别嘌醇每次100毫克，口服，每日2～3次，每日最大剂量<600毫克。

3. 急性高尿酸性肾病的防治

(1)每日尿酸排出量超过900毫克，应选用别嘌醇，剂量从每日8毫克/千克体重开始，连用3日后减至每日100～300毫克，同时予乙酰唑胺每日500毫克，继而250毫克，每日3次。

(2)静脉滴注5%碳酸氢钠碱化尿液，补充足够水分；同时静脉注射呋塞米40～100毫克，增加排尿量。

经上述处理，血尿素氮、肌酐增高显著，予以血液透析或腹膜透析。

(五)中医治疗

1. 辨证论治

(1)痰湿瘀热，痹阻关节

主症：关节疼痛，痛有定位，局部红肿；困倦乏力，或轻度水肿，舌暗红或有瘀点，苔薄黄，脉弦数。

治法：活血通络，清热利湿。

方药：桃红四物汤合宣痹汤加减。桃仁、红花、当归、川芎、杏仁、法半夏、炒栀子、防己、晚蚕沙、片姜黄、海桐皮各10克，生地黄、赤芍、白芍各12克，连翘15克，薏苡仁30克，滑石18克。

用法：每日1剂，水煎服。

(2)脾肾气虚，水湿停留

主症：疲乏无力，腰膝酸软，颜面、下肢水肿，小便清长，舌质淡舌体胖，苔白或白腻，脉沉缓。

治法：益气滋肾利湿。

方药：参芪地黄汤合五苓散。党参、熟地黄、山药各15克，生黄芪20克，山茱萸、牡丹皮、泽泻、桂枝、车前子(包煎)、猪苓各10

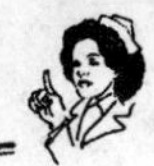

克，茯苓、白术各15克。

用法：每日1剂，水煎服。

(3)气阴两虚，肾络痹阻

主症：神疲乏力，腰酸腿软，气短懒言等气虚症状，可见五心烦热，口干或口干而饮水不多，或畏寒而手足心热，或大便先干后稀等阴虚症状并见的现象，同时腰痛固定或有刺痛，舌质暗红，脉象沉细。

治法：气阴双补，活血通络。

方药：参芪麦味地黄汤加味。太子参20克，麦冬、山茱萸、牡丹皮、泽泻、车前子(包煎)、泽兰各10克，五味子、生地黄、茯苓、淮牛膝各15克，生黄芪、山药、丹参各30克。

用法：每日1剂，水煎服。

加减：纳呆呕恶者，加黄连6克，竹茹、砂仁各10克。

2. 验方

(1)行气利水方：冬瓜皮、大腹皮、桑白皮、茯苓皮各30克，陈皮15克，木香12克。每日1剂，水煎早晚分服，连服2周。适用于水湿停留型尿酸性肾病。

(2)化瘀降浊汤：土茯苓、萆薢、薏苡仁、泽泻各30克，泽兰、桃仁、红花各12克，全当归9克。每日1剂，水煎早晚分服。适用于浊毒瘀痹型尿酸性肾病。

(3)归芍地黄汤：当归、山药、黄精、茯苓、泽泻各15克，白芍、生地黄、山茱萸各12克，蚕沙、桃仁、牡丹皮各10克。每日1剂，水煎服。

(4)保元汤：黄芪20克，人参10克，肉桂6克，甘草3克，茯苓15克，萆薢15克，桃仁10克。每日1剂，水煎服。适用于脾肾气虚型尿酸性肾病。

(5)活血清利方：太子参、女贞子、焦山楂各15克，生黄芪、土茯苓各30克，墨旱莲、苍术、黄柏、牛膝各10克，丹参20克，蚕沙

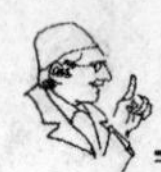

9克。每日1剂，水煎服。适用于气阴两虚型尿酸性肾病。

(6)四妙方加味：苍术、黄柏、怀牛膝各15克，薏苡仁30克。每日1剂，水煎服。适用于脾气虚弱、水湿停留型尿酸性肾病。

3. 其他措施

(1)灌肠疗法：熟附片15克，生大黄、蒲公英、生牡蛎各30克，六月雪60克。浓煎200毫升，保留灌肠，每日1次，10日为1个疗程。

(2)敷贴疗法

①金黄散加甘油调成糊状，外敷于诸关节红肿处，每日1次。

②麝香舒贴灵调糊，外敷患处，每日1次。

③芙蓉叶、生大黄、赤小豆各等份，共研极细末，按4∶6比例，加入凡士林调和为膏，外敷患处，每日1次。

④黄芩、黄柏、栀子、生大黄各等份，研末，野菊花露拌均匀，并加入适量蜂蜜，外用纱布敷贴患处。

(3)熏洗疗法：马钱子、生半夏各20克，红花15克，王不留行40克，大黄、海桐皮各30克，葱须3根，艾叶20克。煎汤熏洗患处，每日1剂，每日2次。

六、过敏性紫癜性肾炎

过敏性紫癜是一种以变态反应所致的广泛性毛细血管炎为主要病理基础的全身性疾病，肾脏损害的发生率一般在20%～60%，但也有报道高达90%以上。

(一)病　因

目前一般认为，过敏性紫癜为一过敏性血管炎，是由含IgA的免疫复合物引起的一种循环免疫复合物性损伤，血管壁免疫损

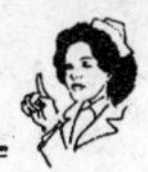

伤致通透性增高、血液及淋巴液渗出，引起皮肤、黏膜、内脏器官等多部位病变。引发此免疫复合物的抗原，迄今尚未阐明。虽发病前常有感染、食物、药物过敏史，但目前尚未明确引发本病的特异抗原。目前主要考虑与感染和变态反应有关。

1. 感染 大约有 1/3 的患者在发病前有感染发生，最常见的是上呼吸道感染，也有金黄色葡萄球菌、肺炎球菌、结核杆菌、水痘病毒、麻疹病毒、流感病毒、衣原体或寄生虫感染的报道。

2. 变态反应 约有 1/4 的患者发病前有药物（如抗生素类、磺胺类药及异烟肼、水杨酸、奎宁等）过敏。

3. 食物因素 系人体对外源性蛋白过敏所致，如鱼虾、蟹、蛋、鸡、牛奶及其他类食物。

4. 其他 有花粉吸入过敏、疫苗接种和昆虫叮咬的历史。

（二）临床表现

过敏性紫癜好发于 5～15 岁的儿童，约有 85％以上的患者在 20 岁以前发病（因此小儿科常见），但 2 岁以下的小儿及老年人少见，男女之间的发病率无明显差异。通常四季均有发病，但以冬、春季多发。起病前 30％～50％患儿有上呼吸道感染史。

1. 肾外主要症状

（1）皮肤：绝大多数患者以紫癜为首发症状，也是诊断的主要依据。典型表现为出血性斑点，稍突于皮表，多呈对称性分布，主要发生在下肢伸侧、踝关节处，并可累及臀部，偶及全身，常于 1～2 周后逐渐消退，但可分批出现。皮疹初起可为荨麻疹样或多形红斑样后转成紫癜。年幼儿还常见于手、足背、发周、阴囊、头皮血管神经性水肿。老年人可见皮损中心出血性坏死或溃疡性改变，少数患者多次发作。

（2）胃肠道：小儿患者中 2/3 有胃肠症状，以腹痛多见，常为

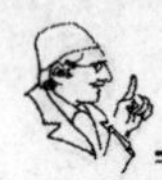

脐周或下腹疼痛，虽疼痛较剧，但阳性体征不多。其次为程度不等的胃肠出血，轻者仅大便隐血阳性，也可有黑粪或血便。偶有发生肠套叠、穿孔、肠坏死者，个别报道有蛋白丢失性胃肠病，并导致低蛋白血症。值得注意的是少数患儿胃肠症状发生于皮肤紫癜前，此时诊断困难，甚至误诊为外科急腹症而手术者。

(3)关节症状：1/2～2/3 小儿患者有关节痛，为非游走性、多发性关节肿痛，常累及膝、踝、腕、肘关节。多为一过性症状，消退后不留后遗症。若关节症状发生于皮肤损害前，易误诊为风湿性关节炎。

(4)其他组织器官受累：中枢神经可因血管炎或高血压脑病而有一时性偏瘫、抽搐，还有发生舞蹈病者；呼吸系可见肺出血、胸膜炎；心血管受累可有心律失常、心包炎；此外，还偶有累及腮腺、胰、胆囊、肾上腺、睾丸、骨骼肌和周围神经者。

2. 紫癜肾　过敏性紫癜时肾脏受累的发生率报道不一，国内报道为 25%～60% 小儿患者病程中有尿检异常；如以肾活检为准，则 90%以上有程度不等的肾脏受累，故将肾脏受累与皮肤、关节、胃肠并列为过敏性紫癜的四大表现(肾脏受累程度与皮肤、关节及胃肠道受累的程度无关)。此外，紫癜肾直接影响着预后，急性期可因急进性肾炎致死或转入慢性肾功能不全；或发病后缓慢进展至肾功能减退；在小儿终末期肾衰竭病因分析中 5%～28% 可能系本病所致。

肾脏受累多发生于过敏性紫癜起病后 1 个月内，尤其以 10～15 日时为发病高峰，少数病例发生在紫癜消退后数月内。偶见发生于皮肤紫癜前者。

紫癜肾炎表现为血尿，往往伴程度不等的蛋白尿，水肿一般不重，20%～40%起病时有高血压。临床上因肾脏受累程度不一而表现亦异。轻者仅镜下血尿，无水肿、高血压；部分患者呈急性肾炎样改变即血尿、水肿、高血压，其后水肿、高血压逐渐减退但

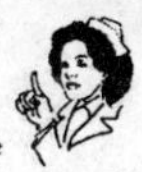

尿异常可持续较久;还有表现为肾病综合征者;极少数呈急进性肾炎样改变,度过急性期后部分患儿逐渐发展为慢性肾功能减退。

(三)辅助检查

(1)血常规可有中性粒细胞增加,血小板、凝血时间等检查均正常;约 50%患者在急性期有血清 IgA 升高;血冷球蛋白多为阳性;血沉轻度增快;活动期血中可检出免疫复合物。

(2)几乎所有患者都有血尿,可有蛋白尿。肾功能则视肾脏受累程度而异。

(3)急性期部分病例束臂试验阳性。

(四)西医治疗

1. 一般疗法

(1)抗组胺药物

①阿司咪唑每次 10 毫克,口服,每日 1 次。

②氯苯那敏每次 4 毫克,口服,每日 3 次。

③异丙嗪每次 12.5～25 毫克,口服,每日 3 次。

④氯雷他定每次 10 毫克,口服,每日 1 次。

⑤西替利嗪每次 10 毫克,口服,每日 1 次。

⑥阿伐斯汀每次 8 毫克,口服,每日 1 次。

(2)葡萄糖酸钙每次 0.5～2.0 克,口服,每日 3 次;葡萄糖酸钙 10 毫升,10%葡萄糖注射液 10 毫升,缓慢静脉注射,每日 1～2 次。

2. 止血药

(1)酚磺乙胺注射剂每次 0.25～0.5 克,每日 2～3 次,肌内注射;或酚磺乙胺 1～2 克,加入葡萄糖注射液中,静脉注射。

(2)卡巴克络每次 2.5～5 毫克,口服,每日 3 次。卡巴克络每次 5～10 毫克,肌内注射;或卡巴克络 40～60 毫克,加入葡萄

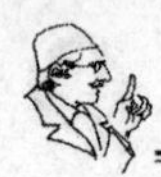

糖注射液中，静脉滴注。

3. 糖皮质激素 泼尼松每日30～40毫克，口服，每日3～4次；重症者可用氢化可的松每日100～200毫克或地塞米松每日10～20毫克，加入5%葡萄糖注射液中，静脉滴注，连用3～5日，病情稳定好转后改为口服激素。症状控制后，应递减至最小维持量。疗程视病情而定，一般3～4个月停药。

4. 免疫抑制药

(1)硫唑嘌呤每日100～200毫克，分次口服，3～6周1个疗程，随后以每日25～50毫克，维持8～12周；或每日1～2.5毫克/千克体重，奏效慢，需用药3～6个月。对糖皮质激素不能控制病情者，可以先用，但一般不能作为首选药。

(2)环磷酰胺每次口服50毫克，每日2次(一般每日2～3毫克/千克体重)，连用数周至数月，对肾病综合征疗效较好；或200～400毫克加入葡萄糖注射液，静脉注入，每周1～2次，有效后减量，常可与激素合用。

(3)联合用药：先用泼尼松每日1～2毫克/千克体重，治疗4～5周，有效后递减；无效者加用环磷酰胺每日2～3毫克/千克体重或硫唑嘌呤每日2～3毫克/千克体重，疗程2～3个月，必要时可延长至4～6个月。

5. 抗凝疗法

(1)双嘧达莫每次25毫克，口服，每日3次。

(2)低分子右旋糖酐250～500毫升，静脉滴注，每日1次(一般每日5～10毫升/千克体重)，10～15日为1个疗程。

(3)初以标准肝素钠每日10～200单位/千克体重，静脉滴注；4周后改用华法林每日4～15毫克，2周后改用维持量每日2～5毫克，2～3个月。

6. 血浆置换 对严重胃肠道受累者及暴发性紫癜者，应用此法可获得明显效果，可能与除去血中部分免疫复合物有关。

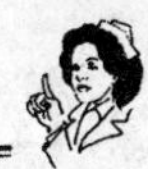

7. 肾透析、肾移植 终末期肾衰竭患者可做透析或肾移植治疗，为了预防移植肾后本病的复发，应在活动性病变静止一年后再做肾移植。

（五）中医治疗

1. 辨证论治

(1)风邪袭表，邪热内蕴型：多见于过敏性紫癜肾病初期。

主症：突然发病，两上下肢及则少腹、臀部出现红色斑点，自觉经常瘙痒，继之斑点转为紫色，兼有腹痛或关节疼痛，尿赤，舌质淡红或略红，苔白或薄黄，脉浮滑有力。

治法：散热祛邪，清营凉血。

方药：大连翘饮合清营汤加减。浮萍 10 克，柴胡 10 克，蝉蜕 10 克，水牛角（先煎）40 克，金银花 12 克，竹叶心 10 克，连翘 10 克，紫草 10 克，牡丹皮 10 克，生地黄 10 克，小蓟 12 克，鲜白茅根 20 克。

用法：每日 1 剂，水煎服。

加减：瘙痒重者，加防风 6 克，黄芩 10 克；腹痛者，加白芍 12 克，甘草 6 克；尿血重者，加地榆 12 克。

(2)里热炽甚、血热妄行：多为过敏性紫癜性肾病中期。里热燔炽，血热妄行是其主要病机。

主症：紫癜反复不愈，以下肢伸侧、少腹部及臀部为重，分布较稠密，此起彼伏，退后骤起，尿涩赤，尿色略深或暗红或血尿，舌红或略暗，脉滑数。

治法：清热解毒，凉血化斑，佐以利尿。

方药：清营汤合犀牛角地黄汤加减。水牛角 60 克，生地黄 15 克，牡丹皮 10 克，赤芍 10 克，连翘 10 克，丹参 12 克，鲜白茅根 30 克，败酱草 20 克，小蓟 10 克，车前子（包煎）12 克，地榆 12 克。

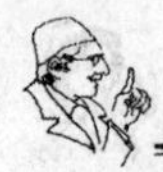

用法:每日1剂,水煎服。

加减:皮肤瘙痒者,加白鲜皮10克,黄芩10克,防风6克;血尿重者,加蒲黄炭10克,小蓟10克,参三七(冲服)1.5克,以凉血止血。

(3)热灼津液,瘀血内阻:多见于过敏性紫癜肾病的中期,瘀血现象严重。热灼津液、瘀血内阻是本型的病机特点。

主症:皮肤紫癜,成批出现,此起彼伏,色紫暗,以下肢伸侧、足背为稠密,白睛有紫红色血络,眼睑灰暗,腹痛夜甚,口干,口渴不欲饮,便血,尿赤,尿血,舌暗红,舌下青筋紫暗,舌苔薄黄,脉弦或弦数。

治法:滋阴凉血,活血化瘀,佐以解毒。

方药:犀角地黄汤合桃红四物汤加减。水牛角(先煎)60克,生地黄15克,牡丹皮10克,赤芍10克,桃仁12克,红花10克,阿胶(烊化)10克,玄参12克,当归15克,川芎10克,蒲公英15克,连翘10克,小蓟10克,白茅根50克。

用法:每日1剂,水煎服。

加减:热重者,加生石膏15克,知母10克;有荨麻疹者,加防风10克,黄芩10克;阴虚重者,加龟甲(先煎)30克,鳖甲(先煎)30克。

(4)肾阴亏损,阴虚火旺:多见于过敏性紫癜肾病中期,肾阴亏损,阴虚火旺,热灼血脉,血溢脉外为其主要病机。

主症:皮肤紫斑色或紫红,以下肢、少腹为主,纳谷不香,伴头昏,腰膝酸软,五心烦热或盗汗,潮热,舌红,少苔,脉细数。

治法:滋阴补肾,清热凉血。

方药:知柏地黄丸合茜根散加减。知母10克,黄柏10克,生地黄12克,阿胶(烊化)10克,山茱萸10克,牡丹皮10克,茜草根12克,侧柏叶12克,黄芩12克,甘草6克。

用法:每日1剂,水煎服。

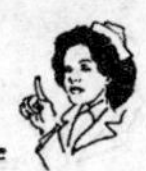

加减:阴虚甚者,加龟甲(先煎)20 克,鳖甲(先煎)20 克,墨旱莲 15 克,女贞子 12 克;血热偏甚者,加紫草 12 克,赤芍 10 克;尿血重者,加白茅根 30 克,地榆 12 克,仙鹤草 15 克。

(5)脾气亏虚,气不摄血:多见于过敏性紫癜肾病的中期,脾虚失统,气虚失摄,以致血溢脉外是其主要病机。

主症:少腹、上肢、下肢皮肤见散在紫斑,斑色暗淡,时起时伏,劳则加重,反复发作,尿赤尿血,心悸气短,乏力倦怠,头昏,纳差,面色为黄,舌质淡,苔白,脉弱。

治法:健脾养血,益气摄血。

方药:归脾汤合黄芪建中汤。人参 15 克,白术 10 克,黄芪 15 克,当归 10 克,酸枣仁 12 克,远志 9 克,炙甘草 6 克,桂枝 6 克,白芍 12 克,地榆 15 克,大枣 10 克。

用法:每日 1 剂,水煎服。

加减:尿血重者,加仙鹤草 15 克,槐花 12 克;气虚重者,加重人参、黄芪剂量。

(6)阳虚失运,水湿停滞:多见于过敏性紫癜肾炎后期。阳气亏虚,运化失常,水湿停滞,泛滥四肢是其主要病机。

主症:紫癜消退,面色㿠白,神倦无力,周身水肿,腰酸膝软,畏寒肢冷,纳呆,尿少便溏,舌质淡,苔薄白,脉沉缓无力。

治法:温阳健脾,化气利水。

方药:真弄汤合补中益气汤加减。制附子(先煎)9 克,党参 15 克,黄芪 20 克,白术 10 克,茯苓 10 克,山药 15 克,大腹皮 15 克,陈皮 10 克,当归 10 克,干姜 6 克。

用法:每日 1 剂,水煎服。

加减:尿蛋白过多者,加菟丝子 10 克,山茱萸 10 克,桑螵蛸 10 克,金樱子 10 克;血白蛋白低者,加紫河车(冲服)12 克,鹿角胶(烊化)12 克。

(7)脾肾阳衰,浊邪上逆:多见于过敏性紫癜肾炎的后期,病

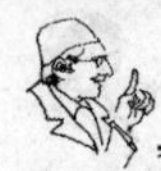

情危笃。脾肾阳虚，三焦气机壅滞，湿浊内闭是其主要病机。

主症：紫癜已退，但面色晦滞，精神萎靡，嗜睡气短懒言，脘腹胀闷，纳呆食少，畏寒肢冷，腰脊酸痛，恶心呕吐，皮肤干燥瘙痒，水肿，泄泻或大便不爽，尿少或尿闭，舌质淡胖，苔白，脉沉细。

治法：温阳散寒，通腑泻浊。

主药：真武汤合大黄附子细辛汤加减。制附子(先煎)15 克，干姜 10 克，白芍 15 克，白术 10 克，黄芪 15 克，大黄 9 克，茯苓 12 克，杜仲 12 克，牛膝 12 克，半夏 10 克。

用法：每日 1 剂，水煎服。

加减：水肿甚者，加桂枝 10 克，猪苓 15 克；纳呆者，加鸡内金 10 克，砂仁(后下)6 克；排便次数多者，大黄改为制大黄。

2. 验方

(1)鲜地龙汤：活地龙 50 条，阿胶 15 克，海螵蛸粉 10 克，白糖 100 克，植物油适量。将活地龙洗去泥土，置清水内，加入 3～5 滴植物油，以蚯蚓吐出腹中泥土至透明状为止，然后将其置干净钵内，撒上白糖，不久化为糖浆；另取阿胶烊化后与地龙糖浆混合，冲服海螵蛸粉。以上为成人一日量，小儿酌减，分 3 次温服。

(2)地骨长卿汤：地骨皮 50 克，徐长卿 25 克。水煎服，每日 2 次。适用于过敏性紫癜肾病早中期。

(3)赤小豆牡蛎汤：赤小豆、薏苡仁、牡蛎各 30 克，甘草 9 克，玄参 12 克，大枣 1 枚。每日 1 剂，水煎服。适用于各种原因尿血及紫癜。

(4)茜草消风汤：茜草 30 克，紫草、阿胶(烊化)、柏叶、生地黄、牡丹皮、赤芍、防风、地肤子、益母草、苦参各 10 克，大枣 12 克，蝉蜕、甘草各 3 克。每日 1 剂，水煎服。适用于紫癜性肾炎热盛血瘀者。

(5)丹芎黄龙汤：丹参 20 克，益母草 30 克，桃仁、红花、川芎、赤芍、牡丹皮、炒大黄、地龙、川牛膝各 10 克。每日 1 剂，水煎服。

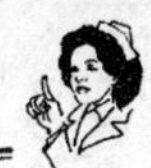

适用于紫癜性肾炎瘀血内阻者。

3. 食疗方

(1)枸参枣蛋汤:枸杞子10～15克,大枣10枚,党参15克,鸡蛋2个。将枸杞子、大枣、党参和鸡蛋洗净,放砂锅内同煮成汤,鸡蛋熟后去壳取蛋,再煮片刻即成,吃蛋,喝汤。益气养阴,补虚养血。

(2)花生衣大枣汁:花生仁60克,大枣30克,红糖适量。将花生仁在温水中浸泡半小时,取皮;大枣洗净,温水泡涨。以浸泡之水煎煮花生衣及大枣30分钟,去花生衣,加红糖即成,饮汁,吃枣花生仁。补血止血。

(3)麦枣粥:大枣15枚,淮小麦50克,炙甘草15克,粳米50克。将大枣、淮小麦、炙甘草洗净,加水300毫升,煎取浓汁150毫升,去渣,加入粳米、水800毫升,煮至米开汤稠粥熟,早晚温食。益气养血止血。

(4)大枣羊骨粥:羊胫骨1～2根,大枣30枚,糯米100克。将羊胫骨敲开,糯米、大枣洗净,共加水煮粥,调味食用。补肾益髓,健脾养血。

(5)枣香肉皮冻:大枣150克,猪肉皮500克,黄酒、姜、酱油、白糖、味精各适量。将大枣洗净,煮5～10分钟,去皮、核,成枣泥;猪皮刮洗净,水焯5分钟,捞出,切成小块。将猪皮另放在新水中,加姜、黄酒,用小火煨至不成块形,调入枣泥、葱、酱油、白糖、味精等,再煮10分钟,冷后冻结切片。佐餐食用。养阴补血,止血。

(6)大枣龟胶膏:生地黄、麦冬、阿胶、龟甲胶、冰糖各50克,黄酒20克,大枣100克。将生地黄、麦冬、大枣水煎取浓汁500毫升,阿胶、龟甲胶加水1 000毫升,隔水蒸化,倾入药汁中,加入冰糖、黄酒,慢火收膏。每次20毫升,每日3次。滋阴潜阳,养血止血。

(7)猪尾煲:猪尾3根,带衣花生100克,黄酒、酱油、白糖、味精、植物油各适量。将猪尾洗净，顺关节斩段，入沸水中煮3分钟捞起。锅置火上，加油烧热爆香葱、姜，投入猪尾翻炒，加水烧沸，撇去浮沫，加入黄酒、花生，用小火煨烂，调入酱油、白糖、味精，再煮10分钟即可。早晚食用。养血补脾。

(8)山药鳝糊：鳝鱼丝250克，怀山药粉15克，植物油、黄酒、酱油、白糖、味精、胡椒粉、香油、水淀粉、葱花、姜末各适量。将鳝鱼丝洗净，沥干，切成一寸半长的段待用。油锅烧热后推入鳝鱼丝煸透，加姜末、黄酒、白糖、味精。烧约10分钟后加白汤150毫升，烧开，用已溶解于水淀粉中淮山药粉勾芡，翻身搅拌。用铁勺在盆中挖一个窝，放入葱花和香油，另用烧沸的油浇在窝中即成。吃时胡椒粉及香油淋上。补气养血，健脾补气。

七、乙型肝炎相关性肾炎

乙型肝炎病毒感染可直接或间接引发肾小球肾炎，于1989年10月将其命名为乙型肝炎病毒相关性肾小球肾炎，简称乙肝肾。1971年，Combes首次报道并论证了乙型肝炎病毒抗原对某些肾炎的致病作用，国内1979年以后也关注到乙型肝炎病毒感染与肾小球肾炎的联系。经肾活检病理杂交或免疫组化证实肾小球有乙型肝炎病毒颗粒沉积的一种肾炎综合征。乙型肝炎可导致血清病样综合征、膜性肾病、膜性增生性肾炎、新月体肾炎和系统性坏死性血管炎。乙型肝炎病毒感染的流行率在世界各地分布不一，乙型肝炎病毒的流行率越高，肾小球肾炎的发病率亦越高。乙型肝炎病毒感染伴肾小球肾炎的发病率为6.8%～20%，可出现于各种年龄，以儿童和青壮年为多见，尤其以男性多见。

（一）病　因

本病的病因未完全明了。经免疫病理证实，与沉积于肾小球

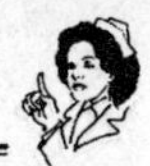

的乙型肝炎病毒免疫复合物造成的免疫损伤有关。由于乙型肝炎病毒可较长时间在患者体内处于游离状态，易裂解。裂解产物中一部分多肽已证实有乙型肝炎表面抗原决定簇，所以这些小分子裂解成分与相应抗体形成分子量相对较小的免疫复合物，就有可能逃脱巨噬细胞的清除，而反复沉积在肾小球毛细血管襻，进而激活补体，造成免疫损伤。目前多数学者，认为肾小球局部的免疫损伤与乙型肝炎病毒表面抗原关系密切。

（二）临床表现

起病缓慢或隐匿，多数无明显急性肝炎史，常在婴幼儿时期感染引起。少数急性起病而持久不愈。本病儿童多见。

临床可表现为无症状蛋白尿和（或）血尿、急性肾炎综合征、肾病综合征或肾衰竭。有些患者可有血管炎综合征表现。患者可因并存肝炎而有其表现，如乏力、全身不适、食欲缺乏、肝区不适或疼痛、腹胀、失眠、低热、肝大，质地中等或充实感，有压痛及叩痛、巩膜黄染，可有蜘蛛痣及肝掌。

（三）辅助检查

1. 尿液常规 少量至中等程度的蛋白尿、血尿及管型尿（个别病例可出现胆汁管型）。

2. 血清学和其他检查 血清丙氨酸氨基转移酶增高，乙型肝炎病毒表面抗原阳性，γ-球蛋白增高，15%～64%的患者 C_3、C_{10} 和 C_4 水平下降，循环免疫复合物升高，且其中含乙型肝炎表面抗原或乙型肝炎 e 抗原阳性率约 90%。目前乙型肝炎 e 抗原、DNA-P、HBV-DNA 是诊断乙型肝炎病毒感染最敏感的指标。

3. 其他 少数病例可有内生肌酐清除率下降；肾切片可见乙型肝炎病毒抗原。

(四)西医治疗

1. 保肝降酶药

(1)肝得健每次3粒,每日2次,口服;静脉注射,轻症患者每日10毫升,重症患者每日10～20毫升。

(2)甘草酸二胺每次150毫克,以10%葡萄糖注射液250毫升稀释,缓慢滴注,每日1次。

(3)谷胱甘肽粉针剂每次50～100毫克,每日1～2次,肌内或静脉注射。

(4)硫普罗宁每次0.1～0.2克,口服,每日3次,疗程2～3个月。

(5)水飞蓟宾每次70～140毫克,口服,每日2～3次。

(6)肌酐每次200毫克,口服,每日3次。

(7)门冬酸钾镁每次10～20毫升,加入葡萄糖注射液中,静脉滴注,每日1次。

2. 抗病毒制剂

(1)拉米夫定每次0.1克,口服,每日1次,疗程至少1年。

(2)阿地福韦每次30毫克,口服,每日1次。阿地福韦的不良反应轻,但剂量超过每日30毫克时,可引起肾毒性,值得引起注意。

(3)泛昔洛韦每次250毫克,口服,每日3次。

(4)阿糖腺苷每日10～15毫克/千克体重,5%～10%葡萄糖注射液100～200毫升,静脉滴注,每日1次,3周为1个疗程。不良反应有消化道症状、粒细胞减少。

(5)单磷酸阿糖腺苷每日5毫克/千克体重,10%葡萄糖注射液100毫升,静脉滴注,每日2次;6～28日后以同量肌内注射,每日1次。

(6)干扰素每日300万～600万单位,皮下注射或肌内注射,

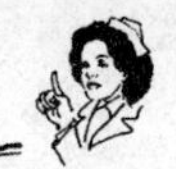

连用4周后改为每周3次，连用16周以上。

3. 免疫治疗

(1)胸腺素每次10～20毫克，每日1次，皮下注射或肌内注射；每次20～80毫克，溶于生理盐水500毫升或5%葡萄糖注射液500毫升中，静脉滴注，每日1次或遵医嘱。

(2)白细胞介素2 2.5万～5万单位，溶解于生理盐水100～250毫升中，静脉滴注，每日1次，每周5日，3周为1个疗程。

4. 肾透析或肾移植 终末期肾衰竭者可做肾透析或肾移植治疗。

(五)中医治疗

1. 辨证施治

(1)肝郁脾虚，湿热内蕴：多见于乙型肝炎病毒肾炎早期。

主症：症见胸胁胀痛不适，脘闷纳呆，腹胀乏力，口苦口黏，烦渴呕恶，或见黄疸，小便黄赤，大便溏泄不爽，舌质偏红，苔黄腻，脉弦数。

治法：疏肝健脾，清利湿热解毒。

方药：柴胡疏肝散合黄连解毒汤加减。醋柴胡12克，赤芍、白芍、当归、栀子、法半夏、车前子、虎杖各10克，枳壳、黄连、砂仁、白豆蔻仁各6克，滑石18克，茵陈、半枝莲、白花蛇舌草各30克。

用法：每日1剂，水煎服。

(2)肝肾阴虚，湿热留恋

主症：头晕耳鸣，两目干涩，两胁隐痛，腰膝酸软，口燥咽干，心烦失眠，低热盗汗，或见颜面及下肢轻度水肿，小便短赤，大便偏干，舌质暗红，苔薄黄或腻，脉弦细略数。

治法：滋补肝肾，清利湿热。

方药：知柏地黄汤加减。知母、黄柏、生地黄、山茱萸、山药、泽泻、牡丹皮、萆薢各10克，茯苓、女贞子、墨旱莲、石韦各15克，滑石18克，白花蛇舌草、益母草、白茅根各30克。

用法：每日1剂，水煎服。

(3)气阴两虚，湿瘀阻络

主症：胁痛隐隐，病程绵长，腰膝酸软，倦怠乏力，畏寒或肢冷而手足心热，口干而不欲饮水，尿少色黄，大便先干后稀，或有颜面及肢体水肿，舌质暗红，舌体胖大，有齿痕，苔白或黄或腻，脉弦细或沉细而数。

治法：益气养阴，活血清利。

方药：参芪地黄汤或大补元煎加减。太子参、生黄芪、茯苓、石韦、车前子各15克，生地黄、牡丹皮、赤芍、泽泻、益母草、虎杖、桃仁、红花各10克，白茅根、白花蛇舌草、丹参各30克，滑石18克。

用法：每日1剂，水煎服。

(4)脾肾阳虚，水湿泛滥

主症：肢体水肿，按之凹陷，甚者伴有胸腔积液，腹腔积液，面色虚光，神疲乏力，畏寒肢冷，腰膝酸软，小便不利夹有泡沫，大便溏稀，舌体淡胖，苔白腻或厚腻，脉沉细或沉滑。

治法：温补脾肾，利水消肿。

方药：实脾饮、真武汤或济生肾气汤加减。制附片(先煎)15克，茯苓30克，白术、泽泻、杭白芍、汉防己、大腹皮、车前子各10克，川牛膝、炒杜仲各15克。

用法：每日1剂，水煎服。

2. 中成药

(1)六味地黄丸每次9克，每日2次，口服。适用于肝肾阴虚型乙型肝炎相关性肾炎。

(2)济生肾气丸每次9克，每日2次，口服。适用于脾肾阳虚型乙型肝炎相关性肾炎。

(3)附子理中丸，每次9克，每日2次，口服。适用于脾肾阳

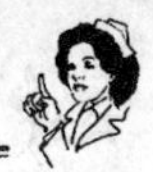

虚型乙型肝炎相关性肾炎。

3. 验方

(1)疏肝方:醋柴胡、杭白芍、当归、枳壳、黄连、栀子、法半夏、滑石、茵陈、车前子、半枝莲、虎杖、白花蛇舌草、砂仁、白豆蔻仁。每日1剂,水煎服。适用于肝郁脾虚型乙型肝炎相关性肾炎。

(2)滋补肝肾方:黄柏、知母、生地黄、山茱萸、山药、茯苓、泽泻、牡丹皮、女贞子、墨旱莲、石韦、滑石、萆薢、白花蛇舌草、益母草、白茅根。每日1剂,水煎服。适用于肝肾阴虚型乙型肝炎相关性肾炎。

(3)益气养阴方:太子参、生黄芪、生地黄、牡丹皮、赤芍、茯苓、泽泻、丹参、石韦、滑石、车前子(包煎)、益母草、白茅根、白花蛇舌草、虎杖、桃仁、红花。每日1剂,水煎服。适用于气阴两虚型乙型肝炎相关性肾炎。

(4)温阳方:制附片、白术、茯苓、泽泻、杭白芍、汉防己、大腹皮、车前子(包煎)、川牛膝、炒杜仲。每日1剂,水煎服。适用于脾肾阳虚型乙型肝炎相关性肾炎。

以上四方药物剂量随症加减。

(5)蚤蚕汤:七叶一枝花(蚤休)淫羊藿、蝉蜕各15克,僵蚕、生黄芪、赤芍、香附各10克,丹参20克,甘草5克。每日1剂,水煎服。适用于脾肾阳虚型乙型肝炎相关性肾炎。

(6)二仙连芪汤:黄芪30克,仙茅、淫羊藿(仙灵脾)各15克,紫草、甘草各10克,白花蛇舌草30克,连翘5克。每日1剂,水煎服。1个月为1个疗程,连续服2～3个疗程。适用于肝肾阴虚,湿热留恋型乙型肝炎相关性肾炎。

(7)肾炎Ⅰ号:龙葵、虎杖、墨旱莲、七叶一枝花、白花蛇舌草、黄柏、蒲公英、生地榆、郁金、半枝莲、焦三仙各10克,茵陈15克。每日1剂,水煎服。清热解毒祛湿。适于小儿乙型肝炎相关性肾炎。

(8)肾炎Ⅱ号:当归、丹参、郁金、枸杞子、女贞子、何首乌、五

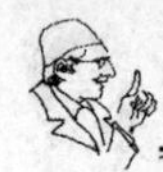

味子、黄芪、党参、山药各10克。每日1剂，水煎服。益气滋肾活血。适用于乙型肝炎相关性肾炎。

(9)乙肾汤：生黄芪、芡实、赤芍、大枣各30克，炒苍术、白术各10克，丹参、虎杖、白花蛇舌草、茵陈、贯众各15克，生甘草5克。每日1剂，水煎服。

4. 食疗方

(1)车前叶粥：新鲜车前叶30～60克，粳米100克，葱白1根。将车前叶洗净，切碎，与葱白一同入锅煎煮，去渣取汁，粳米淘洗干净，加入药汁煮熬成粥。早晚食用。清热利湿，健脾退黄。

(2)黑鱼粥：黑鱼肉150克，粳米100克，葱花、生姜末、蒜蓉、黄酒、食盐、味精、醋、香油、胡椒粉各适量。将粳米淘洗干净；黑鱼肉用水反复洗净，切成小丁。煮锅洗净，放入粳米、黑鱼肉丁，加水适量，用大火烧开，撇去浮沫，加入黄酒、食盐，待粥快煮好时，调入醋、味精、葱花、生姜末、蒜蓉、香油、胡椒粉，稍煮片刻，起锅即成。佐餐食用。益气健脾，利水消肿。

(3)鲫鱼赤小豆羹：鲫鱼1条，赤小豆60克，葱1根，黄酒、食盐、味精、酱油各适量。将赤小豆用水浸泡24小时，洗净，沥干水，捣烂成泥；葱去须及老黄叶，洗净，切成葱花；将鲫鱼宰杀，去鳞、鳃及内脏，洗净，放入盘内，用少许黄酒搽匀，上笼蒸熟，待冷后轻轻拆骨取肉。煮锅洗净，置于火上，加水适量，大火煮沸，加入鲫鱼肉，煮开后放入赤小豆泥，并不断地搅拌，再加入葱花，煮成稀糊状，加入食盐、酱油、味精调味即成。佐餐食用。健脾利水，除湿消肿。适用于慢性肝病脾虚湿盛、肢体水肿、尿少等。

(4)山药蛋黄粥：山药50克，蛋黄2个，粳米150克。将粳米淘洗干净，山药洗净，切片，一同下锅中，先用大火烧开，改用小火煮熬至熟，鸡蛋打破去白取黄，倒入粥中，搅拌均匀，煮沸。随时食用。健脾补虚。

(5)白茅根炖肉：鲜白茅根50克，猪精肉500克。将白茅根、

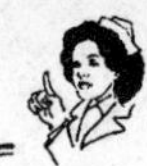

猪肉洗净，肉切片，白茅根切成小段，一同入砂锅中，加葱、姜、清水适量，先用大火烧沸，再用小火炖至肉熟烂，除去葱、姜、白茅根，加入食盐、味精即成。吃肉，喝汤。清热利湿。

(6)芪草炖乌鸡：雌乌鸡1只，黄芪30～60克、冬虫夏草20枚，食盐、味精、料酒各适量。乌鸡除去内脏、毛杂，洗净，放入黄芪、冬虫夏草，先用大火煮开，再用小火煨炖熟，然后放进食盐、味精、料酒等调料。佐餐食用。乌鸡补肾养肝，调补精血；冬虫夏草为滋补强壮药，含有蛋白、脂肪、虫草酸、维生素B_{12}等，与乌鸡合煮营养价值较高；黄芪为补气药物，诸物共奏益气补虚之功。适用于病久气血亏虚、肝肾不足的患者食用，可以提高机体免疫功能，提高抗病能力。

(7)薏苡仁粥：薏苡仁60克，山药60克，粳米200克。薏苡仁、山药、粳米洗净，加水适量，煮成粥。日常食用。健脾利湿和胃。

(8)鱼汤面：鲫鱼1条，面条500克，鳝鱼骨500克，虾子5克，酱油、蒜蓉、植物油各适量。将鲫鱼去鳞、鳃及内脏，洗净。油锅置火上，放油烧至八成熟，将鲫鱼下锅炸酥，捞出。汤锅上火，放水烧开，将鲫鱼骨放入锅内熬制20分钟，再将炸好的鲫鱼放入汤锅中继续熬，待汤烧透起油皮后用细汤罗过滤。将面条煮熟，分放在4个碗内，加上鱼汤、虾子、蒜蓉、白酱油即成。健脾养胃，利尿消肿，促进食欲。

(9)山药龙眼炖甲鱼：山药片30克，桂圆肉20克，甲鱼1只。先将甲鱼宰杀，洗净，去杂肠，连甲带肉加适量水，与山药、桂圆肉清炖至烂熟。吃肉，喝汤，每周1～2次。滋阴养血，清补肝肾。适于久病体弱、阴血不足者。

(10)鲤鱼冬瓜粥：鲤鱼1条，粳米100克，冬瓜150克，葱花、生姜末、胡椒粉、黄酒、香油、食盐、味精各适量。将鲤鱼去鳞、鳃及内脏，洗净；粳米淘洗干净；冬瓜去皮，洗净，切成小块。锅内加水适量，置于火上，用大火煮沸，加入鲤鱼、葱花、生姜末、黄油、香油、胡椒粉，煮至鲤鱼肉极烂后用汤筛过滤去刺，放入淘洗干净的粳米，用大火再煮，待煮后放入冬瓜块，转用小火继续煮至米烂粥熟，加入食盐、味精调味即成。益气和胃，除烦止渴，利水消肿。

八、肝肾综合征

肝肾综合征是指严重的肝病时，由于肾脏低灌注引起功能性肾前性急性肾衰竭，为我国较为常见的疑难危重病之一。本病可发生于任何年龄，以中老年为多，男女性别无明显差异。据 Baldus 等 1965 年综述资料，晚期肝硬化患者肝肾综合征的发生率为 44%～84%，多数死于肝衰竭、上消化道出血、严重感染，少数死于肾衰竭。

（一）病　因

肝肾综合征常有失代偿肝硬化或其他严重肝病，如急性重型肝炎、肝肿瘤等。多由利尿过度、大量放腹腔积液、外科手术后、消化道出血、感染、腹泻等诱因。部分患者无明显诱因。

（二）临床表现

患者临床上常有严重的症状和体征。即通常有不同程度的门静脉高压症、腹腔积液、黄疸和低蛋白血症。本病肾衰竭继发于严重肝病，肝功能不全进一步恶化，表现为食欲缺乏、恶心、呕吐、腹胀明显，出现黄疸及腹腔积液，最终出现尿毒症。

（三）辅助检查

1. 尿常规　无蛋白尿或有轻度蛋白尿，颗粒管型不多；尿液显著浓缩，尿渗透压/血渗透压＞1；尿比重＞1.020。

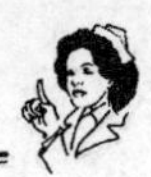

2. 血生化 可见低血钠、低血钾、亦可呈高血钾；尿素氮、肌酐浓度随着病情的发展升高；黄疸指数异常升高，丙氨酸氨基转移酶正常或异常升高，天门冬氨酸氨基转移酶和γ-转肽酶、碱性磷酸酶异常升高；白蛋白和球蛋白比值倒置。

3. B超检查 B超可获得肝、脾、肾等器官的切面声像图，能及早了解肝、脾、肾等脏器的病变进展情况，为诊断提供参考依据。

4. 其他检查 如放射性核素肾图、腹腔积液抽取检查、血常规、大便隐血试验等，也可酌情选用。

（四）西医治疗

1. 防治肾衰竭的诱因 避免过度利尿和大量放腹腔积液，避免使用或慎用肾毒性药物，如庆大霉素、新霉素及非甾体类消炎药，防治消化道出血、感染、低血压、低血容量及电解质紊乱。如能及时发现部分肾衰竭的诱因，并得到合理的治疗，常可改善预后。

2. 保肝治疗

（1）肌苷每次0.2～0.4克，每日3次，口服。

（2）多烯磷脂酰胆碱每次0.6克，每日3次，口服；一段时间后剂量可减至每次0.3克，每日3次。

（3）水飞蓟宾每次70毫克，每日3次，餐后用温水送服。严重者可增至每次140毫克；轻症患者可减至每次35毫克，每日3次，3个月为1个疗程。

（4）葡醛内酯每次0.1～0.2克，每日3次，口服。

（5）核糖核酸2～3毫克，隔日1次，肌内注射，3个月为1个疗程。

（6）虫草制剂（如百令胶囊、金水宝胶囊等）每次4粒，每日3次，口服。

3. 其他疗法

(1)扩容疗法:一般认为,血流动力学属低排高阻型,或者是大量放腹腔积液、过度利尿、出血、脱水引起的血容量减少可试用扩容治疗。扩容一般运用白蛋白、血浆、全血或腹腔积液过滤浓缩回输。

(2)适量放腹腔积液:肝硬化合并高度腹腔积液者,每次放500毫升液体,每日2~3次,但容易诱发和加重肾衰竭。近年来,通过超滤器将自身腹腔积液浓缩做静脉回输,对消除大量腹腔积液有效。

(3)血管活性药物:静脉滴注多巴胺、前列腺素 E_1、酚妥拉明、苯氧苄胺可暂时增加肾血流量,增加肾小球滤过率。但长期运用疗效不肯定。

(4)糖皮质激素:疗效不肯定,可在其他治疗无效时试验治疗。

(5)透析疗法:对于纠正氮质血症、酸中毒、高钾血症、体液过多时有一定的疗效。主要适用于肝功能有可能恢复的肝肾综合征患者。

(6)内毒素血症的治疗:可试用半乳糖-果糖、考来烯胺治疗,或口服新霉素、注射氨苄西林、甲硝唑抑制或杀灭肠道杆菌或厌氧菌。

(五)中医治疗

1. 辨证论治

(1)肝郁气滞,水湿内阻

主症:尿少尿闭、恶心呕吐、纳呆厌食、腹胀大且有振水音,下肢或周身水肿,头痛烦躁,甚则抽搐昏迷,舌苔腻,脉实有力。

治法:疏肝解郁,健脾利湿。

方药:柴胡疏肝散和胃苓汤加减。柴胡、白芍、茯苓各15克,

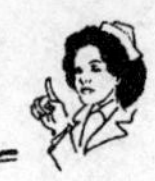

川芎、制香附、苍白术、厚朴、泽泻、车前子各10克，砂仁6克。

用法：每日1剂，水煎服。

加减：如体实而腹腔积液多者，可加黑丑10克，以增加利水之力。

(2)脾肾阳虚，水湿泛滥

主症：面色晦滞或㿠白，畏寒肢冷，神倦便溏，腹胀如鼓，或伴肢体水肿，脘闷纳呆，恶心呕吐，小便短少，舌苔白而润，脉沉细或濡细。

治法：健脾温肾，化气行水。

方药：附子理中汤合五苓散加减。制附子、茯苓各15克，党参、白术、泽泻、车前子、大腹皮各10克，干姜、肉桂各6克。

用法：每日1剂，水煎服。

加减：呕吐甚者，加法半夏10克，吴茱萸6克。

(3)肝肾阴虚，湿热互结

主症：腹大胀满，甚则青筋暴露，烦热口苦，渴而不欲饮，小便短少赤涩，大便稀薄而热臭，舌红，苔黄腻，脉弦数，或有面目发黄之证。

治法：滋补肝肾，清热祛湿。

方药：一贯煎合茵陈蒿汤加减。北沙参、枸杞子各15克，麦冬、生地黄、泽泻、猪苓、生大黄各10克，茯苓30克，茵陈60克，栀子6克，滑石18克。

用法：每日1剂，水煎服。

加减：舌绛少津者，加玄参、石斛各10克；衄血者，加仙鹤草、鲜白茅根各30克。

(4)浊毒壅滞，胃气上逆

主症：纳呆腹满，恶心呕吐，大便秘结或溏，小便短涩，苔黄腻而垢浊或白厚腻，脉虚数。

治法：扶正降浊，和胃止呕。

方药：黄连温胆汤合温脾汤加减。人参、附子（先煎）、生大黄、黄连、竹茹、姜半夏各 10 克，生姜 3 片，茯苓 15 克。

用法：每日 1 剂，水煎服。

加减：若浊毒壅盛，便溏，苔白厚腻，呕吐清水者，生大黄改用制大黄，去黄连，加肉桂、吴茱萸各 6 克。

(5)邪陷心肝，血热风动

主症：头痛目眩甚或神昏谵语，循衣摸床，唇、舌、手指震颤，甚则四肢抽搐痉挛，牙宣鼻衄，舌质红，苔薄，脉弦细而数。

治法：凉血清热息风。

方药：犀角地黄汤合羚羊钩藤汤加减。水牛角、钩藤（后下）各 30 克，鲜生地黄、牡丹皮、菊花、赤芍、白芍、茯神各 15 克，甘草 6 克，竹茹 10 克。

用法：每日 1 剂，水煎服。

加减：出现大量呕血便血等危急症状者，必须及时抢救，如输血，吞服三七粉，云南白药等，以止血；气随血脱、汗出肢冷者，急服独参汤；口臭、神昏、抽搐者，可用紫雪丹或安宫牛黄丸。

2. 验方

(1)乙肾汤：生黄芪、芡实、赤芍、大枣各 30 克，炒苍术、白术各 10 克，丹参、虎杖、白花蛇舌草、茵陈、贯众各 15 克，生甘草 5 克。每日 1 剂，水煎服。

(2)王氏方：熟附子（先煎）、党参、补骨脂、炒杜仲、猪苓、郁金、广木香、土鳖虫各 10 克，半枝莲 15 克，炒白术、茯苓、陈葫芦、车前子、泽泻各 30 克。每日 1 剂，水煎服。

(3)理气化湿散：柴胡、桂枝、陈皮、川芎、枳壳、香附、白术、泽泻各 10 克，云茯苓、猪苓、白芍各 15 克，甘草 3 克。每日 1 剂，水煎服。适用于气滞湿阻型肝肾综合征。

(4)化瘀汤：当归、牡蛎各 12 克，赤芍、丹参各 15 克，牡丹皮、桃仁、红花、穿山甲珠、白术、泽泻、青皮各 10 克。每日 1 剂，水煎

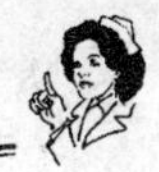

服。适用于瘀血阻络型肝肾综合征。

(5)参附五苓汤:附子(先煎)、干姜、白术、猪苓各9克,泽泻12克,甘草、人参、桂枝各6克,云茯苓10克。每日1剂,水煎服。适用于脾肾阳虚型肝肾综合征。

(6)麻黄连翘赤小豆汤:麻黄、大枣各9克,连翘15克,杏仁、桑白皮各12克,茯苓皮、赤小豆、茵陈各30克,生姜6克,甘草2克,葶苈子15克。每日1剂,水煎服。适用于寒邪外束,湿热蕴结在里的肝肾综合征。

(7)肝肾合剂1号:柴胡、白芍、制香附各10克,川芎、厚朴各6克,苍白术各9克,茯苓、泽泻各15克,砂仁(后下)3克,车前子(包煎)30克。每日1剂,水煎服。适用于肝郁气滞、水湿内阻型肝肾综合征。

(8)肝肾合剂2号:附子(先煎)、党参、白术各10克,干姜5克,肉桂3克,泽泻、茯苓、车前子(包煎)15克,大腹皮12克。每日1剂,水煎服。适用于脾肾阳虚、水湿泛滥型肝肾综合征。

(9)肝肾合剂3号:北沙参、麦冬、枸杞子、茵陈、生大黄、栀子、滑石各10克,生地黄、泽泻、猪苓、茯苓各15克。每日1剂,水煎服。适用于肝肾阳虚、湿热互结型肝肾综合征。

(10)肝肾合剂4号:人参、附子(先煎)、生大黄(后下)、姜半夏、茯苓各10克,黄连、生姜各3克,竹茹5克;每日1剂,水煎服。适用于邪陷心肝、血热风动型肝肾综合征。

(11)肝肾合剂5号:水牛角(磨冲)、牡丹皮、菊花、茯神、赤芍、白芍各10克,鲜生地黄15克,钩藤(后下)12克,甘草3克,竹茹5克。每日1剂,水煎服。适用于浊毒壅滞、胃气上逆型肝肾综合征。

(12)化症回生丹:蜜丸剂,每丸6克,每次1丸,每日2次,口服。适用于寒热错杂、正虚邪实、瘀血内结型肝肾综合征。

3. 其他措施

(1)针灸治疗:针灸对缓解患者痛苦,改善症状有一定效果。胁痛、实证者,取期门、支沟、阳陵泉、足三里、太冲、内关;虚证者,取肝俞、期门、肾俞、行间、足三里、三阴交、阳陵泉;呕吐者,取中脘、足三里、内关、公孙;热证者,加合谷;寒证者,加上脘、胃俞;尿少者,取中极、肾俞、关元、三阴交针刺或灸。

(2)外敷疗法:取神阙、关元穴,用葱白、生姜炒热,布包后于上穴局部外敷。

4. 食疗方

(1)赤小豆60~90克,冬瓜带皮250~500克。一并煮汤,每日1剂,分服。

(2)活鲤鱼1条,赤小豆150克。鲤鱼用水冲洗干净,加水2 000~3 000毫升,煮至烂熟,再除鱼头、鳞、骨和内脏,将鱼肉及汤分次食用,隔日1剂。

(3)玉米须30~60克,冬瓜子15克,赤小豆30克。水煎,食豆,喝汤,每日1剂,15剂为1个疗程。适用于肝硬化腹腔积液。

(4)鲜茅根200克(干品50克),大米150克。鲜茅根加适量水煎煮,水沸30分钟后捞去药渣,再加洗净的大米煮成粥。分2次食用。

(5)猪胆4个,绿豆面500克。猪胆烘干,研末,同绿豆面加水捏成豆丸。每次6~9克,每日3次,食完为止。

(6)大枣50克,花生50克,红糖50克。煎熟,喝汤,吃大枣、花生,每日1次,连用30日。

(7)猪腿肉250克,赤小豆120克。共煮成浓汁,饮用1碗,再将肉与豆吃完,每日1次,连用49日。

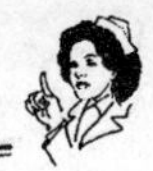

第三章 感染性肾脏病

一、尿路感染

尿路感染是指病原体在尿液及尿路中生长繁殖，侵犯尿路黏膜组织而引起的炎症，分为上尿路感染（主要是肾盂肾炎）和下尿路感染（主要是膀胱炎、尿道炎）。有些肾盂肾炎与急性膀胱炎临床表现极相似，鉴别不容易。其发病率在女性人群中约占2.05%。其发病特征为1岁以前男性多于女性，1岁以后女性多于男性。60岁以上女性尿路感染可高达10%～12%。

（一）病 因

引起尿路感染的细菌以革兰阴性杆菌为主，主要有大肠埃希菌，感染率占80%～90%，其次是副大肠埃希菌、变形杆菌、克雷白杆菌、产气杆菌、产碱杆菌和铜绿假单胞菌。部分尿路感染是由革兰阳性细菌，如粪链球菌和葡萄球菌所致。大肠埃希菌最常见于症状细菌尿、非复杂性尿路感染或首次发生的尿路感染，而变形杆菌、克雷白杆菌、产气杆菌、产碱杆菌和铜绿假单胞菌则常见于复杂性尿路感染、反复再发的尿路感染和医源性尿路感染（常见于尿路器械检查后发生）。金黄色葡萄球菌则常见于败血症等血源性尿路感染。厌氧菌感染罕见，多发生于复杂性尿路感染，留置导尿管、肾移植，以及自身抵抗力极差的患者，确诊有赖于膀胱穿刺做厌氧菌培养。真菌感染偶见于免疫力低下和糖尿病患者。在特殊情况下，某些病毒和衣原体也会引发尿路感染。

（二）临床表现

1. 膀胱炎 膀胱炎约占尿路感染中的60%。主要表现为尿频、尿急、尿痛、耻骨弓上不适等，但一般无明显的全身感染症状。常有白细胞尿，约30%有血尿，偶可有肉眼血尿。其致病菌多为大肠埃希菌，占75%以上；已婚妇女则可为凝固酶阴性葡萄球菌，约占15%。约30%以上的膀胱炎为自限性，可在7～10日不治而自愈。

2. 急性肾盂肾炎 本病常发生于育龄女性，典型的尿路感染临床表现为以下症状群。

（1）泌尿系症状：膀胱刺激征（尿频、尿急、尿痛），腰痛和（或）下腹部痛，肋脊角或输尿管点压痛，肾区压痛和（或）叩击痛。

（2）全身感染症状：寒战、高热、头痛、恶心、呕吐、食欲缺乏等，常伴有白细胞计数升高和血沉增快。一般无高血压和氮质血症。需要指出的是，有些肾盂肾炎的临床表现与膀胱炎十分相似，且多有重叠，仅凭临床表现很难鉴别，应做进一步的定位检查才能确诊。

（3）无症状性细菌尿：又称隐匿性细菌尿，为隐匿性尿路感染，即患者有真性细菌尿而无任何尿路感染的临床症状，常见于正常人体检时，或其他病做常规尿细菌学检查时才能发现。其发病率随年龄增长而增加，超过60岁的妇女，其发病率可达10%。有些学者认为，无症状细菌尿可能比有症状细菌尿还多。细菌尿可来自膀胱或肾脏，其致病菌可为大肠埃希菌，菌尿可为持续性，有时会自动消失，但常为消失与复现交替，患者可长期无症状，尿常规可无明显异常，亦可间歇出现尿路感染症状。

3. 不典型的尿路感染 临床表现多种多样，较常见的有以下

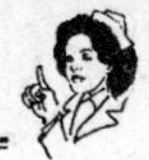

几种。

(1)以全身急性感染症状，如寒战、高热、头痛、恶心、呕吐为主要表现，而尿路局部症状，如尿频、尿急、排尿困难，腰痛等表现并不明显，易误诊为感冒、伤寒、败血症等。

(2)尿路症状不明显，而主要表现为急性腹痛和胃肠道功能紊乱的症状，易误诊为阑尾炎、胆囊炎、急性胃肠炎等。

(3)以血尿、轻度发热和腰痛为主要表现，易误诊为肾结核。

(4)无明显的尿路症状，仅表现为背痛或腰痛。

(5)少数人表现为肾绞痛、血尿，易误诊为肾结石。

(6)完全无临床症状，但尿细菌定量培养，菌落≥10^5/毫升，常见于女青年尿路器械检查后或原有慢性肾疾病而并发尿路感染者。

(三)辅助检查

1. 尿常规检查

(1)肉眼观察：尿路感染时尿色可清或混浊，可有腐败气味，急性膀胱炎时极少数患者可见肉眼血尿。

(2)蛋白尿：尿蛋白含量多为(±)～(+)。如尿蛋白>200毫克/24小时，则多不是尿路感染引起。

(3)血尿：40%～60%急性尿路感染患者可见镜下血尿，多数在2～10个/高倍视野，少数可见多量红细胞。

(4)白细胞尿：亦称脓尿。指离心后尿沉渣镜下白细胞数>5个/高倍视野，是尿路感染诊断的一个较为敏感的指标。

2. 尿细菌学检查 如发现真性细菌尿，即使无症状也可诊断为尿路感染。这里需明确两个概念：真性细菌尿是指中段尿定量培养细菌数≥10^5/毫升，要求切实排除假阳性的可能，而且要求临床上有尿路感染的症状，如无症状则要求连续培养2次，均为

≥10^5/毫升，且必须2次培养结果为同一种细菌。而有意义的细菌尿是指所有尿细菌培养数≥10^5/毫升者，但不必要求有尿路感染症状。

(1)尿细菌定性培养：尿标本可取自中段尿、导尿和膀胱穿刺尿。前两者标本容易被污染，膀胱穿刺尿不易被污染，其结果完全可靠。但由于其为损伤性检查，故应该有选择性应用。

①连续2次中段尿定性培养阳性，但无法判断感染还是污染。

②疑为厌氧菌尿路感染者。

③临床上高度怀疑尿路感染，但尿含量低者。

④中段尿结果是混合感染，但高度怀疑结果不可靠者。

⑤高度怀疑尿路感染，而无条件做细菌定量培养者，可用膀胱穿刺尿定性培养来诊断。

(2)尿细菌定量培养：目前，学者们普遍认为，尿路感染的确诊只能建立在尿细菌定量培养的基础上。因此，只要条件许可，均应采用清洁中段尿做细菌定量培养。在做中段尿细菌定量培养时须注意标本的收集问题，应操作规范，避免标本污染。常用的尿细菌定量培养方法有简易式稀释倾碟法、定量环划线法、玻片培养法等，可供选择使用。如清洁中段尿细菌定量培养菌落数≥10^5/毫升，则为有意义的细菌尿，可确诊为尿路感染。

(3)尿涂片镜检细菌：主要有不沉淀尿涂片镜检细菌法和尿沉渣涂片镜检细菌法，特点是简单方便，可供基层医疗单位应用。

对于尿细菌定量培养的结果判断，必须结合临床表现，有时需反复多次进行检查，尽量避免假阳性和假阴性的出现。假阳性的结果主要原因有：中段尿收集不合标准，尿液被污染；尿标本储存时间过长；接种或检验技术上的错误等。假阴性则主要与服用抗生素、饮水过多等有关。

3. 化学性检查 目前常用的是亚硝酸盐试验，原理是基于细菌消耗尿中的硝酸盐产生亚硝酸盐，诊断尿路感染的敏感性为

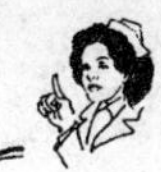

70.4％，特异性为99.5％。假阴性常是由于肠球菌感染。临床上较常采用浸试条法（亚硝酸盐试验加上白细胞酯酶测定），作为尿路感染的筛选试验。

4. 尿白细胞排泄率 准确收集患者2小时或3小时尿液，做白细胞计数，1小时尿白细胞排泄率，每小时＞30万为阳性。

5. 其他检查

（1）血常规：急性期白细胞可升高，重者中性粒细胞核左移，慢性期可出现贫血。

（2）肾功能检查：急性肾盂肾炎偶可发生肾浓缩功能障碍，治疗后多可恢复；慢性肾盂肾炎致肾衰竭，早期表现为夜尿多、尿比重低而固定，还可有肾性糖尿、失钾、失钠及高氯性酸中毒，晚期可出现慢性肾衰竭各期表现。

（3）X线和超声检查：X线检查，包括腹部平片、排泄性或逆行肾盂造影，以及排尿期末膀胱造影等，对于了解肾大小、形态，肾盂、肾盏变化，以及有无结石、梗阻和膀胱-输尿管反流，有重要意义。B型超声波检查，肾大小、形态，以及有无结石、囊肿、肾盂积水等更为方便准确。

（四）西医治疗

治疗原则为消灭病原体，控制临床症状，去除诱发因素，防止复发。

1. 急性膀胱炎 多为单一大肠埃希菌感染，部分有自限性。

（1）单剂量疗法：服一次较大剂量的抗菌药。可选复方磺胺甲噁唑5片，阿莫西林3克，头孢氨苄2克，顿服，于治疗后第四日及第二、六周复查。此阶段无复发为治愈，复发者提示复杂性尿路感染或肾盂肾炎，亦可选用阿莫西林、安美汀等疗效均良好。

（2）短程疗法：疗效优于单剂量疗法，对膀胱炎的治愈率与传

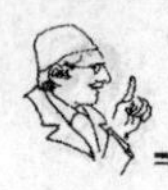

统的14日疗法相似，但不良反应和费用均较14日疗法明显减少。可供选择的治疗方案有：复方磺胺甲噁唑1.0克，碳酸氢钠1.0克，均每日2次，连用3日；氧氟沙星0.2克，碳酸氢钠1.0克，均每日2次，连用3日；阿莫西林0.5克，每日4次，连用3日；碳酸氢钠1.0克，每日2次，连用3日；头孢拉定0.25克，每日4次，连用3日；碳酸氢钠1.0克，每日2次，连用3日；甲氧苄啶0.1克，每日2次；或氧氟沙星0.2克，每日2次，可给予3～7日的短程治疗。

2. 急性肾盂肾炎

(1)一般治疗：如发热等中毒症状明显，或有较重的血尿、尿路刺激征者，应卧床休息；进食以富含热能和维生素，并容易消化的食品；高热脱水患者应给予静脉补液，多饮水，使每日尿量达3 000毫升以上，以保证尿路冲洗作用。

(2)抗生素的应用：原则上应根据致病菌和药敏试验结果选用抗生素，故在给药前宜先留取尿标本做细菌培养。由于大多数病例为革兰阴性杆菌感染，常可以不等尿培养结果，即首选对此类细菌有效的药物治疗。轻症患者尽可能单一用药，口服有效抗生素2周；较重患者宜采用肌内注射或静脉给予抗生素，一般采取联用两种抗生素。已有肾功能不全者，应避免使用肾毒性抗生素。抗生素使用至症状消失，尿常规阴转、尿培养连续3次阴性后3～5日为止。

①半合成广谱青霉素类。氨苄西林0.5～1克，每日3～4次，口服；哌拉西林3.375克，静脉滴注；氧哌嗪青霉素每日4～8克，分3～4次静脉滴注或静脉注射；苯咪唑青霉素每次2～5克，每日2～3次；安美汀1.2～2.4克，静脉滴注，每日2～3次，亦可选用复方替卡西林。上述药物与氨基糖苷类抗生素联合使用有抗耐药菌(包括铜绿假单胞菌)的特效作用。

②氨基糖苷类。庆大霉素每日16万～24万单位，静脉滴注；

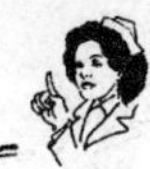

阿米卡星0.2克,静脉滴注,每日2次;如耐药则用奈替米星0.1克,静脉滴注,每日2～3次。注意以上药效从大到小依次为奈替米星、阿米卡星、庆大霉素。不良反应从大到小依次为庆大霉素、阿米卡星、奈替米星。

③头孢菌素类。为广谱高效抗生素,一般不作为首选药,细菌产生耐药性或严重感染时选用。头孢氨苄每日2克,分2次口服;头孢唑林每日4～6克,静脉滴注;头孢哌酮每日2克,肌内注射或静脉滴注;头孢曲松(菌必治)每日2克,肌内注射或静脉滴注;头孢他定(复达欣)每日1～2克,肌内注射或静脉滴注。

④单环型β-内酰胺类。氨曲南(菌克单)每次2克,静脉滴注,8～12小时1次。本药对革兰阴性杆菌和铜绿假单胞菌均有效,与第三代头孢类相似。

⑤喹诺酮类。环丙沙星,或氧氟沙星每次均0.2克,静脉滴注,每日2次;或左氧氟沙星等治疗。退热48小时后可改口服药,如泰利必妥、环丙沙星、左氧氟沙星等,以完成2周疗程。

⑥其他。甲硝唑、磺胺类药及呋喃类药物也可选用。

3. 妊娠期尿路感染 以氨苄西林、头孢类、大环内酯类抗生素较好。单纯性无症状性菌尿或急性膀胱炎,只需单一抗生素治疗3～7日即可;若为急性肾盂肾炎则需2种抗生素联合使用,疗程≥14日。

四环素对胎儿骨骼、牙齿发育有影响;磺胺类药物可引起核黄疸;氨基糖苷类药物能透过胎盘屏障,损伤胎儿脑神经;呋喃妥因可导致肺、肝、神经和血液方面的并发症;喹诺酮类药物可抑制胎儿软骨发育,故孕妇避免使用上述药物。

4. 复杂性尿路感染 复杂性尿路感染的治疗关键是去除复杂因素,积极治疗原发病,尽快解除尿路梗阻情况,另外,复杂尿路感染常由一些耐药的或不常见的病原菌引起,因此需做细菌培养,根据药敏结果选用敏感的抗菌药物。在药敏结果报告前,不宜将阿莫西林、氨苄西林、哌拉西林等青霉素类作为经验治疗用药。而环丙沙星等习惯于常作为尿感首选药物的第三代喹诺酮类药物因其高耐药率也不宜作为首选。

门诊治疗适用于没有恶心、呕吐的轻、中度感染，一般给予口服抗菌药物，疗程10～14日，可将呋喃妥因作为首选药物。

重度感染或菌血症者应住院治疗，疗程为14～21日，至少10～14日。经验疗法给予广谱抗菌药物，可选用头孢菌素类、氨曲南、亚胺培南/西司他丁或新一代喹诺酮类（如左氧氟沙星），必要时可联用氨基糖苷类（如阿米卡星）。

5. 反复发作性尿路感染　目前，将6个月内有3次以上尿路感染发作史的患者均视为反复发作性尿路感染，可分为复发和再感染两种，本病的抗感染治疗剂量和疗程均同复杂性尿路感染。

（1）复发（慢性或反复发作性肾盂肾炎）：复发时病原菌与治疗前相同，感染出现较早，一般在2周及数周之内，部位在肾脏，有肾损害可能。感染于停药后迅速再度出现时，应追问患者用药情况，并考虑初治时选药不当或产生细菌耐药性，再根据重复药敏结果而改换药物。有尿路畸形或功能异常可矫正者应予以外科处理；不能矫正或手术者，感染控制后应予以长期小剂量有效药物长期预防。每晚睡前口服复方磺胺甲噁唑1/2片或呋喃妥因50～100毫克。绝经期妇女可加用雌激素以减少复发。

（2）再感染（反复发作性膀胱感染）：再感染的病原菌与治疗前不同，一般发生于治疗后较长时期，其治疗措施与首次感染相同，抗菌药物的选择按新病原菌的药敏而定。如发作频繁，则按复发患者处理，并对尿路系统做进一步检查。

6. 无症状性细菌尿

（1）非妊娠妇女的无症状细菌尿一般不予治疗，因长期观察未见不良后果。对妊娠妇女的无症状细菌尿者必须治疗，因治疗对于保护母亲（后期会发生急性肾盂肾炎，且发生子痫的危险性

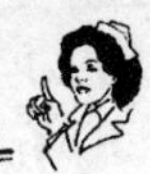

增加)和胎儿(出生后体重不足或早产)都有好处。其治疗与前文所述的妊娠期尿路感染相同,如经治疗后仍有细菌尿,则应进行长疗程低剂量抑菌疗法(如上述)。

(2)学龄前儿童的无症状细菌尿,要予以治疗。

(3)老年人无症状细菌尿不予治疗,因治疗与否与寿命无关。

(4)尿路有复杂情况的患者,不少伴有无症状细菌尿,因常不能根治,故一般不宜给予治疗。

7. 与性生活有关的尿路感染 发病与性生活关系密切者,采用事后排空尿液并即服用抗生素1次,对于反复发作性的尿路感染,则常选用长期低剂量抑菌疗法。

8. 尿路感染合并肾功能不全时的治疗 尿路感染是一个重要的慢性肾功能不全患者肾脏再损害的加重因素,抗感染治疗可减轻肾脏损伤,但氨基糖苷类、呋喃妥因、磺胺类等药物有直接损害肾脏的不良反应,一般禁用。β内酰胺类、青霉素和头孢类药物极少有剂量依赖性毒性,因此对肾功能受损的患者相对比较安全。当肾小球滤过率降至正常值的75%以下时,则应适当减少β内酰胺类药物的剂量。诺氟沙星、环丙沙星、氧氟沙星等喹诺酮药物可有效应用于肾功能受损患者的治疗。当内生肌酐清除率每分钟<30毫升时,需及时调整药物剂量。对于中、重度肾功能受损的患者,抗感染治疗可改善症状但较少能治愈感染。如果感染症状复发,需考虑长期应用口服抗生素。

(五)中医治疗

1. 辨证施治

(1)膀胱湿热

主症:尿频尿急,灼热涩痛,尿色黄赤,腰痛拒按,发热便秘,或胸闷脘痞,身重纳呆或恶风发热,头痛咽痛,舌苔黄腻,脉濡数。

治法：清热泻火，利湿通淋。

方药：八正散加减。通草 6 克，栀子 15 克，滑石（包煎）10 克，萹蓄 15 克，车前子（包煎）15 克，瞿麦 10 克，黄柏 10 克，熟大黄 10 克，甘草梢 6 克。

用法：每日 1 剂，水煎服。

加减：腹胀、大便秘结者，熟大黄改用生大黄，加大腹皮、枳实；胸闷脘痞、头身困重、苔黄腻者，加杏仁、白豆蔻、薏苡仁或藿香、佩兰；恶寒发热、头痛咽痛者，加金银花、连翘、菊花等。

（2）肝胆郁热

主症：尿频尿急，滞涩灼痛，尿色黄赤，烦躁易怒，口苦咽干，腰痛拒按，可见少腹胀，或胁肋疼痛，寒热往来，胸胁苦满，舌红苔黄或黄腻，脉弦数。

治法：清肝利胆，通调水道。

方药：龙胆泻肝汤加减。龙胆草 15 克，栀子 15 克，车前子（包煎）15 克，黄芩 12 克，生地黄 15 克，泽泻 10 克，川楝子 10 克，通草 6 克。

用法：每日 1 剂，水煎服。

加减：腹胀便秘者，加生大黄、枳实；纳呆、恶心、呕吐者，加竹茹、半夏；头痛咽干、恶寒发热者，加桑叶、薄荷等。

（3）热毒伤络

主症：尿血红赤，或夹有血块，尿频尿急，灼热刺痛，痛引腰腹，心烦失眠，口舌糜烂，舌尖红，苔薄黄，脉滑数。

治法：凉血止血，解毒通淋。

方法：小蓟饮子加减：小蓟 30 克，生地黄 15 克，生蒲黄（包煎）10 克，藕节 10 克，木通 6 克，竹叶 12 克，栀子 15 克，牡丹皮 10 克，滑石（包煎）10 克，赤芍 12 克，甘草梢 6 克。

用法：每日 1 剂，水煎服。

加减：大便秘结者，加生大黄；尿中有血块、刺痛较甚者，加琥

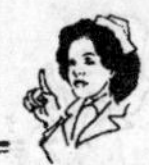

珀、三七、川牛膝；小便赤涩热痛者，加蒲公英、金银花、瞿麦；心烦失眠者，加黄连、酸枣仁。

(4)肺胃热炽

主症：高热不退，烦渴喜饮，尿频尿急，炽热涩痛，或咽喉红肿疼痛，或皮肤痈疖，舌质红，苔黄燥，脉细数。

治法：清热解毒，生津通淋。

方法：白虎汤合清肺饮加减。生石膏 15 克，知母 15 克，黄芩 10 克，栀子 15 克，麦冬 12 克，桑白皮 15 克，车前子(包煎)15 克，通草 6 克，沙参 15 克，甘草 6 克。

用法：每日 1 剂，水煎服。

加减：咽喉红肿疼痛者，加板蓝根、射干、山豆根；有皮肤痈疖者，加蒲公英、紫花地丁。

(5)正虚邪恋

主症：尿频、尿急、尿痛诸症不甚，身热已退或低热，神疲乏力，食欲缺乏，腰膝酸软，舌淡红，少苔，脉细数。

治法：益气养阴，解毒通淋。

方药：六味地黄汤加减。生地黄 15 克，山茱萸 15 克，怀山药 10 克，茯苓 15 克，泽泻 12 克，牡丹皮 10 克，党参 10 克，黄芪 15 克，蒲公英 15 克，车前子(包煎)10 克，甘草 6 克。

用法：每日 1 剂，水煎服。

加减：食欲缺乏、舌苔腻者，去生地黄，加薏苡仁、藿香、佩兰；低热不退者，加知母、地骨皮、青蒿；腰膝酸软者，加杜仲、桑寄生、继断、狗脊。

2. 验方

(1)车前草、鲜墨旱莲各 30 克。每日 4 次，水煎服。适用于小便涩痛伴有尿赤者。

(2)凤尾草 30～60 克，冰糖 16 克。水浓煎，每日 2 次，连服 3～5 日。适用于急性泌尿系感染。

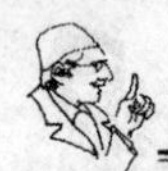

(3)鲜马齿苋300克，红糖90克。鲜马齿苋洗净，切碎，红糖水煎30分钟，取汁400毫升，趁热服下，盖被出汗；若属干品加水浸泡2小时后煎服。每日服3次，每次煎1剂。治疗急性泌尿系感染。

(4)五月艾(茎根)45克，凤尾草(全草)20克，白茅根15克，蜂蜜30克。五月艾、凤尾草、白茅根切碎，水煎2次，合并浓缩，加炼过的蜂蜜，搅匀稍加防腐剂后装入瓶中。每次30毫升，用温开水冲服，每日3次。适用于急性泌尿道感染。

(5)鲜蒲公英45克，鲜茅根30克，黄柏12克，知母9克。每日1剂，水煎服。适用于急性泌尿系感染症，见尿急、尿频、小便灼热、血尿者。

3. 单方

(1)车前草(鲜)30～60克，每日1剂，水煎服。

(2)鲜马齿苋1把，捣汁服，每日3次。

(3)白茅根30～60克，水煎服，每日1次。

(4)萹蓄30～60克，每日1剂，水煎服。

(5)葵花根15克，每日1剂，水煎分3次服。

(6)冬葵子研末，每次服5克，每日3次。

(7)金钱草30克，水煎服，每日1次。

(8)醋炙鳖甲研末，每次服3～5克，每日3次。

(9)菟丝子10克，水煎服，每日3次。

(10)槲叶研末，每次10克，葱白汤送下，每日3次。

(11)玉米须30～60克，水煎服，每日3次。

(12)荠菜花30～60克，水煎服，每日3次。

(13)糯稻根30～60克，水煎服，每日3次。

(14)芹菜根30～60克，水煎服，每日3次。

(15)羊骨烧灰，研成细末，每次服5克，每日3次。

(16)黑豆60克，每日1剂，水煎服。

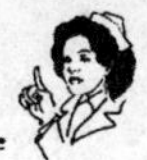

4. 食疗法

(1)通草9克,薏苡仁30克,冰糖适量。通草水煎取汁,加薏苡仁同煮粥,食前加冰糖。

(2)甘草梢9克,薏苡仁30克。甘草梢水煎取汁,加薏苡仁同煮成粥食用。

(3)灯心草6克,竹叶心10枚,粳米30克,冰糖适量。灯心草、竹叶心水煎取汁去渣,入粳米同煮成粥,加冰糖食用。

(4)蒲公英50克(鲜品100克),薏苡仁50克。蒲公英煎水取汁,入薏苡仁煮成稀粥,分2次食用。

(5)绿豆15克,赤小豆15克,黑大豆15克,甘草粉9克。加水煎煮,待豆熟烂后,吃豆,喝汤。

二、慢性肾盂肾炎

慢性肾盂肾炎(即上尿路感染)是由病原体直接引起肾盂、肾盏和肾实质的感染性炎症。一般多伴有下尿路感染,临床有急性和慢性之分。多见于女性,尤其好发于已婚育龄妇女、老年妇女和女婴。妊娠期患病率最高,女性与男性之比为10:1。

(一)病　因

在尿路不存在易感因素时,极少发生慢性肾盂肾炎,所以慢性肾盂肾炎多半是在尿路梗阻,膀胱、输尿管反流等的基础上受到感染而引起。少数特发性慢性肾盂肾炎的发病机制不明。

(二)临床表现

约50%患者以前可有类似急性肾盂肾炎样表现,起病时症状比较轻,不易被发现,多数患者有反复发作的尿频、尿急、尿痛症状；也有部分人既无全身症状，又无明显的尿路刺激症状，仅有面色萎黄，倦怠乏力，食欲缺乏，低热腰痛，体重减轻等。临床表现复杂多样，通常将慢性肾盂肾炎分为以下几种类型。

1. 复发型 患者有急性肾盂肾炎病史，以后反复发作，这是典型的慢性肾盂肾炎。主要表现为膀胱刺激征，可伴有低热或中等度发热，腰部酸痛。部分患者有轻度的面部或下肢水肿。

2. 血尿型 少数患者发作时除有轻度膀胱刺激症状之外，反复出现血尿，大多为镜下血尿，尿色暗红而混浊，多伴有腰酸或腰痛，易误诊为肾结核。

3. 低热型 无膀胱刺激症状，仅有低热，头晕，疲乏，食欲减退，体重减轻及面色萎黄等。

4. 高血压型 约有 1/2 患者在病程中出现高血压，并可发展成急进性高血压。常伴有贫血，但无明显的蛋白尿和水肿，易误诊为高血压病。

5. 隐匿型 患者既无全身症状，也无膀胱刺激症状，但尿中含有大量细菌。放射学检查可有慢性肾盂肾炎的表现，病变呈隐袭性发病。

6. 肾衰竭型 一开始即为慢性肾衰竭的表现，如恶心呕吐，头晕乏力等，并可有高血压和无症状性菌尿。在出现肾衰竭前可有夜尿多的表现。

（三）辅助检查

1. 尿与肾功能检查 结果与一般慢性间质性肾炎相同，但可间歇出现真性菌尿。当急性发作时，与急性肾盂肾炎的表现相同，尿培养多有真性细菌尿。蛋白量少，定性多在（+）左右，定量一般≤2.5 克/小时。镜检可无异常发现，有时可见少量白细胞、红细胞及管型。尿比重低，PSP 试验降低，稀释浓缩功能异常，尿

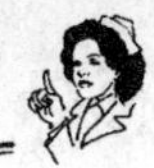

渗透压低，尿/血渗比＜2.04。

2. 影像学检查 有重要价值，如X线静脉肾盂造影、排尿期膀胱-输尿管反流造影、CT等。X线检查发现有慢性肾盂肾炎征象，即局灶的、粗糙的皮质瘢痕，伴有邻近的肾盏变钝或呈鼓槌状变形。肾盂有时候也可变形，有扩大、积水现象。

3. 核素肾图 可协助检查血流供应和肾脏泌尿功能状态。慢性肾盂肾炎分泌段斜率降低，峰顶变钝或增宽而后移，排泄段起始时间延迟，呈抛物线状。

4. 肾活检 对确诊意义不大。

（四）西医治疗

在未有药物敏感试验结果时，应选用对革兰阴性杆菌有效的抗菌药物，常用的是复方磺胺甲噁唑或喹诺酮类。肾盂肾炎是肾实质疾病，除尿外，血浓度亦需高；而且，最好能用杀菌药，用复方磺胺甲噁唑、喹诺酮类、氨基糖苷类抗生素、头孢菌素类、阿莫西林等药能达到上述目的。疗效的评定标准如下：见效，治疗后复查细菌尿阴转；治愈，完成抗菌药物疗程后，细菌尿阴转，在停止抗菌药物后1周和1个月再追踪复查1次，如没有细菌尿，或虽有细菌尿，但仅为重新感染，则可认为原先的感染已治愈；治疗失败，在治疗后仍持续有细菌尿或在追踪期间内复发。

1. 喹诺酮类 本类药物为合成的广谱抗生素，主要抑制细菌的DNA和RNA的合成，从而起到抗菌作用。本类药物可影响儿童及胎儿的软骨发育，儿童及孕妇慎用。肝、肾功能不全患者慎用，其他不良反应常见消化道的刺激、白细胞计数降低、肝损害等。

(1)诺氟沙星每次0.1～0.2克，每日3～4次，口服；或每次0.4克，每日2次，口服。一般每日0.4克，分2次缓慢静脉滴注。

(2)氧氟沙星每日0.2～0.6克，分2次口服。静脉滴注用量

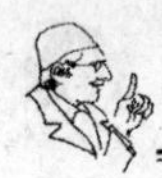

与口服相同,滴入时间控制在1小时左右。

(3)环丙沙星轻症每次0.25克,每12小时1次,口服;重症每次0.5克,每12小时1次,口服;或每次0.2克,每12小时1次,静脉滴注,时间在30分钟以上。

(4)左氧氟沙星每次0.1克,每日2次,口服。

2. 磺胺类 此类药物可阻止细胞核酸的合成,从而抑制细菌的生长,繁殖,达到抗菌的目的。该类药物抗菌谱较广。在使用时应与碳酸氢钠1克合用,以碱化尿液,减少结晶形成。

复方磺胺甲噁唑每片含磺胺甲噁唑0.4克,甲氧苄啶0.08克。成年人每次口服2片,每日2次,见效后可减量维持4～5日。对磺胺类药过敏者禁用;严重肝肾功能受损、叶酸代谢障碍及孕妇、早产儿、新生儿慎用。

3. 呋喃妥因 其作用机制是干扰细菌的代谢过程而达到抑菌、杀菌的目的,抗菌谱广。成年人每次0.1克,每日3～4次,口服;小儿每日5～10毫克/千克体重,分3～4次,口服。成年人每日0.2克,分2次肌内注射;小儿酌减。本品在使用时勿与碳酸氢钠合用,以免中和失效,1个疗程不超过14日。

4. 青霉素类 用于尿路感染的此类药物主要是广谱半合成青霉素。其作用机制是抑制细菌细胞壁的合成,达到杀菌的目的。对青霉素过敏者禁用。本类药物注射前要做皮试,阳性者禁用。青霉素类毒性较低,常见不良反应有皮疹、瘙痒、药物热等。

(1)阿莫西林胶囊成年人每日2～4克,分3～4次,口服;儿童每日40～80毫克/千克体重,分次服用。成年人每日1～4克,儿童每日50～100毫克/千克体重,分2～4次。

(2)巴氨西林片成年人每次0.4克,每日2次,口服;儿童每日25毫克/千克体重,分2次,口服。

5. 头孢菌素类 其作用机制与青霉素类相同,亦为抑制细菌细胞壁的合成。按其抗菌性能可分第一、二、三、四代头孢菌素。

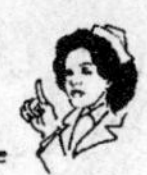

用于尿路感染患者的常用品种有一代：头孢氨苄、头孢唑林、头孢拉定等；二代：头孢呋辛、头孢克洛等；三代：头孢曲松、头孢他啶等。以第一代常用，重症用第三代。肝、肾功能严重受损者慎用或减量；可能会出现类似青霉素样的过敏反应；其他如注射部位的局部刺激、皮疹、消化道刺激症状等常见。

(1)头孢拉定胶囊成年人一般每次 0.25～0.5 克，每日 4 次，口服；或每次 1 克，每 12 小时 1 次，口服。儿童每日 50～100 毫克/千克体重，分 2～3 次口服。重度感染可注射给药。

(2)头孢克洛胶囊成年人每日 1～2 克，每日 2～4 次，口服；儿童每日 20～60 毫克/千克体重，分 4 次口服。

(3)头孢他啶粉针剂成年人每日 2～4 克，静脉滴注；儿童每日 50～100 毫克/千克体重，分 2～4 次静脉滴注。

6. 氨基糖苷类 通过抑制蛋白质的合成而达到抑菌和杀菌的目的。此类药物抗菌谱广，抗菌活性强。其不良反应主要是耳毒性、肾毒性、神经肌肉阻滞、过敏反应。本品不宜作一线药物普遍使用。

(1)阿米卡星注射液，静脉滴注，每次 0.1～0.2 克，每日 2 次。

(2)庆大霉素每日 240～600 毫克，每日 3～4 次，口服；每日 160～240 毫克，分 2～3 次肌内注射；成年人每日 160～240 毫克，分 2 次静脉滴注。

(五)中医治疗

1. 辨证施治

(1)气阴两虚，湿热蕴结

主症：尿频，尿急，尿痛，或小便淋漓，反复发作，腰部酸痛，倦怠乏力，低热起伏，或手足心热，口干舌燥，舌淡苔少而黄腻，脉细弱或细数无力。

治法:益气养阴,清利湿热。

方药:参芪麦味地黄汤合三仁汤加减。人参10克,麦冬15克,炙黄芪15克,茯苓12克,泽泻10克,山茱萸15克,怀山药15克,紫花地丁10克,甘草6克,杏仁6克,薏苡仁15克,白豆蔻10克。

用法:每日1剂,水煎服。

加减:腰部疼痛者,加狗脊、续断、桑寄生;低热起伏者,加知母、地骨皮、青蒿、鳖甲;小便灼痛者,加通草、竹叶、滑石。

(2)阴虚火旺,湿热稽留

主症:尿频,尿急,尿痛,或小便淋漓不畅,反复发作,腰膝酸软,时有低热,或五心烦热,夜寐不安,甚则盗汗血尿,舌红少苔或根薄黄腻,脉细数或濡数。

治法:滋阴降火,清热利湿。

方药:知柏地黄汤合三仁汤加减。知母15克,黄柏10克,熟地黄15克,山茱萸15克,牡丹皮10克,山药10克,泽泻12克,杏仁6克,白豆蔻10克,薏苡仁15克。

用法:每日1剂,水煎服。

加减:五心烦热者,加莲子心、黄连;头晕目眩者,加菊花、枸杞子、石决明;夜寐不安者,加酸枣仁、龙齿、首乌藤;血尿鲜红者,加白茅根、小蓟、茜草炭。

(3)脾肾两虚,湿浊缠绵

主症:尿频、尿急等症每因劳累而诱发,小便淋漓不畅,神疲懒言,食欲缺乏,面色少华,大便溏薄,舌质淡,苔白腻,脉沉细弱。

治法:补益脾肾,祛湿利浊。

方药:无比山药丸加减。山药15克,茯苓10克,泽泻10克,熟地黄15克,巴戟天15克,菟丝子15克,杜仲10克,怀牛膝15克,白术15克,陈皮15克。

用法:每日1剂,水煎服。

加减:少腹坠胀者,加党参、黄芪、升麻;恶心欲吐者,加竹茹、

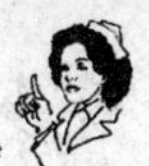

半夏；畏寒肢冷者，加制附片、肉桂；尿少水肿者，加猪苓、生姜皮。

(4)气血瘀滞，湿热留恋

主症：小便频急或痛，淋漓不畅，反复发作，胁肋刺痛，少腹胀痛，舌质紫暗或有瘀斑，脉细涩。

治法：行气活血，清利湿热。

方药：五淋散加减。当归10克，赤芍12克，石韦12克，冬葵子15克，柴胡10克，牛膝15克，穿山甲10克，生蒲黄(包煎)10克，牡丹皮10克，栀子15克。

用法：每日1剂，水煎服。

加减：胁腹胀满者，加大腹皮、枳壳；大便秘结者，加大黄、枳实；小便刺痛者，加桃仁、红花；腰痛绵绵、遇劳加重者，加党参、黄芪、熟地黄、杜仲。

2. 中成药

(1)八正合剂每次15～20毫升，每日3次，口服。适用于下焦有湿热者。

(2)三金片每次3～5片，每日3次，口服。适用于下焦有湿热者。

(3)五淋分清丸每次6克，每日2～3次，口服。适用于下焦有湿热者。

(4)知柏地黄丸每次1丸，每日3次，口服。适用于肾阴不足者。

3. 验方

(1)解毒通淋汤：石韦、车前草、金银花各30克，黄柏15克，知母12克。每日1剂，水煎服。清热通淋。适用于慢性肾盂肾炎急性发作。

(2)清肾汤：党参20克，白术10克，黄精、黄芩、柴胡各30克，五味子25克。每日1剂，水煎服。适用于慢性肾盂肾炎迁延期。若正气虚损而湿热又重者，方中五味子、黄芩用至90克始见功效。

(3)三子四草汤:五味子、车前子(包煎)各12克,女贞子20克,墨旱莲、益母草各30克,鱼腥草、白花蛇舌草各15克。每日1剂,水煎服。适用于慢性肾盂肾炎湿热型兼肾阴不足者。

(4)加减小柴胡汤:柴胡、半夏、白茅根各30克,黄芩、党参、甘草、生姜各12克,大枣4枚。尿路刺激征明显(或尿血)者,加滑石(包煎)、蒲黄;肾及输尿管结石者,加白芍、鸡内金、米醋。每日1剂,水煎服,7日为1个疗程。酌情用抗生素。

(5)银蒲消毒饮:蒲公英40克,金银花、金钱草各30克,丹参、石韦、萹蓄、六一散各12克,香附6克,黄柏10克。每日1剂,水煎分4次服,7日为1个疗程,用1～2个疗程。

(6)加减石韦散:冬葵子9～15克,瞿麦、石韦、滑石、车前子(包煎)各9～12克,白花蛇舌草25～30克,萆薢、猪苓各12～15克,刘寄奴、牛膝各12～18克,生甘草6克。每日1剂,水煎服,用7日至2个月。

(7)益气解毒饮:黄芪、白花蛇舌草、蒲公英各30克,党参20克,柴胡、麦冬、地骨皮、生地黄、车前子(包煎)、甘草各15克。每日1剂,水煎服,14日为1个疗程,停服其他药,用2～3个疗程。

(8)加味五味消毒饮:金银花20克,蒲公英40克,紫花地丁、紫背天葵、柴胡、萹蓄、瞿麦各10克,牛膝、滑石、野菊花、车前草各15克,甘草6克。热甚者,加青蒿15克,黄芩10克;腰痛甚者,加千斤拔、续断各15克;血尿者,加白茅根20克,大蓟、小蓟各15克。每日1剂,水煎分3次温服,疗程一般为10～14日。

4. 其他措施

(1)针灸

①湿热蕴结型,取中极、三阴交、水泉、阳谷。

②肝气郁滞者,取太冲、行间、期门、日月、三阴交。

③热结血瘀者,针三阴交、中极、次缪、地机。

④肾阴亏耗型,取太溪、肾俞、阳谷、三阴交、关元。

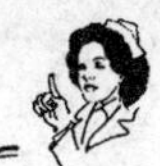

⑤脾肾气虚型针脾俞、肾俞、足三里、三阴交。

(2)外治法

①田螺15枚，水养，待田螺吐泥后，澄去清水，以其泥入腻粉2.5克，调涂脐上。适用于湿热内蕴型慢性肾盂肾炎。

②苦参、土茯苓、黄柏、蛇床子、大蓟、小蓟各等份。每日1剂，水煎分2次沐浴。适用于急性发作以膀胱刺激症状为甚者。

5. 食疗方

(1)莲藕甘蔗汁：鲜甘蔗250克，鲜莲藕250克。鲜甘蔗削去蔗皮，用清洁开水洗净，榨汁；鲜莲藕去节后榨汁。两者混合后分次于1日内服完。适用于慢性肾盂肾炎有湿热者。

(2)黄芪茅根糖水：黄芪、白茅根各20克，肉苁蓉10克，白糖适量。黄芪、白茅根、肉苁蓉水煎去渣，加白糖。每日1剂，代茶饮。适用于慢性肾盂肾炎后期体质虚弱者。

(3)玉米粉粥：粳米100克，玉米粉30克。先以米加水煮粥，煮至米开花后，调入玉米粉，使粥成稀糊状，再煮片刻即可，每日三餐均可食用；或玉米1份，水3份，煎汤代茶早晚饮服。适用于肾盂肾炎及水肿者。

(4)麻雀粥：麻雀10个，粳米100克。麻雀宰杀洗净后，去毛杂及肠，与水共煮，再加粳米共煮成粥食用。

(5)滑石粥：滑石30克，瞿麦10克，粳米50克。将滑石用布包扎，与瞿麦同入砂锅，加水600毫升，煎至450毫升，去渣存汁，入粳米煮成粥，分3次食用。

(6)车前草粥：新鲜车前草60克，粳米50克。新鲜车前草洗净，切碎。粳米加水700毫升，煮至八成熟时，加入车前草，煮熟。温食，每日2次。

(7)山楂饮：生山楂60克，水煎，代茶饮。

(8)赤小豆山药粥：赤小豆50克，山药50克，白糖20克。先煮赤小豆半熟，再放入山药，熟后加白糖食用。适用于湿邪蕴蒸化熟之尿频，尿痛等。

(9)赤小豆鸡内金粥：赤小豆 50 克，鸡内金末 15 克。先加水煮赤小豆，将豆煮熟时，放入鸡内金末调匀食用。清热利湿，消积化瘀。改善尿频、尿急、尿痛效果显著。

三、肾 结 核

肾结核多见于青壮年，男性较女性多，发病前多有肺结核或其他部位的结核病史。

(一)病　因

肾结核是结核杆菌引起的，是全身结核病的一部分，多继发于肺结核。肾结核的原发灶多在肺部，其次为附睾、女性生殖器附件、骨关节和淋巴结。结核杆菌可经血流、尿流、淋巴管和直接蔓延至肾脏，首先在肾小球的毛细血管丛中形成多发性的微结核病灶，大多数可全部愈合且无任何临床症状。若机体对结核病的免疫能力降低，病灶发展到肾髓质，形成结核性肉芽肿，常潜伏多年后才发生干酪化而扩散，多为单侧性。此后，病变进行性发展，肾乳头发生溃疡、坏死，病变蔓延到肾盏，形成空洞性溃疡，并可波及全肾，有时肾盏纤维化狭窄，可形成无功能的结核性脓肾，病灶亦可钙化形成弥漫性的钙化肾。

(二)临床表现

早期结核病灶局限于肾实质内，多无临床症状，发展为肾髓质结核后，才出现临床症状，且经一般的抗感染治疗无好转。

1. 尿频、尿急、尿痛　尿频往往是最早出现的症状，排尿次数每日 7～10 次，膀胱继发结核病变后，尿频症状加重，并伴有尿

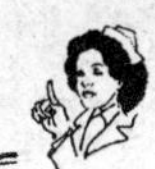

急、尿痛，晚期由于膀胱挛缩，尿频可极严重，排尿次数可达数十次，以至无法计数，甚至尿失禁。

2. 血尿 多表现为终末血尿或终末时加重，肾内结核病变出血时，可为全程血尿，出血量多时偶可因血块通过输尿管而引起绞痛。血尿多在膀胱刺激症状之后出现，偶有以血尿为初发症状者。

3. 脓尿 肾结核患者均有脓尿，尿呈米泔样浑浊，可混有血丝或呈脓血尿，但由于其他症状更为明显，极少有因脓尿而就诊者。

4. 其他 双肾结核或一侧肾结核合并对侧肾积水患者常瘦弱，伴贫血、水肿、食欲缺乏、恶心呕吐等慢性肾衰竭症状；亦可引起继发性高血压，结核性肾脓肿和肾周围寒性脓肿，患者可伴发热，有些患者可感腰痛或腰部肿物，患者若有其他活动性结核灶时，则出现相应的表现。

（三）辅助检查

1. 尿常规 尿常呈酸性，尿蛋白多为(±)～(+)，常有镜下血尿和脓尿，可作为早期筛选肾结核的重要线索。

2. 尿结核菌检查 可做24小时尿沉渣找抗酸杆菌或晨尿培养结核杆菌，检查应连续进行3次，检查前应停用对结核杆菌有抑制作用的药物1周，收集标本时，应注意防止污染。尿中找到结核杆菌，对肾结核有诊断价值。

有明显的尿路刺激症状及镜下血尿而普遍尿培养未发现细菌生长时，应高度怀疑肾结核，可做此项检查。

3. 肾脏形态学检查 静脉肾盂造影、逆行肾盂造影可见肾结核典型的形态学改变。

4. 其他 血沉、结核菌素纯蛋白衍生物试验、尿结核菌抗体、聚合酶链式反应(PCR)可作为结核菌感染的证据，血常规可见有贫血；肾损害严重时，血尿素氮、肌酐可升高等。

(四)西医治疗

1. 抗结核药物治疗 抗结核药物常用的杀菌剂有异烟肼、利福平、吡嗪酰胺、乙胺丁醇、链霉素。以下药物在肾实质及尿液中浓度较高。

(1)异烟肼每次0.3克,每日1次,口服。不良反应主要为末梢神经炎和肝毒性,每日给维生素B_6 30毫克,有助于防止神经系统不良反应。

(2)利福平每次0.6克,每日1次,口服。不良反应为肝毒性、血小板减少和间质性肾炎。

(3)乙胺丁醇开始2个月每日25毫克/千克体重,以后每日15毫克/千克体重,顿服。主要不良反应为眼球后视神经炎(罕见)、视力减退等,停药后多能恢复。

(4)吡嗪酰胺每次0.25～0.5克,每日3次,口服。不良反应有肝毒性(与剂量及疗程有关)和高尿酸血症。

(5)链霉素第一个月每日15毫克/千克体重,分1～2次肌内注射,每日不超过1克,以后每周3次。不良反应主要为耳毒性。

肾结核的抗结核治疗仍需遵循早期、联用、适量、规律和全程的原则。多采用3种抗结核药物治疗6个月后,再联合2种药1年,总疗程1年半。即先用异烟肼、利福平及乙胺丁醇,6个月后用异烟肼和利福平继续治疗至疗程结束。近年来,不少学者推荐使用2种或3种杀菌剂9个月的疗程。据报道与18～24个月疗程的疗效相同。一般在开始的2个月,每日用3种药物,通常是异烟肼、利福平和乙胺丁醇。如尿培养表明结核菌对异烟肼没有耐药,则以后7个月继续用异烟肼和利福平治疗。目前大多采用1年半疗法。

如果患者的尿中分离出耐异烟肼的结核杆菌,至少应给予3

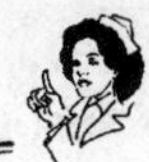

种药物。除异烟肼继续应用外，至少还需要2种杀菌剂，这与对异烟肼敏感者的疗法不同，应在仔细监测尿结核菌的情况下，继续18～24个月的化疗。如果结核菌在一个以上的器官、系统引起活动性病变，则治疗需2年以上。

在治疗期间，应每月复查尿常规及尿结核菌培养，每3个月做1次B超或静脉肾盂造影，以便及时发现在治疗过程中是否发生输尿管狭窄。化疗完毕后，至少追踪1年，有钙化者，则应追踪到钙化灶和肾功能稳定。追踪期间，每6个月做尿常规、尿结核菌培养3次及B超或静脉肾盂造影。如有复发，再按药敏情况给予联合化疗。

2. 手术治疗 一般认为，有下列情况者应考虑手术。

(1)一侧肾病变极严重，估计化疗不能消灭结核菌和恢复肾功能，而对侧肾功能无明显损害者。

(2)进行性输尿管狭窄，造成尿路梗阻者。

(3)肾血管受腐蚀，导致严重尿路出血者。

(4)结核性闭合性脓肿，或有顽固性瘘管者。

对双侧肾结核，若病情较重或肾外有活动性结核者，纵使有手术指征，亦应暂缓手术，应化疗至病情稳定或有一侧肾显著好转后，方可手术。手术前后必须进行化疗。一般手术前应用异烟肼、利福平、吡嗪酰胺和乙胺西醇，每日1次，共1～2个月。术后继续应用上述疗法2个月，然后用异烟肼、利福平和吡嗪酰胺，每周3次，化疗至切除术后4个月。

(五)中医治疗

1. 辨证施治

(1)膀胱湿热

主症：小便频急，淋漓涩痛，尿黄，小腹拘急胀痛，午后发热，口干口苦，舌红苔黄腻，脉滑数。

治法：清热利湿。

方药：四妙丸合导赤散加减：黄柏、苍术、通草各6克，泽泻、生地黄、竹叶各10克，薏苡仁、土茯苓、赤小豆、小蓟、碧玉散、苦参各15克。

用法：每日1剂，水煎服。

加减：尿频、量少，伴尿道涩疼或有脓尿者，可酌加紫花地丁、野菊花、车前子、冬葵子及滋肾通关丸；血尿多者，可选阿胶、茜草、墨旱莲、蚕豆花；有蛋白尿者，选加地龙、龙须草、萆薢；腰痛甚者，加失笑散、猫爪草。

(2)阴虚内热

主症：小便频数、短赤，形体消瘦，午后潮热，颧红面赤，五心烦热，口干舌红少苔，脉细数。

治法：滋阴清热。

方药：大补阴丸合二至丸加减。黄柏、生地黄各12克，女贞子、栀子、土牛膝、墨旱莲各10克，山茱萸、小蓟、炙龟甲各15克，百部18克，丹参30克。

用法：每日1剂，水煎服。

加减：低热不退者，可酌加银柴胡、地骨皮、黄芩；面赤烦躁者，选加玄参、龙骨；心烦失眠者，加远志、野百合、合欢皮；耳鸣眩晕甚者，加野菊花、夏枯草；盗汗甚者，选加当归、黄芪、糯稻根、浮小麦、煅龙骨、煅牡蛎；遗精者，加芡实、莲须、金樱子；咽喉干痛者，可选加马勃、玄参、杏仁。

(3)热伤血络

主症：小便频数、涩痛，尿血明显，甚或夹有血块，腰痛不能转侧，窘迫难忍，痛引少腹，或见心烦，苔黄，脉滑数或细数。

治法：凉血止血。

方药：龟鹿二仙胶合归脾汤加减。党参、山茱萸、龟甲胶（先

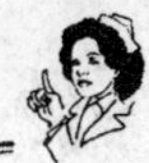

煎)、鹿角胶(先煎)各10克,山药30克,当归、菟丝子各12克,熟地黄15克,炙甘草6克。

用法:每日1剂,水煎服。

加减:神疲倦怠较甚、两膝痿弱者,酌加生晒参、紫河车粉;肾盂积液、尿频而少者,可去鹿角胶、菟丝子、山药,加黄芪、淫羊藿、王不留行、茯苓;畏寒肢冷、便溏者,酌加炮姜、熟附子。

(4)阴阳俱虚

主症:小便频数,量少或点滴而不爽,腰部冷痛,形寒气怯,纳呆便溏,脉沉细无力,同时有阴虚表现。

治法:阴阳双补。

方药:肾气丸或济生肾气丸加减。生地黄、山药、吴茱萸、牡丹皮、茯苓各12克,车前子、益智仁、益母草、萆薢各10克,泽泻、牛膝、乌药(制用,先煎)各8克,桂枝、附片(先煎)各5克。

用法:每日1剂,水煎服。

2. 验方

(1)白及、百部各60克,党参、黄芩、龙骨、牡蛎各30克。研末为蜜丸,每丸重9克,每日早晚各服1丸。

(2)夏枯草120克,沙参60克,红糖30克。夏枯草、沙参、红糖熬成膏,分2日服。

(3)丹参15克,百部12克,桃仁、黄芩各9克。每日1剂,水煎服。

(4)百部、紫河车、川贝母各60克,白及240克,海螵蛸15克。上药共为细末,每次6克,每日早晚各服1次。

(5)夏枯草全草1 000克,加水2 500毫升,煎煮浓缩至500毫升,加红糖适量,制成乳膏,每次15毫升,每日3次,口服。

(6)白及、侧柏叶各50克,川贝母20克。白及、侧柏叶、川贝母共为细末,每日早晚各服3克。

(7)萆薢、乌药、益智仁各9克,甘草梢6克。每日1剂,水煎服。适用于肾结核的尿液混浊，尿意频数，或尿道刺痛者。

(8)葎草、白及各500克。葎草、白及共为细末，炼蜜为丸，每丸重9克，每日服3次，每次1丸，适用于阴虚肾结核有烦热者。

(9)黄精1 000克，白矾60克，先将黄精加水5倍，小火煎液约1 000毫升时取出煎液，再加水1 500毫升煎熬，至煎液剩约500毫升时去药渣，将2次煎液合并，小火浓缩成膏状，然后将白矾为细末加入其中瓶内储存，约分100等份。每次1份，每日3次。适用于肾阴亏虚之肾结核。

(10)马齿苋1 500克，黄酒1 250毫升，将马齿苋用黄酒浸泡3昼夜滤过。每日饭前服10克，饮酒者可服12～15克，连服半个月。适用于湿热下注型肾结核。

(11)萆薢10克，水煎服，15日至2个月；紫珠草30克，水煎服，每日1剂，连服15日至1个月；地骨皮30克，水煎服，每日1剂。适用于肾结核尿血者。

3. 其他措施

(1)针灸疗法：主穴取结核穴(在大椎穴旁开3.5寸，左右各一)，直刺0.5～0.8寸。配穴取肾热穴(在七、八胸椎棘突旁开5分，左右各一)，直刺0.5～1寸。每日针刺1次，每次留针15～30分钟，中间行针2～3次，采用补法，14次为1个疗程。

(2)经络综合疗法：取结核穴、肾热穴。进针0.5～0.8寸，采用链霉素针0.2克，加蒸馏水稀释后，每穴2毫升，中速推药。隔日1次，14日为1个疗程。

4. 食疗方

(1)百合60克，粳米100克，蜂蜜30克。百合、粳米洗净，加水煮成粥，粥熟时加入蜂蜜即可食用。

(2)白及粉6克，大蒜(剥皮，洗净)30克，大米(洗净)60克。同放锅内加适量清水煮粥，熟后食用。

(3)花生仁50克，粳米100克，百合15克，冰糖适量。花生

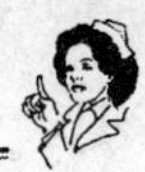

仁、粳米、百合洗净，同入砂锅煮粥，待粥欲熟时，放冰糖，再稍煮片刻即可食用。

(4)鲜梨(去核)2个，鲜藕(去皮)500克，柿饼(去蒂)1个，大枣(去核)10枚，鲜白茅根50克。鲜梨、鲜藕、柿饼、大枣、鲜白茅根用水泡过后，再加水煮沸30分钟，喝汤，每日2～3次。

(5)羊骨髓100克，生地黄30克，羊油20克，白蜜30克，葱、食盐各适量。羊骨髓、生地黄加水适量，小火炖熟后滤去药渣，加入羊油、白蜜、葱、食盐，煮沸。每日分2～3次饮用，连用15日。

(6)绿茶1克，白及、当归各20克，冰糖25克。将白及、当归、冰糖加水共煎，煮沸3分钟加入绿茶，分2次饮，每日1剂。

(7)银耳、黑木耳各10克，冰糖50克。将银耳、黑木耳分别用温水泡发至软，摘去根蒂，除尽杂质，反复清洗干净，撕成小朵，放碗内，加入冰糖，倒入沸水150毫升。将盛木耳的容器放入蒸笼内蒸1小时，蒸至木耳软糯，出笼后一次食用，每日2次。

(8)玉竹米粥：玉竹15克(鲜者30克)，粳米60克，冰糖适量。先将玉竹洗净，煎汤取汁，再用药汁熬粳米为粥，待粥将熟时加入冰糖，稍煮即可食用。

(9)甲鱼1只，知母、川贝母、银柴胡、甜杏仁各15克，食盐适量。甲鱼去肠杂，洗净，与其余各味加水煎煮，至甲鱼肉熟烂，去药渣，加食盐调味即可。每1～2日1剂，食肉，喝汤。

(10)白茅根(切段)150克，生地黄60克，雪梨(去核，切片)1个，柿饼1个，大枣7枚，鲜藕(切片)1段，荷叶蒂7个。白茅根、生地黄、雪梨片、柿饼、大枣、鲜藕片，荷叶蒂分别洗净，加水煎汤。每日1剂，分2次喝汤，吃梨、枣、柿饼、藕片，连用7日为1个疗程。

(11)白及、何首乌各5克，粳米50～100克。将白及、何首乌研为细末备用；粳米加水熬粥，粥将成时加入药末，继续熬至粥稠，调入白糖食用。每日1次，早餐或晚餐食。适用于小儿肾结核。

四、肾综合征出血热

肾综合征出血热是一种由病毒引起的自然疫源性疾病，是一种世界上分布较广、发病数量较多、危害极大的一种疾病。广泛流行于亚洲、欧洲等许多国家，在我国肾综合征出血热是除病毒性肝炎之外危害最大的病毒性传染疾病。

（一）病　因

肾综合征出血热的病原体是汉坦病毒，由韩国李镐汪教授等于1978年首先从动物体内分离出来。汉坦病毒属于布尼亚病毒科汉坦病毒属。患者的发病与野外活动接触鼠类感染等有关。

（二）临床表现

本病潜伏期为4～46天，一般为7～14天，以14天多见。有10%～20%的患者有前驱症状，表现为上呼吸道的卡他症状或消化道功能失调症状。肾综合征出血热的临床表现因流行的年度、流行地区、流行季节、临床类型和患者年龄的不同而有很大的差别；而且汉坦病毒进入机体后，常累及多个系统，因此本病的表现错综复杂。典型病例有发热、出血和肾损害主要表现，并先后出现发热期、低血压休克期、少尿期、多尿期和恢复期。非典型病例临床表现较轻，可仅有发热期和多尿期，或仅有发热期，热退后症状消失，需经特异性的血清学检查才能确诊，此种情况多见于轻型的肾综合征出血热或家鼠型的肾综合征出血热，或者积极早期的治疗使患者出现越期的现象。轻型病例中毒症状轻微，预后好；重症者症状重，常有发热期、低血压休克期和少尿期的重叠，来势凶猛，变化快，预后差，病死率高。

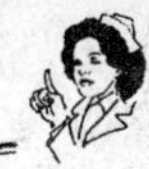

1. 发热期 起病多急骤，有发热、感染中毒症状、毛细血管中毒征、出血和肾脏损害。

(1)发热：部分病例在发病前1～3日有低热、胃肠道不适和上呼吸道的前驱症状，起病时有畏寒、寒战、高热，体温可迅速达到39℃～40℃，甚至40℃以上。有的患者体温上升缓慢，在2～4日达高峰。热度一般以高热多见，通常患者温度越高，病情越重，发生低血压休克和少尿的机会就越多。热型一般以稽留热和弛张热多见，也有不规则热型、低热型和顿挫型者，尤其是早期使用了皮质激素的患者，热型多不规则。其中高热不退者多见于危重症患者。一般热程持续3～7日，也有持续10日以上者，如有热程超过10日，或下降后又上升者，应考虑继发感染。一般热程越长，病情越重，尤其高热持续超过6日的，病情多危重。重症患者热退后病情反而加重；病情轻者，热退后症状相继缓解，这是本病的特征之一。

(2)感染中毒症状：中毒症状表现为体力衰弱，极度的乏力；全身疼痛、头痛和腰痛，约有50%患者有眼眶痛；以及消化道、神经系统的症状等。

①"三痛"症状。一般称头痛、腰痛和眼眶痛为"三痛"，或称头痛、腰痛和全身痛为"三痛"。头痛主要以两颞部和前额部为主，重者可有全头痛，性质多为胀痛；头痛可能与脑毛细血管扩张充血有关。腰痛的程度不一，轻者可只感到两侧肾区胀痛和肾区叩痛；重者为剧痛，不敢平卧和翻身，只能采取半卧位的姿势，且拒按和拒叩。如在疾病的低血压期或少尿期突然出现剧烈腰痛，要警惕有无发生肾破裂。眼眶痛多为胀痛，以转动眼球为甚，严重者视物模糊不清。腰痛和眼眶痛可能和肾及眼眶周围组织充血、水肿有关。

②消化道症状。本病的消化道症状较为突出，一般有食欲缺乏，重者有咽干、口渴、恶心、呕吐、呃逆，如出现顽固性呃逆常是

病情恶化的表现。也可出现腹泻和腹痛。腹泻为稀便，可带有黏液和血，常易误诊为肠炎或痢疾，这类患者易发生低血压休克。腹痛剧烈的患者可有腹肌紧张、腹部压痛、反跳痛，容易误诊为急腹症。如剧烈腹痛伴有呕血、便血，常是病情恶化的又一表现。

③神经精神症状。常表现为头昏、嗜睡、谵妄、烦躁，有时可有抽搐、昏迷等，说明有可能并发中毒性脑病、病毒性脑炎或脑水肿，同时也表明患者病情危重。

(3)毛细血管中毒征：毛细血管损伤主要表现为皮肤、黏膜有充血和水肿等体征。皮肤充血主要见于颜面部、颈部和胸部，称为“皮肤三红征”。重者呈酒醉貌，甚至波及整个躯干皮肤。黏膜充血见于眼结膜、咽与软腭黏膜和舌，称为“黏膜三红征”，眼结膜充血的特征是血管迂曲、怒张、色鲜红，无渗出物；舌充血有的病例可表现为舌质红燥。水肿是血浆外渗的表现，在发病的第三天即可见到，表现为球结膜和眼睑水肿，轻者转动眼球时结膜有涟漪波，重者结膜突出如水泡。

(4)出血：出血为本病的特征之一，可表现为各种出血，且程度轻重各不一致。轻者可仅为皮肤、黏膜的出血点，重者可表现为皮肤、黏膜的大片瘀斑和腔道出血。黏膜出血多见于眼结膜和软腭，也可见于颊黏膜和咽部。软腭和睑结合膜的出血点如针尖大小，呈散在或簇状分布，也可呈小片状。球结合膜的出血呈鲜红色的出血斑。黏膜出血常在发病后的6～7日消失。皮肤出血常见于腋下及胸背部，呈点状、条索状、搔抓样，初为鲜红色，2～3日后变为暗红色，其特征表现为条索状和搔抓样，重症者皮肤可见多处大片瘀斑，常出现在受压的臀部、腰背部，以及四肢穿刺的部位。少数患者可有鼻出血、咯血、黑粪和尿血等腔道出血。

(5)肾脏损害：主要表现为蛋白尿和发病之初就有少尿的倾向。蛋白尿常在疾病的3～5日出现，也有在疾病的第1～2日出现的，常为(－)～(＋＋)，重症患者尿蛋白可迅速增加，至疾病的

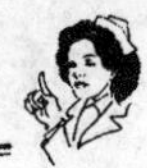

4～5 日可达(＋＋＋)～(＋＋＋＋)。尿蛋白出现得越早，肾脏损害越重。且本病的尿蛋白变化很快，可在 12 小时内由阴性转为(＋＋)～(＋＋＋)。因此，对可疑为本病的患者应该逢尿必查。在发热后期还可出现血尿。管型尿多出现在发热后期，可有透明管型、颗粒管型、蜡样管型。肉眼血尿和(或)颗粒管型的出现提示肾小管损害严重，且有可能发生病期的重叠。

2. 低血压休克期 部分患者经过发热期后或在发热末期，其发热期的症状和体征进行性加剧，同时出现低血压或休克，其发生率差别很大，一般发生在第 4～6 病日。多数患者在发热末期或热退同时，即有血压下降，少数患者在热退后发生。轻者可只持续数小时或呈一过性的低血压，长者可持续达 6 日，通常为 1～3 日。低血压休克持续时间的长短不仅取决于病情的轻重，还取决于治疗是否及时、得当。

(1)部分患者进入低血压期后仍有不同程度的发热，如体温波动在 37.5℃～38.5℃表明可能是病期的交替过程；如体温超过 39℃同时又出现低血压休克，则极大程度上表明是病期的重叠，病情危重。

(2)在病期的 4～6 日，可出现体温下降而脉搏增快的“温脉交叉”现象，2 小时左右即可出现低血压，心率加快，第一心音低钝。许多患者在血压下降时，四肢仍温暖，但血压进行性下降时，则出现手足发冷，脉搏细弱，口唇和指(趾)苍白发绀，出冷汗，烦躁不安，毛细血管充盈时间延长，浅表静脉塌陷，呼吸急迫和尿量减少等休克症状。神经系统和消化系统症状，如恶心、呕吐、呃逆、烦躁、谵妄、抽搐、昏迷等明显加重；颜面、球结膜水肿明显加重；皮肤黏膜可大片出血，且可出现腔道、颅内、心脏出血。如垂体出血可导致垂体危象，引起严重的低血压，使病情极度恶化。

(3)低血压休克持续过久，可促使弥散性血管内凝血的发生、导致广泛出血，发生脑水肿。高血容量综合征和肺水肿，表现为颈静脉充盈，收缩压升高，脉差增大，心率加快，呼吸困难、甚至发展至成人呼吸窘迫综合征。电解质、酸碱代谢紊乱，主要表现为高钾及稀释性的低钠、低钙，少数也有严重的低血钾，如代谢性酸中毒可表现为呼吸快而深大。急性肾衰竭，表现为少尿甚至无尿、全身水肿，与少尿期发生重叠。如导致多器官功能衰竭，则症状错综复杂并且严重，常导致死亡。

3. 少尿期 少尿期与低血压期没有明显地界限，常随着低血压期接踵而来，或与低血压期发生重叠，也有1/3～1/2的患者不经过低血压期而直接从发热期进入少尿期。与低血压休克期重叠发生的少尿症状，应注意与休克时发生的肾前性少尿相鉴别。以尿量＜500毫升/24小时为少尿，尿量＜50毫升/24小时为无尿。有些患者的尿量不减而有肾功能不全的表现和尿素氮、肌酐的升高，则称为非少尿型的肾功能不全。少尿期一般发生在第5～8病日，持续时间2～5日，短者仅1日，长者可达10日以上。少尿期持续越长，肾脏损害越重。

少尿期的表现主要为急性肾衰竭，水、电解质和酸碱平衡失调，继发性纤溶亢进和高血容量综合征等。如患者为低血压休克期和少尿期重叠，可存在高分解状态，尿素氮和肌酐大幅度的上升，使尿毒症来势凶猛，病情危重，预后差；如患者为发热期直接进入少尿期，则尿毒症的表现在早期较轻，2～3日临床表现才逐渐明显。

(1)消化道表现：由于消化道原本存在充血、出血和水肿等损害，再加上此期尿毒症毒素不能排出体外，毒素在消化道潴留，刺激消化道黏膜，加重消化道的损害，引起或加重消化道黏膜的炎症。患者表现为厌食、恶心、呕吐、腹胀、腹痛、腹泻、口干和顽固性的呃逆等，体征有舌燥发红，舌苔厚，呈褐色、黑色，或舌面光滑质红无苔，口腔炎等。

(2)神经系统的表现：主要由于脑水肿、脑出血及中毒性、代

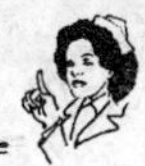

谢性脑病造成。患者有头昏、头痛、嗜睡、烦躁、谵妄、视物模糊及昏迷、抽搐等。

(3)出血的表现：除了皮肤、黏膜的瘀斑外，可有不同程度的腔道出血，如呕血、咯血、便血、血尿及内脏、颅内出血。如发生颅内出血、肺出血可迅速危及生命。大出血还可导致严重的贫血和发生第二次休克，加重肾功能的损害。

(4)高血容量综合征：要表现为脉搏洪大、脉压增大、进行性的血压升高、表浅静脉充盈、面部胀满、颈静脉怒张、心率加快和心音亢进。严重者可诱发脑水肿，表现为衰弱无力、头痛、食欲缺乏、视物模糊、嗜睡、躁动、昏迷、惊厥等神经精神症状，还可诱发心力衰竭、肺水肿，出现呼吸困难、端坐呼吸、咳粉红色泡沫痰、双肺满部湿啰音等。

(5)渗出性水肿：水、钠潴留可使组织水肿加重，患者颜面、四肢水肿，并且可有腹腔积液，胸腔积液或心包积液。

(6)代谢性酸中毒：由于少尿，肾排泄酸性代谢产物减少，酸性代谢产物在体内蓄积；肾分泌氢离子和铵离子减少；碳酸氢盐的重吸收减少；感染，以及组织破坏等均可导致酸中毒。临床上表现为：乏力、嗜睡、呼吸深大而快、恶心、呕吐、抽搐、昏迷、低血压、心律失常等。

(7)电解质紊乱

①高钾血症。少尿期排钾减少；合并感染、溶血、缺氧及大量组织分解破坏，可使钾离子释放入血；酸中毒、摄入高钾食物或输库血等均可导致高血钾。此为少尿期的主要死亡原因。高钾血症的主要表现为烦躁、嗜睡、恶心、呕吐、四肢麻木、手足感觉异常、胸闷、心悸，查体腱反射消失、心音低钝、心率减慢、心律失常。心电图可有房室传导阻滞、室性期前收缩、心房纤颤。血钾浓度为7～8毫摩/升时，QRS波增宽、R波振幅降低，S波加深，ST段压低，P波变平或消失，R-R间期延长；血钾浓度为9～10毫摩/升

时，增宽的 QRS 波可与高尖的 T 波融合而呈正弦波。对高血钾者应严密监测血钾及心电图。

②低钠血症。少尿期因水潴留、血液稀释造成稀释性的低钠血症。

③高磷血症。少尿期磷排出减少或者细胞破坏导致释放磷使血磷升高。

④低钙血症。挤压伤肌肉断裂溶解和高血磷等均可促进低钙，游离钙常不低，所以很少出现低钙的症状，但如果纠正酸中毒时没有积极补钙，可导致低钙抽搐。

⑤高镁血症。常表现为心动过缓、传导阻滞、血压下降、腱反射消失、肌肉瘫痪，甚至可出现呼吸肌麻痹、心搏骤停。

(8)其他：还可发生肾性高血压，以及心脏的损害等。

本期病情的轻重与少尿和氮质血症相平行，如血中的非蛋白氮每日上升超过 21 毫摩/升，为高分解型肾功能不全，预后较差。

4. 多尿期 大部分患者经过少尿期后，由于循环血量的增加，肾小球滤过功能的改变，滤过量增加；肾小管上皮细胞虽逐渐修复，但功能仍然差；少尿期在体内潴留的代谢产物的排泄，导致了渗透性利尿等因素使得尿量增加。80%的患者继少尿期后进入多尿期，多发生于病期的 9～14 日。也有患者可由发热期或低血压期直接进入多尿期。一般认为，每日尿量超过 3 000 毫升为多尿，但从尿量回升后，每日增至 2 000 毫升即进入多尿期。多尿期持续时间短者仅为 1～2 日，长者可达数月之久，一般持续 7～14 日。根据尿量和氮质血症可分为 3 期。

(1)移行期：每日尿量由 500 毫升增至 2 000 毫升，此期虽然尿量增加，但是尿素氮和肌酐等可上升，症状可加重。

(2)多尿早期：每日尿量＞2 000 毫升，氮质血症可仍无改善，症状可仍重。

(3)多尿后期，每日尿量＞3 000 毫升，且逐日增加，症状逐渐

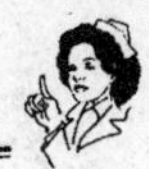

缓解，尿素氮和肌酐逐步下降。多尿期的尿量高峰一般为每日4 000～8 000 毫升，有的患者可达 10 000 毫升以上。虽然患者进入多尿期后全身症状逐步缓解，但由于大量尿液的排出，可出现失水和低钾、低钠等电解质紊乱，如并发感染、大出血等，可发生继发性休克，甚至可导致第二次肾衰竭。

5. 恢复期 多尿期后，肾小管上皮细胞再生、修复，肾的稀释、浓缩功能逐渐好转，尿量恢复至每日 2 000 毫升以下，肌酐清除率逐渐升高，血尿素氮、血肌酐逐渐恢复至正常。肾功能的恢复 3～6 个月，甚至更长。少数患者留有不同的肾功能损害，表现为慢性肾功能不全。有部分患者还留有后遗症，如高血压、心肌劳损，神经官能症，周围神经损伤和垂体功能减退等，可持续数月至数年。

6. 疾病分型 根据临床表现，可将此病分为以下几型。

(1)轻型：体温 39℃以下，中毒症状轻，除出血点以外，无其他出血现象，肾损害较轻，无休克和少尿。

(2)中型：体温 39℃～40℃，中毒症状较重，有明显球结膜水肿，病程中收缩压＜90 毫米汞柱或脉压＜26 毫米汞柱。有明显出血及少尿，尿蛋白达(＋＋＋)。

(3)重型：体温超过 40℃，中毒症状及渗出症状严重，可出现中毒性神经精神症状。有皮肤瘀斑和腔道出血，出现休克，少尿持续 5 日以内或无尿 2 日以内。

(4)危重型：在重型的基础上，并出现以下 6 项者：难治性休克；重要脏器出血；少尿超过 5 日或尿闭 2 日以上和血尿素氮＞42.84 毫摩/升；心力衰竭、肺水肿、脑出血或脑疝等中枢系统的并发症的出现；严重感染。

(5)非典型：体温 38℃以下，皮肤黏膜可有散在出血点，尿蛋白±，血、尿特异性抗原或抗体阳性。

(三)辅助检查

1. 血常规检查

(1)白细胞总数一般为(15～30)×10^9/升,少数在10×10^9/升以下,或50×10^9/升以上。白细胞数在第1～2病日多正常,第3～4病日开始升高,至第5～8病日达高峰,第9～11病日开始下降,至12～13病日开始恢复至正常。疾病早期白细胞分类以中性粒细胞增多为主,核左移,甚至可见早幼粒细胞,有中毒颗粒。重症者可有类白血病反应,如出现类白血病反应,其预后极差。病程早期淋巴细胞绝对值变化不大,至第5～8病日淋巴细胞开始增多。异型淋巴细胞在第1～2病日即可出现,对肾综合征出血热的早期诊断有一定的参考价值,于第4～6病日达高峰,>15%以上可能预后不佳。有部分患者嗜酸性粒细胞减少。

(2)在发热初期,红细胞和血红蛋白多在正常范围内。发热晚期和低血压期,随着血浆外渗、血液浓缩,两者均明显升高。少尿期由于肾衰竭,红细胞生成减少,出血,组织间液大量回吸收,血液的稀释,继发纤溶等,两者均下降。

(3)在本病过程中,血小板的数量和功能有不同程度的下降,并可见异形血小板。

2. 尿常规检查 肾综合征出血热的尿常规改变对病情的诊断及判断均有重要的意义。尿蛋白的明显增加为本病的一个特征性改变。少数患者在第二病日即可出现蛋白尿,多数患者在发热中、晚期出现。尿蛋白量变化很快,可突然出现大量蛋白尿,有的患者可在一日内由(±)～(+)增至(+++)～(++++),这种迅速变化的尿蛋白量具有明显的诊断意义,因此应该逢尿必查。由于肾小球毛细血管通透性增加,红细胞外渗,以及肾实质、肾盂、输尿管和膀胱黏膜的出血,因此在出现蛋白尿的同时还可

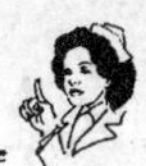

出现程度不等血尿。血尿和蛋白尿相比出现晚，阳性率低，持续时间短。部分患者还可出现各种管型尿。有的患者尿中可出现具有特征性的膜状物，由血凝块、变性坏死的上皮细胞、蛋白等组成；颜色为粉红、肉红、暗红或灰白色；大小不一，小者如沙砾，大者可达1厘米×5厘米；形状、质地多样。膜状物在发热期偶见，从低血压期开始增多，少尿期最多，多尿期偶见。膜状物的出现与肾脏的损害呈平行关系，是病情严重的先兆。此外，尿中的溶菌酶、N-乙酰基-β-D-氨基葡萄糖苷酶可呈阳性。

3. 血液生化检查

(1)尿素氮及肌酐：少数患者在发热后期即有血尿素氮和肌酐的升高，多数患者在低血压期开始增加，少尿期和多尿初期达高峰，以后又逐渐下降，增加程度与病情呈正相关。

(2)电解质、二氧化碳结合力：血钠、氯、钙在本病过程均降低，磷、镁、铁等均增高。血钾在发热期，低血压休克期均较低，少尿期上升为高血钾，多尿期降低。但本病少尿期也可有低血钾。本病二氧化碳结合力多降低，但如果患者并发严重感染或肺水肿时，可产生呼吸性酸中毒，这时呼吸性酸中毒合并代谢性酸中毒，二氧化碳结合力可不降低，因此仅凭二氧化碳结合力不能完全正确反映机体的酸碱度，还要结合血气分析才能做出正确的判断。

(3)微量元素：血清锌、铜、铜蓝蛋白、铁可降低。

4. 凝血功能检查 发热期可有束臂试验阳性，Ⅶ因子相关抗原减少，血小板减少及功能降低。如发生弥散性血管内凝血，初期可呈高凝状态，后期呈低凝状态。在少尿期，血小板数量及功能进一步下降，凝血酶原时间延长，纤维蛋白下降，可发生继发性的纤溶亢进。由于本病患者出、凝血功能障碍是由多种原因造成的，且在病程的不同阶段出、凝血功能障碍原因也各不相同，因此只有通过结合临床和实验室检查，诊断出血原因，采取针对性的治疗，才能取得好的疗效。

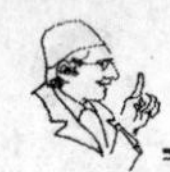

6. 免疫功能检查

(1)细胞免疫功能检查:多数患者植物血凝素皮肤试验,在少尿期以前为阴性,进入多尿期后,变为阳性。E玫瑰花结形成试验和淋转试验多下降,但病毒特异性淋转可增高。结核菌素皮内试验、双链酶皮肤试验多降低或呈阴性。

(2)体液免疫功能检查。IgM、IgG、IgD等可升高,补体下降,有特异性的免疫复合物出现。

6. 病毒血清学检查 肾综合征出血热确诊需查特异血清、尿抗体或病毒抗原。常用的血清、尿抗体检查法有:间接免疫荧光试验、酶联免疫吸附试验、血凝抑制试验、放射免疫测定和免疫放射分析法、免疫转染技术、空斑中和试验、免疫粘连血凝试验等。早期应查IgM抗体,它在疾病的第2～3日即可出现,1周左右达高峰,IgM型抗体一般以1∶20滴度为阳性;而IgG出现较晚,IgG型抗体一般以1∶40滴度为阳性。检查血或尿中的病毒抗原可比检查病毒抗体更早做出诊断。常用的抗原检查方法有:多聚酶联免疫反应、反向间接血凝试验、酶联免疫吸附试验双抗体夹心法检查血清中的病毒抗原,还可用直、间接免疫荧光试验、双桥PAP检查患者血白细胞中的病毒抗原。

7. 其他 由于汉坦病毒的感染及其毒素的损害,可有肝脏及心脏等受损害的表现,如肝功能检查异常,心肌酶谱、心电图异常。甲襞微循环检查在病程的不同阶段有不同的改变,可通过此检查了解微循环损伤的程度;监测低血压休克、弥散性血管内凝血的程度;以及作为用血管活性药的依据。血液流变学检查,可有全血及血浆黏度的升高。

(四)西医治疗

本病以综合疗法为主,针对各期的病理生理变化,进行对症

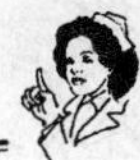

治疗。“三早一就地”为本病的治疗原则，即早发现、早休息、早治疗和就地治疗。要防治好“四关”：休克、肾衰竭、出血、继发感染。特异性的病因和免疫调节疗法应在4日前早期应用。

1. 发热期治疗

(1)一般治疗：应卧床休息，给予高热能，高维生素，易消化的半流质饮食，补充足够的液体。如不能进食者，应给予静脉内营养。

(2)对症治疗

①高热者，应以物理降温为主；高热中毒症状重者，可用糖皮质激素，如静脉注射地塞米松5～10毫克，热退即停。应避免使用解热镇痛药，如对乙酰氨基酚、吲哚美辛等，以防大汗导致休克。

②剧烈呕吐者，可给维生素B_6注射液，静脉滴注；或甲氧氯普胺注射液10毫克，肌内注射；或恩丹西酮8毫克，静脉注射。

③出血明显者，可用酚磺乙胺注射液、维生素K注射液或维生素C注射液，静脉滴注。

④疼痛明显者，可给予罗痛定60毫克，肌内注射或口服。

⑤烦躁、精神紧张者，可给予地西泮注射液5～10毫克，肌内注射等。

(3)液体疗法：液体应按生理需要量补给，补液的速度及量应根据患者的出量、体温、心率、血压、红细胞比容等补充。

①能口服者可口服补液，不足者静脉内补充。补液应以平衡盐为主，要保证机体电解质平衡和酸碱平衡，同时要保证机体有足够的能量供应。注意碱、晶体、胶体的平衡。

②发热早期每日可补充1 000～2 000毫升液体，可给予1/2张的液体；发热中期可给予2/3张的液体；发热末期应给予等张平衡盐液体。在发热末期渗出体征明显者，应及早补充胶体液，如血浆及其代用品、右旋糖酐40等，以预防休克的发生。

(4)抗病毒治疗

①利巴韦林是一种广谱抗病毒的药，每日1 000毫克，静脉滴

注，3～4 日为 1 个疗程。

②干扰素每次 20 万～100 万单位，肌内注射，每日 2 次，连用 3 日。

③肾综合征出血热免疫血清包含大量的特异性抗体及其他免疫因子，可中和患者体内的肾综合征出血热病毒抗原，减轻病毒血症，阻断病情的发展，增强抵抗力，促进恢复。在病程前 4 日内用 1 次，恢复期高价血清 10 毫升，肌内注射，或高价恢复期血清静脉滴注。

(5)免疫治疗：用于调节患者的免疫功能。

①环磷酰胺。为免疫抑制药，主要抑制体液免疫反应，早期应用可减少抗体产生和免疫复合物形成，晚期应用效果较差。环磷酰胺 300 毫克，溶于 20 毫升生理盐水中，静脉注射，每日 1 次，疗程为 3～4 日。

②聚肌胞。聚肌胞是干扰素诱生药，能刺激机体产生干扰素。每次 2～4 毫克，肌内注射，每日 1 次；或聚肌胞 10 毫克，加入葡萄糖注射液中，静脉滴注，连用 3 日。

③植物血凝素。为免疫增强药，能增强 T 细胞功能，促进淋巴细胞转化。植物血凝素 30 毫克，溶于葡萄糖注射液中，静脉滴注，每日 1 次，疗程为 3～4 日。

④肾综合征出血热特异性免疫核糖核酸。是采用汉坦病毒免疫猪后，由猪肝制备的提取物。能使未致敏的淋巴细胞转化为免疫活性细胞，激活 NK 细胞并可诱生干扰素、白细胞介素等提高机体免疫功能。但由于肾综合征出血热特异性免疫核糖核酸能被 RNA 酶破坏，且目前制备的肾综合征出血热特异性免疫核糖核酸免疫力不强，特异性也只是相对的，所以有待继续研究。肾综合征出血热特异性免疫核糖核酸 10 毫克，腹股沟淋巴结周围皮下注射。因可能含有微量蛋白，应注意变态反应，有人主张从低剂量开始使用。

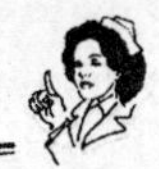

(6)普萘洛尔及卡托普利

①出血热患者血浆中血管紧张素Ⅰ的浓度明显增高,β受体阻滞药普萘洛尔可阻断肾小球旁小体细胞的β受体,抑制肾素释放,降低血管中血管紧张素Ⅱ的浓度,从而改善肾脏血流量及其功能。普萘洛尔 20 毫克,每日 3 次,口服,于发热期开始应用,至多尿期为止。

②卡托普利能抑制血管紧张素Ⅰ转化为血管紧张素Ⅱ,直接降低血管紧张素Ⅱ的水平,从而减轻了肾血管收缩,改善了肾脏血流量及其功能,减少了少尿和肾衰竭的发生率。卡托普利 25 毫克,每日 2～3 次,口服,于发热期开始应用,至多尿期为止。

(7)糖皮质激素:激素具有抗炎、保护血管壁、稳定溶酶体膜、降低体温调节中枢对内源性致热源的反应、促进血小板的生成、阻断变态反应等作用。早期应用对退热、减轻中毒症状、缩短病程有一定的疗效。氢化可的松每日 100～200 毫克,或地塞米松每日 10 毫克,加入液体中,静脉滴注,疗程为 3～4 日。

(8)抗弥散性血管内凝血治疗:本病常有弥散性血管内凝血的发生。高凝多发生在发热晚期至休克期或少尿初期;出血多为疾病晚期的低凝和纤溶亢进。在发热晚期如出现高凝,则需要进行抗凝治疗。药物常选用肝素、双嘧达莫、阿司匹林等。

(9)抗自由基治疗:由于小血管的损伤,缺血后再灌注使氧自由基大量产生可加重病情。常用维生素 E、维生素 C、辅酶 Q10、钙离子拮抗药等治疗。

(10)其他:可用β受体阻滞药和血管紧张素转化酶抑制药减少血管紧张素的产生。还可用丹参改善微循环灌注、降低血液的黏滞度;黄芪增强细胞免疫。

2. 低血压休克期 除了平卧,保暖,吸氧等一般措施外,还应积极补充血容量,改善微循环障碍,纠正酸中毒、心功能不全,维持水、电解质平衡等。

(1)补充血容量:早期、快速、适量补液是治疗低血压休克的关键。由于肾综合征出血热血管损伤严重,渗出的液体为血浆成分,包括电解质和血浆蛋白,因此扩容剂应是以包括多种电解质的等渗液体为主,同时配合一定量的胶体液体和高渗液体。晶体液应以平衡盐为主,常用的有碳酸氢钠平衡盐液,乳酸钠平衡盐液和醋酸钠平衡盐液。胶体液主要有血浆,20%甘露醇,白蛋白,10%低分子葡聚糖等。使用葡聚糖时应注意:葡聚糖为葡萄糖聚合物,在体内少部分转变为葡萄糖,大部分从肾排出,因分子量较大,具有胶体的性质,因此有扩容的作用,可提高血容量,提高血浆渗透压,稀释血液,改善微循环和组织灌注,降低血液黏滞度等,但在少尿时,可在肾小管内形成右旋糖酐管型,导致肾小管的堵塞,加重肾功能的损害。因此,不宜大剂量的使用,一般控制在1 000 毫升以内。补充血容量至血压正常后,应注意监护,如有血压波动,应继续补充血容量。

(2)调整酸碱平衡:休克时常伴随有代谢性酸中毒,可以降低血管张力和心肌收缩力,影响血管对血管活性药物的敏感性。一般选用 5%碳酸氢钠或 11.2%乳酸钠。

(3)应用强心药:心功能不全者,可给予毛花苷 C 或毒毛花苷 K 纠正心力衰竭。

(4)应用血管活性药:如果经过以上处理以后,血压仍不稳定者,可选用血管活性药以调整血管的舒缩功能,使血流通畅,以纠正休克。血管活性药分血管收缩药和血管舒张药两类,应根据具体情况来选用。

①血管收缩药。适用于血管张力降低的患者,肾综合征出血热休克常为小血管扩张为主的暖休克。一般选用血管收缩药,如去甲基肾上腺素、间羟胺、麻黄碱。

②血管舒张药。适用于血管张力增高者,在补足血容量的基础上使用。常用的有多巴胺、苄胺唑啉。

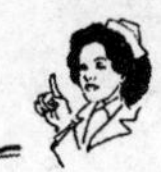

3. 少尿期治疗

(1)一般治疗:卧床休息,给予高糖、高维生素、低蛋白半流质饮食。

(2)维持水平衡:如为血容量不足导致的肾前性少尿,应补足血容量。如为肾性少尿,对液体的补充应“量出为入”,每日补液量一般应<1 000 毫升。

每日液体入量=显性失液量+不显性失液量-内生水量

显性失液量为前一日的尿量、大便量、呕吐物量、引流液量等;不显性失液量为呼吸道和皮肤丢失的水分;内生水为组织代谢、食物氧化和补液中含的葡萄糖氧化所生成的水。发热者,体温每增加 1℃,每小时应多补液 0.1 毫升/千克体重。室温超过 30℃,室温每升高 1℃,不显性失水增加 13%。

(3)维持电解质平衡

①高钾血症的处理

◎严格限制食物和药物中钾的摄入,如食物中牛瘦肉、橘子、香蕉、海带、马铃薯、豆制品等含钾高,药物中青霉素钾盐、血管紧张素转化酶抑制药、血管紧张素受体拮抗药、螺内酯等都会使血钾升高。

◎促使钾离子排出体外,如血液透析或腹膜透析是促使钾离子排出体外,治疗高钾血症的最有效的疗法;除此之外,口服阳离子交换树脂可使钾离子从消化道排出。

②纠正酸中毒。血 pH 值每下降 0.1,血钾升高 0.6 毫摩/升。当二氧化碳结合力≤15 毫摩/升且合并高钾血症时,静脉给予 5%碳酸氢钠 5.0 毫升/千克体重,可提高二氧化碳结合力 4.5 毫摩/升。

◎葡萄糖和胰岛素一起静脉滴注,可促使葡萄糖和钾离子转移至细胞内。

◎10%葡萄糖酸钙 10~20 毫升,静脉注射,可拮抗钾离子对心肌的毒害作用。

◎避免输库存血，清除体内的坏死组织。

③低钠血症的处理。对稀释性低血钠者，控制液体入量，加强利尿，可缓解。对真性低钠者应积极补充钠。

(4)控制继发感染：针对不同部位的感染，合理选用抗生素。对肾衰竭的患者应选用无肾毒性或肾毒性小的药，并酌情调整剂量。

(5)利尿治疗：少尿时可先使用利尿药，如呋塞米、利尿合剂等。

(6)导泻治疗：使用甘露醇、大黄、番泻叶等可使体内液体、电解质和尿毒症毒素从消化道排出体外，可缓解尿毒症和高血容量综合征。

(7)出血的治疗：肾综合征出血热的出血原因极其复杂，但常与血小板减少及其功能损害、凝血因子大量耗损及血管壁损伤有关。为了降低血管的通透性，可给予芦丁、维生素C。对明显出血者，可输鲜血，以补充血小板和凝血因子；或输血小板。同时，根据不同的出血部位加用相应的止血药，如消化道出血可静脉使用垂体后叶素、去甲肾上腺素，口服凝血酶等。

(8)肾替代治疗：肾综合征出血热发生急性肾衰竭时透析指征与一般肾衰竭的透析指征相同。可采用腹膜透析或血液透析，以血液透析为主要选择。有多器官功能衰竭时，应选用持续性的血液净化。因为肾综合征出血热多伴有出血或出血倾向，如抗凝药剂量过大，会加重出血；但患者血管壁受损严重，血浆外渗，血液黏滞度增高，如抗凝剂剂量过小或不用抗凝剂，会导致管路堵塞。因此，肾综合征出血热患者抗凝剂的选择及用量非常重要。

(9)纠正心功能衰竭：患者发生心功能衰竭、肺水肿时，应给予吸氧，控制输液量及速度，体位采取半卧位，给予强心(如毛花苷C静脉推注)，利尿(如呋塞米静脉推注)和扩血管药(如硝酸甘油静脉滴注)，血液净化等治疗。

(10)其他治疗：如患者出现抽搐或烦躁，可使用安定类镇静

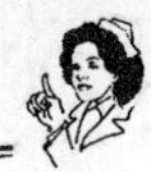

药;患者出现恶心、呕吐,可给予止吐药等。

4. 多尿期治疗 移行期和多尿早期治疗原则同少尿期,但应随尿量增加补充水和电解质。多尿期治疗主要在于补足水、电解质。主要以口服补液为主,静脉补液为辅。补液不宜过多或者过少,过多可延长多尿期;过少可导致水、电解质失调引起第二次肾衰竭。同时要加强患者的营养,补足蛋白质、维生素、能量合剂等。

5. 恢复期治疗 患者恢复后,应继续休息1~3个月,病情重者,休息的时间应更长。体力活动应循序渐进,逐步恢复。

(五)中医治疗

1. 辨证施治 在进行辨证施治时,应该注意本病发展过程中各个不同阶段的特点,但不必拘泥于现代医学的分期。为叙述方便,我们仍按现代医学的分期进行叙述。

(1)发热期:本期在临床上常见的症候有气分证及气血两燔证。

①气分证。热毒侵入机体,传入气分,正邪相搏,燔灼阴阳。

主症:壮热,口渴烦躁,头痛,呕吐,面红耳赤,舌苔黄,脉洪大而数或洪实而数。

治法:清热解毒,清气泻火。

方剂:白虎汤加减。金银花30克,连翘15克,龙胆草15克,七叶一枝花15克,石膏30~60克,知母12克,芦根30克,白茅根30克,板蓝根30克。

用法:每日1剂,水煎服。

加减:伤阴重者,加生地黄、玄参、麦冬;正气虚者,加人参、黄芪;便结不通者,加大黄、玄明粉。

②气营(血)两燔证。疫毒由气分进入营血,热毒燔灼气血。

主症:壮热口渴,烦躁不安,神昏谵语,皮肤斑疹或有大片瘀血斑,可有呕血,便血,舌红苔黄,脉弦滑、数或弦细而数。

治法：清热解毒，清营凉血。

方药：清瘟败毒饮加减。生石膏30～60克，生地黄30克，黄连9克，知母15克，金银花30克，连翘15克，丹参30克，赤芍15克，牡丹皮15克，七叶一枝花15克，龙胆草10克，半边莲15克，板蓝根30克，白茅根30克。

用法：每日1剂，水煎服。

加减：出血较重者，加大蓟、小蓟、茜草根，或三七粉；神昏谵语者，加安宫牛黄丸；抽风惊厥者，加羚羊角粉(代)、钩藤、地龙。

(2)低血压期：本期继发热期之后。由于热邪伤阴，致邪盛正衰，阴损及阳，致气阴两衰；由于津液耗损，血脉无以充盈，气衰则血淤，血脉不能贯达四肢，故有四肢厥冷，临床上称厥逆症。厥逆又分热厥和寒厥。热厥见于低血压早期，寒厥见于低血压晚期严重休克状态，或低血压临终期。分述如下。

①热厥。见于发热未尽或高热体温骤升时。

主症：恶热口渴，腹部及腑下灼热，四肢厥冷，口唇发绀，倦怠无力，虚烦不宁，或神昏谵语，皮肤有斑疹，溲便短赤，舌质红绛，苔黄，脉细数或沉细而数。

治法：清热凉血，扶正祛邪。

方药：升脉散合清营汤加减。红参10克，麦冬30克，玄参15克，生石膏30克，知母15克，黄连6克，金银花30克，连翘15克，丹参30克，生地黄30克，牡丹皮12克。

用法：每日1剂，水煎服。

②寒厥。此为严重休克状态，内闭外脱，一派寒象。

主症：四肢厥冷，面色苍白，口唇发绀，冷汗淋漓，烦躁不安，舌质淡，苔黄，脉微欲绝或扪不到。

治法：救逆固脱，扶正回阳。

方药：生脉散及参附汤加减。红参15克，五味子15克，麦冬30克，附子10克，黄芪30克，牡蛎15克。

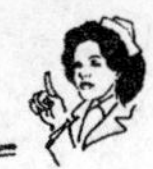

用法:每日1剂,水煎服;或用红参注射液2～4毫升静脉注射,或独参汤灌服。

(3)少尿期:少尿期分为肾阴耗竭、热结下焦、湿邪犯肺型。

①肾阴耗竭。由于热邪内盛,津液销灼,致肾阴耗损,阴液减少;尿源枯涸,则尿少、尿闭,加之热邪伤肾,致开合功能减弱而水道不利。

主症:尿少,尿闭,腰痛,恶心呕吐,口渴舌燥,斑疹透露,衄血便血,神昏谵语,舌质红绛,苔黄少津,脉细数。

治法:滋阴生津,凉血化瘀。

方药:犀角地黄汤合增液汤加减。生地黄30克,玄参20克,麦冬30克,牡丹皮12克,知母15克,天冬15克,白芍30克,白茅根30克,茜草15克,丹参30克,车前子(包煎)30克,猪苓15克。

用法:每日1剂,水煎服。

②热结下焦。由于热邪下注,湿热蕴结下焦而致膀胱气化不利,水道阻塞。

主症:恶心呕吐,面部及四肢水肿,少腹胀满,小便赤涩量少,甚则尿闭,或有尿血,或有膜状物,舌红苔黄,脉沉细数。

治法:清热利湿,化瘀导滞。

方药:八正散合承气汤加减。萹蓄15克,瞿麦15克,生地黄30克,车前草30克,木通10克,滑石30～60克,丹参30克,赤芍30克,大黄15克,玄明粉20克,白茅根30克,玄参20克。

用法:每日1剂,水煎服。

③湿邪犯肺。由于肾气衰退,开合失司,水邪潴留,湿邪犯肺;肺失肃降,不能通调水道,加重水湿潴留,形成恶性循环。

主症:尿少,尿闭,全身水肿,心悸气喘,痰涎壅盛,神昏志浊,头痛如裹,舌淡苔白,脉滑、濡。

治法:泻肺利水,化瘀导滞。

方药:泻肺汤合承气汤加减。大黄15～30克,芒硝20克,瓜蒌30克，浙贝母30克，葶苈子10克，桃仁9克，枳实15克。

用法：每日1剂，水煎服。

(4)多尿期：至此期，正邪相搏已久，邪气将衰，正气未复，肾气不固，膀胱失约。

主症：尿频量多，口渴多饮，倦怠乏力，舌红苔白而干。

治法：补肾固摄，育阴生津。

方药：右归丸加减。熟地黄30克，山药30克，党参15克，麦冬24克，五味子15克，山茱萸12克。菟丝子15克，益智仁9克，覆盆子12克，桑螵蛸10克，仙茅10克。

用法：每日1剂，水煎服。

(5)恢复期：邪退正虚，病后虚弱，阴阳俱亏，胃津不足。

主症：口干食少，头昏肢软，皮肤干燥，脉细无力，舌质稍红、少苔。

治法：养胃生津，清泻余热。

方药：养胃汤加减。沙参15克，麦冬15克，玉竹15克，石斛15克，玄参15克，山药30克，生地黄15克，神曲12克，麦芽12克，焦山楂9克。

用法：每日1剂，水煎服。

2. 验方

(1)大青叶、金银花、半边莲、七叶一枝花、龙胆草各30克。每日1剂，水煎服。

(2)人参10克，洗净，放瓷锅中用小火煎30分钟。益气升压。适用于低血压期患者。

(3)人参、炮附子各10克，煅龙骨、煅牡蛎各30克。先将炮附子放入砂锅中，加水适量，小火煎1小时，再放人参、煅龙骨、煅牡蛎，煎30分钟。益气固脱作用显著。适用于低血压期出汗较多者。

3. 食疗方

(1)柏叶粥：柏叶30克，粳米100克。先煎柏叶，去渣取汁，

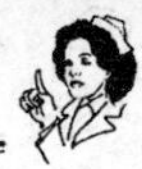

放入粳米煮成粥。柏叶清热凉血。适用于有出血症状者。

(2)大枣炖猪皮:鲜猪皮 100 克,大枣 10 克。加适量水,煮至猪皮熟烂即可。佐餐食用,每日 1 剂。大枣、猪皮有温和的补益作用。肾综合征出血热恢复期患者可食之。

(3)赤小豆冬瓜汤:赤小豆 100 克,冬瓜 250 克。一并煮汤,每日分 2 次代茶饮。利水作用明显。适用于少尿期患者。

(4)荸荠西芹鸽:荸荠、冬菇各 50 克,西芹 90 克,鸽子 1 只,蒜 10 克,植物油、白糖、食盐、淀粉各适量。鸽子去内脏,洗净,将鸽肉起出,切成小块,用调料腌好。西芹、荸荠、冬菇、蒜洗净,切块。荸荠、西芹、冬菇略炒,盛起备用。用少许油炸香蒜肉,将鸽肉放入锅内炒至肉粒散开,放入少许料酒,再把上述配料放入略炒,立即起锅。清热解毒,利尿消肿。适用于少尿期患者。

(5)薏苡仁冬瓜盅:薏苡仁 60 克,火腿 50 克,冬瓜 500 克,食盐少许。将冬瓜从上端 1/3 处切下,把瓜瓤挖出,将薏苡仁、火腿、食盐放入瓜内,加水少许。将瓜置蒸盆内,上笼蒸 1 小时。每日 1 个,分次吃瓜,喝汤。清热解毒,消肿利水。适用于少尿期患者。

(6)金银花茶:金银花 10 克,菊花 6 克,冰糖适量。将金银花、菊花洗净,放入锅内,加水适量,置大火烧沸,再改小火煮 10 分钟,纱布过滤,去药渣。代茶饮。清热解毒,利水消肿。适用于少尿期热象明显者。

第四章 肾小管-间质病变

一、急性间质性肾炎

急性间质性肾炎又称为急性肾小管-间质性肾炎，是一组以肾间质(炎细胞浸润)及小管(退行性变)急性病变为主要表现的综合征。该病占全部急性肾衰竭病例的10%～20%。

(一)病 因

1. 药物 引起急性过敏性间质性肾炎的药物种类甚多，由抗生素引起的占2/3，其中以β-内酰胺类抗生素及非甾体类抗炎药最为常见。最常引起急性间质性肾炎的药物为：青霉素类(特别是新青霉素Ⅰ、氨苄西林等半合成青霉素)，头孢菌素类，磺胺类，利福平等抗生素，噻嗪类利尿药，保泰松等非甾体类抗炎药及呋塞米、别嘌醇等。在国外，除抗生素外，非甾体类抗炎药引起的药物性间质性肾炎占较大比例。近年来，国内外均有报道，中草药过敏也可引起急性间质性肾炎。老年人、有效循环血量不足、原有肾脏疾病、联合用药，以及高敏体质的患者容易发生药物过敏性急性间质性肾炎。药物引起急性间质性肾炎，除了药物对肾脏的直接毒害外，机体对药物过敏是其主要原因，免疫介导可能是其主要发病机制。

2. 感染 葡萄球菌、链球菌、肺炎球菌、大肠埃希菌等所致败血症；钩端螺旋体病；肾综合征出血热；猩红热、白喉、伤寒、传染

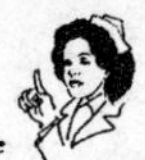

性单核细胞增多症、麻疹、疱疹病毒感染、梅毒、艾滋病等可伴发急性间质性肾炎。

3. 系统性疾病 系统性红斑狼疮、结节病、干燥综合征、混合型冷球蛋白血症等。

4. 肿瘤细胞浸润 多发性骨髓瘤、淋巴瘤、急性白血病等。

5. 特发性 无特殊原因，可伴眼球前房葡萄膜炎，主要见于女性。

(二)临床表现

(1)急性间质性肾炎的临床表现多种多样，因病因而异。往往突然起病，最常见的临床表现是肾功能不全。患者可出现腰痛，消化道症状及尿量异常。腰痛多呈持续性酸痛或胀痛，为肾包膜张力增大所致。症状典型者有明显的双肾叩击痛及肋脊点压痛。消化道症状如食欲缺乏、恶心、呕吐等，腹部可有压痛。药物损伤肝脏者可见黄疸。排尿异常可见少尿、无尿，进入多尿期则见多尿。药物引起者可见血尿。

(2)药物引起的急性间质性肾炎多发生在服药后第二周，可见发热、皮疹及外周血嗜酸性粒细胞增多的“三联症”。皮疹主要见于面部、躯干与近端肢体，多形性，伴有瘙痒。15%～20%患者发生关节痛。可见浅表淋巴结肿大。非类固醇类消炎药引起的可有水肿。尿检除无菌性脓尿和(或)蛋白尿外，可见镜下血尿及肉眼血尿。非类固醇类消炎药所致者常有大量蛋白尿。非少尿型肾衰竭多见。

(3)急性细菌感染所致的急性间质性肾炎起病急骤，出现突然寒战、高热、恶心、乏力、头痛等毒血症症状。

(4)特发性急性间质性肾炎多见于年轻女性，常有低热、乏力、体重减轻、皮疹、肌炎。血压多正常，1/3 患者眼色素膜炎，可在肾脏病同时存在或于肾脏病后出现，发生的时间间隔一般在 1

年内。常伴有轻度贫血和血沉增快，C反应蛋白阳性、纤维蛋白升高、γ-球蛋白升高等炎症综合征表现。

（三）分　类

急性间质性肾炎根据病因可分为急性细菌性肾盂肾炎；全身感染所致急性间质性肾炎；系统性疾病伴发急性间质性肾炎；药物相关性急性间质性肾炎，系由药物过敏引起；异体肾移植排斥反应；特发性急性间质性肾炎。急性细菌性肾盂肾炎、全身感染所致急性间质性肾炎又称为感染相关性急性间质性肾炎，其中以药物相关性急性间质性肾炎最常见，其次是感染相关性急性间质性肾炎和特发性急性间质性肾炎。现将鉴别较困难的急性间质性肾炎列于表1。

表1　3种急性间质性肾炎的鉴别

鉴别项目	临床表现	药物相关性急性间质性肾炎	感染相关性急性间质性肾炎	特发性急性间质性肾炎
发病诱因		药物	感染	不明
临床表现	全身过敏反应（尤其是过敏性皮疹）	常有	常无	常无
	眼色素膜炎			
实验室检查	血嗜酸性粒细胞增多	常无	常无	常有
	嗜酸性粒细胞尿	多见	常无	常无
	高γ球蛋白血症	多见	常无	常无
病理检查	肾间质嗜酸性粒细胞浸润	少见	少见	多见
	肉芽肿	多见	少见	少见
		肾间质可见	少见	骨髓或淋巴结可见
自行缓解		停止用药后	感染控制后	不详

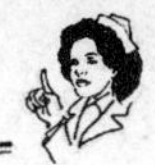

（四）辅助检查

(1)血中白细胞升高。

(2)尿化验异常，常出现无菌性白细胞尿、血尿及蛋白尿。蛋白多呈轻度，但当非甾体抗炎药引起肾小球微小病变型肾病时却常见大量蛋白尿(每日>3.5 克)，并由此可引起肾病综合征。无菌性脓尿及尿中嗜酸性粒细胞增多。尿蛋白一般<1 克/24 小时。

(3)肾小球滤过率下降，血肌酐和尿素氮升高。有显著的肾小管损害，可出现糖尿、氨基酸尿、尿酸尿、磷酸盐尿等，远端肾小管功能障碍者，尿 pH 值升高，出现等渗尿，尿钠排泄量增加。

(4)血液中偶可检获肾小管基膜抗体或循环免疫复合物。

（五）西医治疗

1. 去除病因 首先停用有关药物，去除病因。轻症病例停用致敏药物后，急性间质性肾炎即能自行缓解。若患者服用多种可致急性间质性肾炎的药物，且有某种药物无法替代，则先停用最可能引起急性间质性肾炎的药物，观察数日，看肾功能有无改善。确定过敏的药物后必须告诉患者，避免悲剧重演。

2. 对症支持治疗 在去除病因的同时，应给予对症支持治疗，如维持水、电解质平衡，纠正代谢性酸中毒，对急性肾功能不全的患者应注意调节血容量以保证足够的尿量，同时避免水负荷过多。并发急性肾衰竭，无论是少尿型或非少尿型，都应考虑尽早予以透析治疗，以利肾功能的恢复，预防或减轻肾间质纤维化，减少慢性肾衰竭的发生率。血液透析、腹膜透析、连续动静脉血液滤过、连续静脉血液滤过等均可根据病情进行选择。

3. 糖皮质激素 糖皮质激素是最常用的治疗急性间质性肾炎的药物，一般口服泼尼松治疗；有用大剂量甲泼尼龙冲击治疗后急性肾衰竭缓解者。但用前最好先进行肾活检，确诊急性间质性肾炎并观察纤维化的程度。由于发生间质炎症后的10～14日即可看到间质纤维化，且氮质血症持续1～2周后肾功能恢复的可能性即降低，因此如决定用激素治疗，最好在发生氮质血症后的7～14日，起始量不必过大，每日30～40毫克即可，用药不必过久，用后常能获得利尿、肾功能改善及血肌酐下降至正常之疗效。疾病好转即逐渐减量，疗程为4周，需服2～3个月。如未见疗效，4周时即予以停用，甲泼尼龙冲击疗法的剂量为每日0.5～1.0克，静脉滴注，使用3～5日。

4. 细胞毒类药物 大多数病例无须用细胞毒药物，只有治疗欠及时、单用激素疗效欠佳的病例，才考虑并用细胞毒药物。鉴于环磷酰胺对细胞介导的免疫反应疗效优于激素，有人建议环磷酰胺作为首选药物。环磷酰胺每日100毫克，口服，累积量达6克时停药。

(六)中医治疗

1. 辨证施治

(1)热毒炽盛

主症：寒战高热，头痛腰痛，小便短赤不利或无，口干喜饮，大便秘结，舌红苔黄燥，脉弦滑数，或皮肤斑疹，或皮肤黄染，或腹痛、关节疼痛，或恶心呕吐等。

治法：清热解毒，通瘀泻浊。

方药：清瘟败毒饮加减。生石膏30克，知母10克，水牛角(先煎)30克，生地黄15克，赤芍15克，牡丹皮10克，玄参15克，连翘10克，栀子10克，黄芩10克，黄连6克，金银花5克，竹叶6克，猪苓15克，甘草6克。

用法：每日1剂，水煎服。

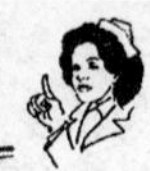

加减：尿色深、血尿者，加白茅根 30 克，小蓟 15 克；皮肤斑疹者，加紫草 15 克；皮肤黄染者，加大黄 10 克，茵陈 15 克。

(2)湿热壅盛

主症：小便灼热刺痛、尿色黄赤，腰痛腹痛，口干不欲饮，大便黏滞不畅，舌红苔黄腻，脉滑数，或恶心呕吐，口苦口黏，脘腹胀满，食少纳呆等。

治法：清热利湿通淋。

方药：八正散加减。通草 6 克，车前子(先煎)、车前草各 20 克，滑石(先煎)20 克，萹蓄 20 克，大黄 10 克，瞿麦 15 克，栀子 10 克，石韦 15 克，生地黄 15 克，黄柏 10 克。

用法：每日 1 剂，水煎服。

加减：口干者，加芦根 15 克，玄参 10 克；恶心呕吐者，加竹茹 10 克，半夏 10 克；少腹拘急而痛者，加白芍 15 克，乌药 10 克。

(3)阴虚火旺

主症：小便短赤带血，腰酸痛，头晕耳鸣，五心烦热，口干欲饮，大便干结，舌红苔薄黄，脉细数。

治法：滋阴降火。

方药：知柏地黄丸加减。生地黄 24 克，山药 12 克，山茱萸 12 克，牡丹皮 9 克，茯苓 9 克，泽泻 9 克，知母 12 克，黄柏 12 克，牛膝 12 克，竹叶 6 克。

用法：每日 1 剂，水煎服。

加减：血尿者，加白茅根 30 克，小蓟 15 克；五心烦热者，加地骨皮 10 克，玄参 10 克。

(4)脾肾气虚

主症：面色无华，神疲乏力，气短懒言，腹胀便溏，恶呕纳差，多尿，夜尿，腰酸膝软，舌淡苔薄白，脉沉无力。

治法：健脾补肾。

方药：金匮肾气丸合四君子汤加减。熟地黄 15 克，山药 15

克，山茱萸 12 克，牡丹皮 9 克，茯苓 9 克，泽泻 9 克，附子（先煎）6 克，桂枝 6 克，党参 12 克，白术 12 克，炙甘草 10 克。

用法：每日 1 剂，水煎服。

加减：若厌食腹胀者，加陈皮 10 克，厚朴 6 克；乏力倦怠者，加黄芪 30 克，当归 15 克。

2. 中成药

（1）肾复康胶囊：主要成分为土茯苓、生槐花、白茅根、藿香等。具有益肾化浊，清热利湿的功效。可用于急性间质性肾炎的血尿表现者。

（2）冬虫夏草：冬虫夏草对间质性肾炎有一定的治疗作用。临床上常用的冬虫夏草制剂有金水宝、百令胶囊等可以选用。

3. 针灸 取膀胱俞、中极、阴陵泉、行间、太溪穴，针用泻法或平补平泻，每日或隔日针刺 1 次。如尿中见血者，可加血海、三阴交穴；少腹满痛者，加曲泉穴；少尿或小便闭塞不通者，取三阴交、阴陵泉、膀胱俞、中极穴。针用泻法，不灸，间歇醒针 20 分钟。

4. 食疗方

（1）葱豉豆腐煲：淡豆豉 10 克，葱白 5 根，豆腐 150 克。豆腐切片，微煎，然后放入淡豆豉，加水 2 碗，煎取大半碗，再入葱白，煎沸约 10 分钟。趁热食用（淡豆豉可不食），然后盖被微出汗，每日 1 剂。

（2）桑菊茶：桑叶、菊花各 6 克，竹叶 15 克，白茅根 30 克，绿茶适量。将桑叶、菊花、竹叶、白茅根洗净，同绿茶一起放入茶壶内，用沸水浸泡 10 分钟。代茶频饮，每日 1 剂。

（3）藿香粥：鲜藿香 50 克（干品 20 克），粳米 75 克。藿香洗净，切碎，加水煮沸 2～3 分钟，取汁，与粳米煮粥，将熟时放入藿香，煮沸即可。佐餐食用，每日 1 剂。

（4）香薷茶：香薷 10 克，厚朴（剪碎）、白扁豆（炒黄并打碎）各 6 克。香薷、厚朴、白扁豆放入保温杯中，沸水冲泡，盖 30 分钟。

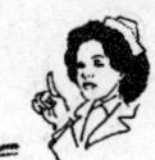

代茶频饮。

(5)苏羌茶：紫苏叶、羌活、红茶各9克。紫苏叶、羌活洗净，同红茶一起放入保温杯中，沸水冲泡，盖闷30分钟。代茶频饮。

(6)银耳粥：银耳10克，麦冬30克，粳米100克，大枣5枚，冰糖适量。银耳洗净水泡半天，粳米、麦冬、大枣加水煮粥，将熟时加银耳、冰糖食用。

二、慢性间质性肾炎

慢性间质性肾炎又称为慢性肾小管-间质性肾炎或慢性间质性肾病，是一组以肾间质纤维化、炎症病变及小管萎缩为主要表现的疾病。

(一)病 因

1. 药物或毒物 引起急性间质性肾炎的药物亦能引起慢性间质性肾炎，如镇痛药、氨基糖苷类抗生素、环孢素、铂、锂等药物；铅、汞、镉等重金属、造影剂及一些中草药关木通、广防己、马兜铃、天仙藤、青木香、寻骨风、朱砂莲等。

2. 感染 包括细菌、病毒、真菌所致的非特异性感染和结核、麻风、梅毒等特异性感染。

3. 尿路梗阻或反流 包括结石、肿瘤等所致的各种机械性尿路梗阻和膀胱输尿管反流。

4. 免疫性疾病 系统性红斑狼疮、同种异体肾移植排斥、干燥综合征、冷球蛋白血症、IgA肾病等。

5. 血液系统疾病 多发性骨髓瘤及轻链病等浆细胞病、镰状细胞血红蛋白病、白血病、淋巴增生性疾病等。

6. 代谢障碍 高尿酸血症、草酸盐增多症、胱氨酸病、高钙血

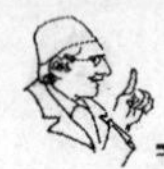

症、低钾血症。

7. 结节病 韦格纳肉芽肿。

8. 血管疾病 肾血管的炎症、硬化、栓塞等。

9. 遗传因素 如遗传性肾炎、髓质海绵肾、髓质囊性变、多囊肾等。

10. 理化或环境因素 如放射性肾炎、巴尔干肾病等。

(二)临床表现

本病多缓慢隐袭进展,有原发病的表现。早期出现肾小管功能损害,主要表现为尿液浓缩功能障碍,如多饮、多尿、夜尿多、尿比重和尿渗透压降低,甚至出现尿崩症;尿酸化功能障碍:肾排H^+、泌氨减少,出现肾小管性酸中毒,易引起低钾、低钠、低钙,故而出现无力,甚至瘫痪,亦可因远端肾小管排泌钾缺陷而致高钾血症;近曲小管选择性重吸收功能障碍,而引起氨基酸尿、葡萄糖尿、磷酸盐尿、尿酸尿、碳酸氢盐尿。或上述几种物质重吸收障碍同时存在而引起范科尼综合征。晚期肾小球功能受损,出现肾功能不全,可有恶心、呕吐、腹泻、乏力、皮肤瘙痒等尿毒症症状,血清肌酐、尿素氮升高。与肾功能损害同时常伴随出现高血压及贫血。

1. 镇痛药肾病 是一种由于大量服用非甾体抗炎制剂,含有非那西汀和(或)阿司匹林成分的混合镇痛剂引起慢性肾小管间质疾病。

本病多见于神经质的女性,为男性的5～7倍,而在非滥用镇痛药引起的间质性肾炎组,则男女发病率相似。起病隐袭,在血清肌酐升高前常无症状,或仅在实验室常规检查时才被发现。患者常表现为重复尿路感染,肾小管功能检查显示尿浓缩功能及酸化功能减退和失钠,临床上出现夜尿多或多尿现象,可有痉挛、乏力和肾结石。50%～70%患者出现高血压,如伴有水钠丢失,可

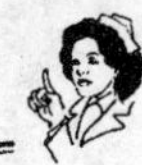

发展为恶性高血压，因高血压引起心脏扩大及心力衰竭者约占38%。由于坏死肾乳头组织脱落或结石排出，发生肾绞痛伴镜下或肉眼血尿，又是镇痛药肾病的特点。重症早期出现急性肾衰竭；重症晚期可出现慢性肾衰竭，并发痛风、尿毒症性骨病，服用大量镇痛药者8%～10%可发生泌尿道移行上皮癌。

2. 马兜铃酸肾病 服用含马兜铃酸的中草药引起的肾损害。主要致病者为关木通、广防己及青木香等药。本病目前主要分为3型。

(1)急性马兜玲酸肾病：常在短期(甚至一次)大量服用含马兜铃酸中药后发生。临床迅速出现少尿或非少尿性急性肾衰竭，伴肾小管功能障碍。常伴肾外表现，如上消化道症状(恶心、呕吐等)，贫血、血小板减少，肝功能损害及神经系统异常(视听力障碍、震颤)等。非少尿型者，服用马兜铃酸药后每日平均尿量常>1 000毫升，肌酐、尿素氮迅速升高，肌酐清除率下降，尿比重及尿渗透压下降，可伴有代谢性酸中毒及电解质紊乱。急性马兜铃酸肾病经积极治疗后，部分患者可恢复正常，但是恢复速度远较一般急性肾小管坏死慢，而重症患者常不可恢复，并逐渐演变遗留下慢性肾衰竭，需依靠透析维持生命。病理表现为急性肾小管坏死。

(2)慢性马兜铃酸肾病：多在持续或间断小剂量服用马兜铃酸药物后出现。临床表现为慢性肾小管-间质肾病。病变隐袭进展，逐渐出现肾小管和肾小球功能损害，终止马兜铃酸的摄入后，肾功能仍然迅速减退，数年内渐由氮质血症进入终末肾衰竭。尿化验呈肾性糖尿及轻度蛋白尿，低比重及低渗透压尿，常伴贫血(贫血发生早且临床症状重，与肾功能损害程度不相符)及轻、中度高血压。B超常发现肾脏缩小，且双肾大小可不对称(长径相差1厘米以上)。临床症状可出现头痛、恶心呕吐、食欲缺乏、嗜睡、体重下降等。主要病理表现为灶状或多灶状寡细胞性肾间质纤维化。亦有报道，慢性马兜铃酸肾病患者易伴发泌尿系癌症。

(3)肾小管功能障碍型马兜铃酸肾病:常于间断小剂量服含马兜铃酸药物后数月出现症状,主要表现为肾小管酸中毒和(或)范科尼综合征,同时伴肾小管浓缩功能障碍,而血清肌酐及尿素氮基本正常。临床见乏力倦怠、口渴、多饮、多尿、夜尿增多、食欲缺乏、体重下降、贫血、肾性糖尿、肾小管性蛋白尿、低钙血症、高磷酸盐尿、氨基酸尿、低钾、低磷、低尿酸血症等。尿常规显示轻度蛋白尿,镜检有形成分较少。本型部分病例经积极治疗疾病可望好转,但有的却可迅速进展至慢性肾衰竭。此型病理改变轻,主要为肾小管变性及萎缩。

以上3型马兜铃酸肾病的表现可有一定重叠。

(三)辅助检查

1. 血尿 血尿占95%,常为均一型血尿。由新青霉素所致者,血尿发生率约占97%,可有1/3患者发生肉眼血尿。利福平、别嘌醇过敏者血尿亦较常见。

2. 白细胞尿 几乎所有慢性间质性肾炎患者均有无菌性白细胞尿。尿沉渣嗜酸性粒细胞计数超过白细胞总数5%即有意义,甚至可达30%。若用Hensol's化学染色法,对嗜酸性粒细胞及嗜酸性粒细胞管型的辨认,明显优于瑞氏染色。此外,还可出现白细胞管型或红细胞管型。

3. 蛋白尿 一般多为轻、中度蛋白尿,每日尿蛋白多不超过1～2克,可分为大分子或小分子蛋白尿,与致肾损害的药物有关,亦可呈肾病综合征表现。

4. 尿酶增多 主要见于发病早期氨基糖苷类抗生素肾损害患者,如N-乙酰-β氨基葡萄糖苷酶、丙氨酸氨基肽酶、亮氨酸氨基肽酶、γ-谷氨酰转肽酶等。

5. 免疫球蛋白检查 药物过敏者可有血免疫球蛋白E增高。

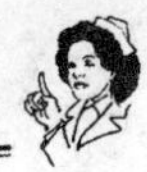

6. X线检查 尿路X线平片与B超检查可见双侧肾增大，这可对诊断有一定帮助。

7. 肾活组织检查 肾活检是确诊慢性间质性肾炎的主要手段。应强调临床与病理结合，尽早肾活检，尤其对于病因不明的急性肾衰竭患者，肾活检可确定病因，以防漏诊或误诊。

8. 药物特异性血清淋巴细胞转化试验 药物特异性血清淋巴细胞转化试验有助于明确致敏药物，可使治疗具有针对性。药物特异性血清淋巴细胞转化试验系采血体外试验，安全可靠，对患者无危害。其原理是在体外培养液中应用药物的特异性抗原，以刺激患者致敏的淋巴细胞导致转化。依据淋巴细胞对药物抗原应答水平的高低，以鉴别是否对此种药物过敏。药物特异性血清淋巴细胞转化试验具有很高的特异性，假阳性罕见，但阴性结果尚不能排除对某种药物过敏的可能性。

(四)西医治疗

1. 一般治疗 根据不同的病因、发病机制和不同的原发病进行相应的治疗，但其总的治疗原则如下。

(1)控制和去除病因，使病变停止发展，及时解除尿路梗阻，纠正代谢紊乱，有尿路感染时应积极抗感染。肿瘤细胞直接浸润间质者应及时采取肾区放射治疗和全身化疗。

(2)以肾小管功能障碍为主者应及时纠正水、电解质和酸碱平衡紊乱，防止因脱水、低血压等使肾功能进一步减退。

(3)已发展成慢性肾衰竭者，按尿毒症处理，进行必要的透析疗法和肾移植术。

2. 镇痛药肾病的主要治疗

(1)立即停用所有镇痛药和非甾体抗炎药物。

(2)每日尿量维持在1 500～2 000毫升，以减少药物在肾髓质的浓度。

(3)预防泌尿系感染,并发感染者用抗生素治疗。

(4)有失钠表现、代谢性酸中毒者,须给予纠正。

(5)控制高血压,避免用利尿药,可用血管紧张素转化酶抑制药治疗,同时注意心血管并发症。

(6)对终末期肾衰竭及急性肾衰竭可行透析治疗或肾移植术,血液透析及腹膜透析可降低血中药物浓度。

(7)对一些老年患者,抗高血压治疗和前列腺素 E 的使用可以改善患者的肾功能。前列腺素 E_2 100～200 毫克,加入 5%葡萄糖注射液或生理盐水 300～500 毫升中,静脉滴注,每日 1 次,10～20 日为 1 个疗程,对治疗高血压及改善肾功能有帮助,注意滴速宜慢。

(8)当发生脱落的坏死组织堵塞尿路时,应解痉、镇痛、补液及利尿,必要时手术取出坏死组织。

3. 马兜铃酸肾病的治疗 目前尚无成熟方案。在立即停用含马兜铃酸药物,对症治疗基础上,采用中西医结合治疗方法。

(1)口服雷公藤根茎煎剂或嚼食药叶嫩尖及吞服生鱼胆者,应彻底洗胃并导泻。如在 2 小时内未彻底洗胃及导泻者,都可以产生肾损害。

(2)文献报道,对雷公藤及生鱼胆急性中毒,可早期应用糖皮质激素。地塞米松 5～10 毫克,加 50%葡萄糖注射液 40 毫升,静脉注射;继之地塞米松 1.5 毫克,每日 3 次,口服。鱼胆中毒者用 2～3 日,雷公藤中毒者可用药 2～3 周,以减轻中毒引起的机体病理反应。适当使用山莨菪碱,以解除中毒后血管痉挛改善休克。山莨菪碱 20 毫克,肌内注射,每 6 小时 1 次;脉压甚小时可静脉注射 20 毫克,30 分钟 1 次,保持面色红润,每分钟心率$<$120 次为宜。

(3)当发生急、慢性肾衰竭时,应行血液透析或腹膜透析治疗,同时加强支持疗法,促进患者康复。

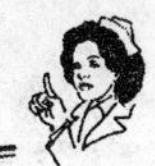

(五)中医治疗

1. 辨证施治

(1)湿热内蕴

主症:尿频、尿急、尿痛,排尿不畅,腰痛,少腹拘急疼痛,舌质红苔黄腻,脉滑数,或呕恶纳差,或身重乏力等。

治法:清利湿热,利尿通淋。

方药:八正散加减。通草 6 克,车前子(包煎)30 克,滑石 20 克,萹蓄 20 克,大黄 10 克,瞿麦 15 克,栀子 10 克,薏苡仁 30 克,生地黄 15 克。

用法:每日 1 剂,水煎服。

加减:呕恶纳差者,加白豆蔻 6 克,砂仁(后下)6 克;口苦、小腹拘急者,可合四逆散疏调气机。

(2)脾肾阳虚

主症:形寒肢冷,头晕乏力,腰膝酸软,纳差便溏,小便清长,或下肢水肿,舌质淡苔白,脉沉细而迟弱。

治法:补脾益肾,温阳益气。

方药:实脾饮加减。干姜 10 克,党参 15 克,白术 15 克,茯苓 15 克,大腹皮 10 克,木瓜 10 克,厚朴 10 克,制附片(先煎)10 克。

用法:每日 1 剂,水煎服。

加减:小便清长者,加锁阳 10 克,益智仁 10 克;下肢水肿者,加猪苓 15 克,泽泻 15 克。

(3)肝肾阳虚

主症:腰膝酸软无力,头晕耳鸣,心烦失眠,手足心热,口干咽燥,小便短少,大便秘结,舌质红少苔,脉细数。

治法:滋阴清火。

方药:知柏地黄丸加减。生地黄 24 克,山药 12 克,山茱萸 12

克，牡丹皮 9 克，茯苓 9 克，泽泻 9 克，知母 12 克，黄柏 12 克，女贞子 15 克，墨旱莲 15 克。

用法：每日 1 剂，水煎服。

加减：口咽干燥者，加石斛 10 克，麦冬 10 克；潮热心烦者，加地骨皮 15 克。

(4)肾阴阳俱虚

主症：排尿无力，尿少，面色发白，畏寒肢冷，神疲乏力，腰痛喜温喜按，或有手足心热，舌质淡苔白，脉沉细弱。

治法：温阳益气，补肾填精。

方药：金匮肾气丸加减。熟地黄 15 克，山药 15 克，山茱萸 12 克，牡丹皮 9 克，茯苓 9 克，泽泻 9 克，附子 6 克，肉桂 6 克，黄芪 30 克，当归 10 克。

用法：每日 1 剂，水煎服。

加减：偏阳虚者，加淫羊藿 10 克，巴戟天 10 克；偏阴虚者，加黄精 15 克，女贞子 15 克。

(5)肾络痹阻

主症：面色黧黑，皮下瘀点瘀斑，腰痛固定不移，痛处拒按，舌质暗或有瘀点，脉细涩。

治法：化瘀通络。

方药：补阳还五汤加减。生黄芪 30 克，赤芍 10 克，当归 10 克，川芎 10 克，桃仁 10 克，红花 10 克，地龙 10 克，鸡血藤 10 克。

用法：每日 1 剂，水煎服。

加减：久病气血不足，可加大生黄芪用量，并加党参等扶正之品。

2. 马兜铃酸肾病辨证施治

(1)脾肾阳虚

主症：畏寒肢冷，倦怠乏力，纳差，腹胀便溏，多尿，夜尿清长，腰酸膝软，腰部冷痛，舌淡胖有齿痕，脉沉弱等。

治法：健脾补肾。

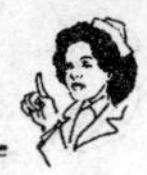

方药：真武汤加减。制附片（先煎）9 克，白芍 10 克，生姜 9 克，白术 12 克，茯苓 15 克，党参 12 克。

用法：每日 1 剂，水煎服。

加减：恶心纳差者，加竹茹 10 克，焦山楂、焦神曲、焦麦芽各 10 克；水肿明显者，加猪苓 12 克，泽泻 12 克；腰酸腰冷者，加桂枝 6 克，炒杜仲 15 克。

（2）肝肾阴虚

主症：头晕耳鸣，口干咽燥，五心烦热，双目干涩或视物不清，腰酸膝软，大便干结，尿少色黄，舌红少苔，脉细等。

治法：滋补肝肾。

方药：六味地黄丸合二至丸加减。生地黄、熟地黄各 12 克，山药 12 克，山茱萸 12 克，牡丹皮 9 克，泽泻 9 克，茯苓 12 克，女贞子 15 克，墨旱莲 15 克。

用法：每日 1 剂，水煎服。

加减：心烦失眠者，加首乌藤 30 克，炒酸枣仁 15 克；头晕耳鸣者，加怀牛膝 12 克。

（3）湿浊困阻

主症：腰痛热胀，恶心呕吐，纳呆，脘闷腹胀，身重困倦，小便短赤，口干口苦，口中黏腻，舌苔腻，脉濡或滑。

治法：化湿降浊。

方药：温胆汤加减。半夏 12 克，陈皮 12 克，茯苓 20 克，竹茹 12 克，枳实 10 克，枇杷叶 15 克，生大黄 10 克。

用法：每日 1 剂，水煎服。

加减：恶心呕吐重者，加紫苏叶 3 克，黄连 5 克；口中异味口黏者，加佩兰 9 克。

（4）瘀阻肾络

主症：面色晦暗，腰痛，甚则肌肤甲错，舌质紫暗或有瘀点瘀斑，脉细涩。

治法：化瘀通络。

方药：血府逐瘀汤加减。生地黄 12 克，赤芍 12 克，当归 12 克，川芎 6 克，桃仁 12 克，红花 12 克，牛膝 12 克，枳实 12 克，柴胡 6 克，车前子(包煎)15 克，三棱 15 克，莪术 15 克。

用法：每日 1 剂，水煎服。

加减：偏寒者，可用桂枝茯苓丸；瘀重者，加炮穿山甲 10 克。

3. 中成药

(1)滋肾丸成人每次 9 克，每日 2 次，小儿酌减，口服。适用于热在下焦、湿热蕴肾者。

(2)分清五淋丸每次 9 克，每日 1～2 次，口服。适用于湿热下注、蕴结膀胱者。

(3)济生肾气丸每次 9 克，每日 2 次，口服。适用于肾阳不足、肾气虚弱者。

(4)慢肾宝口服液每次 20 毫升，每日 3 次，口服。

(5)尿毒清冲剂每次 10 克，每日 2～3 次，口服。适用于有肾功能不全者。

(6)肾衰宁胶囊成年人每次 3～6 粒，每日 3 次，口服。适用于有肾功能不全者(有大便秘结者还有通便作用)。

(7)SOD 胶囊(由东方蚯蚓中提取物)每粒胶囊含 SOD 6 000 单位。每次 4 粒，每日 3 次，口服。有抗氧自由基脂质过氧化，提高体内 SOD 活性作用，从而用于药源性肾损害及肾功能不全的治疗。

4. 验方

(1)人参每次 5 克，煎水 200 毫升，口服，每日 1 次。治疗药物过敏所致的急性小管间质性肾炎尿渗透压下降者。

(2)玉米须 30 克，荠菜花 15 克，白茅根 18 克。每日 1 剂，水煎分 2 次服，适用于血尿者。若尿血多痛甚者，可另吞服参三七 2 克，琥珀粉末 2 克。

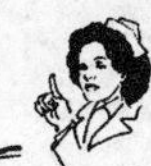

(3)红参 60 克,黄连 60 克,泽泻 20 克,黄精 250 克,天花粉 120 克。上药共研细末,混合装入胶囊,每次 9 粒,每日 3 次,口服。适用于药物所致慢性间质性肾炎。

(4)生大黄 30 克,六月雪 30 克,煅牡蛎 30 克。水煎 300 毫升,保留灌肠,每日 1 次。适用于消炎镇痛药引起的急性肾衰竭。

(5)白术、桂枝、泽泻、猪苓各 10 克,茯苓 15 克。每日 1 剂,水煎服。气血两虚者,加黄芪、党参各 15 克;水肿者,加桑白皮 20 克,茯苓皮 15 克;便秘者,加大黄 10 克。适用于药物性肾损害。

(6)生黄芪 20 克,生地黄 15 克,川芎 15 克,生甘草 6 克。每日 1 剂,水煎服。气虚明显者,再加党参、白术,或加太子参 20 克,冬虫夏草 6 克;有过敏表现者,加防风 12 克,蝉蜕 10 克,徐长卿 10 克,当出现血尿时,加仙鹤草 12 克,石韦 15 克,荠菜花 12 克;少尿时,加益母草 20 克,马鞭草 12 克,桑白皮 12 克。适用于抗生素、免疫抑制药等引起的肾损害。

(7)土茯苓 30 克,金银花 30 克,甘草 10 克。每日 1 剂,水煎服。适用于汞中毒,有改善症状及缓慢驱汞作用。

(8)鸡血藤 15 克,田七 3 克,香附 9 克,广木香 15 克,青木香 15 克,茜草根 15 克,梅片 3 克。上药共研末。鲜金银花 240 克捣汁,加水至 500～800 毫升,与上药混匀。第一次服 300 毫升,以后每 3～4 小时服 200 毫升,成年人总量为 1 000～1 500 毫升。小儿为 750 毫升。本方不能与甘草同用。适用于治疗急性砷中毒。

(9)绿豆 120 克,甘草 15 克,或金钱草 30 克,煮水服。有辅助驱铅作用。

(10)炙附片 7.5 克,白术 15 克,云茯苓 15 克,泽泻 15 克,白芍 10 克,桂枝 7.5 克,炙黄芪 20 克,生姜 10 克。每日 1 剂,水煎服,共进 3 剂。病情好转之后,改用香砂六君子汤加炮姜 10 克,鸡内金 10 克,藿香叶 5 克,调理脾胃。适用于抢救鱼胆中毒。

(11)雷公藤中毒:凤尾草 90 克,田螺 60 个,鲜马臼嫩芽 10

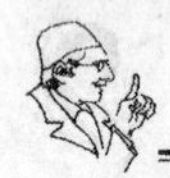

个，捣汁服；鲜萝卜汁125克或莱菔子250克，炖服。

(12)斑蝥中毒：据报道，黄连、黑豆、葱、茶煎服有解斑蝥毒作用；中药止血解毒：金银花60克，连翘、紫花地丁、竹茹、蒲公英、滑石(包煎)各30克，地榆、桔梗、甘草各21克，煎服；或绿豆30克，甘草9克，黄连3克，煎服。

(13)山豆根中毒：甘草30克，煎服。

(14)苍耳子中毒：甘草30克，绿豆120克，煎汤500毫升，冷服。脉缓者用生甘草30克煎水200毫升；脉速者用生甘草15克，黑豆120克，绿豆120克；煎水500毫升，顿服。紫金锭磨成稀浆，每次内服1/2锭或1锭，每日2次，可连用3～5日。新鲜菊花苗根捣碎挤出汁，每日2次，每日服一大茶碗。昏迷严重者可鼻饲至宝丹，每日1包，分次用，或用安宫牛黄丸，每日1～2丸。

5. 灌肠疗法 主要用于有急性肾功能不全患者的治疗。

(1)大黄30克，槐花30克，桂枝30克。水煎成200毫升，每次100毫升，加温后保留灌肠，每日2次，6日为1个疗程。

(2)大黄30克，蒲公英20克，槐米30克，赤芍15克，生地黄30克，板蓝根20克，厚朴10克，炒枳实15克。水煎成200毫升，保留灌肠。

(3)生大黄30克，六月雪30克，煅牡蛎30克。水煎成200毫升，保留灌肠，每日1次。用于消炎镇痛药引起的急性肾衰竭。

6. 贴敷疗法 用于急性肾功能不全，大便闭塞和(或)少尿、无尿的治疗。

(1)丹参30克，桃仁15克，佩兰15克，赤芍15克，木香12克，细辛5克，忍冬藤15克，车前子(包煎)15克，桂枝15克。加水适量，煎煮30分钟，装入布袋中，置双肾区热敷，每日2剂。

(2)连根葱1根，生姜1块，淡豆豉21粒，食盐1匙。共捣烂，摊成饼状，烘热后敷于脐部，气透脐部，能通利二便。

(3)生田螺5～7个，去壳，捣烂，敷关元穴，每日1～2次。

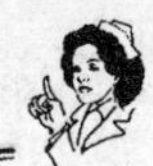

7. 针灸疗法 针膀胱俞、中极、阴陵泉、三阴交、太溪等穴，采用泻法，可缓解尿频、尿急、尿痛等膀胱刺激征。急性肾衰竭休克期针人中、涌泉、足三里等穴；少尿期针中极、水沟、膀胱俞、阴陵泉等穴；多尿期针大椎、气海、肾俞、关元、三阴交、足三里、三焦俞等穴；亦可用隔姜片艾灸双肾俞穴，每次 10 分钟，每日 2 次。

8. 取嚏疗法 用通关散(含牙皂 10 克，细辛 10 克，共研细末)，吹入鼻中取嚏。用于急性肾衰竭尿潴留的治疗。

9. 食疗方

(1)鲜荠菜 250 克，加水，代茶饮，每日 2 次，连用 1 个月。

(2)鲜马齿苋 200 克，鲜车前草 100 克，水煎，代茶饮。

(3)赤小豆 50 克，山药 50 克，白糖 20 克。先煮赤小豆半熟，再入山药，熟后加白糖食用。适用于温邪蕴蒸化热之小便频，尿痛等症。

(4)赤小豆 50 克，鸡内金 15 克。先加水煮赤小豆，将豆煮熟时，放入鸡内金末调匀。清热利湿，消积化瘀。改善尿频、尿急、尿痛，效果显著。

(5)荠菜花 30～60 克，水煎，代茶饮，每日 3 次。

(6)玉米 1 份，水煎，代茶早晚饮。适用于肾盂肾炎及水肿。

第五章 其他肾脏病

一、多囊肾

多囊肾又称常染色体显性遗传多囊性肾炎病，是指在肾脏皮质和髓质发生无数个大小不等的圆形囊肿的遗传性肾脏病。临床传统分为婴儿型和成年型。婴儿型为常染色体隐性遗传，而成年型为常染色体显性遗传，两者病因和遗传方式均不相同时出现在同一个家庭，发病率为 0.1%～0.2%，占尿毒症病因的 5%～10%。男女患病概率大致相等。

（一）病 因

先天性多囊肾的病因与染色体异常有关，多囊肾基因位于第 16 号染色体短臂 1 区 3 带。婴儿型为常染色体隐性遗传，家族史不明，患者父母本身不患本病，但均携带多囊肾基因者才能有可能使其子女发病。而成年型为常染色体显性遗传。同胞中有先天性多囊肾阳性家族史的壮年患者，有助于成年型多囊肾的诊断。

（二）临床表现

1. 胁腹部疼痛 胁腹部疼痛是最常见的症状，多由于肾包膜扩张或肾重量增加导致肾蒂的牵拉所致。性质多为持续钝痛，少部分患者因肾结石或血块梗阻可引起肾绞痛。

2. 腹或腰部肿块 多由体检时发现或患者无意中扪及，通常

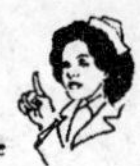

为双侧肾肿大,发生率约80%,可呈进行性增大,巨大囊肿甚至突入盆腔。

3. 肉眼血尿 发生率约40%,多因剧烈活动或肾脏受到一定程度的震动引起,卧床休息及减少活动可控制出血。

4. 高血压 约60%患者出现高血压。因肾脏有钠盐丢失的倾向,故很少有水钠潴留。

5. 贫血 约80%患者出现轻、中度贫血。因正常的肾脏组织受挤压,产生促红细胞生成素增多,因此终末期肾衰竭者的贫血程度一般较其他肾脏病所致者轻。

6. 肾衰竭 常会缓慢发生至慢性肾衰竭,平均时间约10年。患者常在出现症状后10～20年死于慢性肾衰竭或脑出血。由于并发感染或出血及结石梗阻,偶可发生急性肾衰竭。

7. 肾外表现

(1)多囊肝:50%～90%的多囊肝患者与多囊肾有关。偶尔巨大的肝囊肿和相对较小的肾内囊肿同时存在时,多囊肝成为患者的主要表现,也有多囊肝患者无多囊肾表现。肝内囊肿较肾内囊肿的发展迟10年左右,30～60岁是多囊肝的高发期,女性较之男性患者肝内囊肿出现较早、囊肿大、数量多,但肾内囊肿发生速度却慢于男性,提示性激素对肝囊肿和肾囊肿的影响不同。多囊肝通常无症状,巨大肝内囊肿引起上腹部饱胀感,甚至出现黄疸、腹腔积液与水肿。多囊肝并不影响肝功能,肝囊肿可能是胆管扩张而成,其机制与多囊肾相似。

(2)颅内动脉瘤:见于10%～20%的患者,有家族群集性,易发生于某些家系。与普通人群的颅内动脉瘤患者相比,多囊肾患者颅内动脉瘤破裂时间早,常波动在15～69岁,平均39岁。约10%的颅内动脉瘤破裂患者在21岁以下时即发病。

(3)心脏瓣膜病变:据统计,并发二尖瓣、三尖瓣脱垂,二尖瓣、三尖瓣关闭不全的患者分别为26%、6%、31%和15%。主动

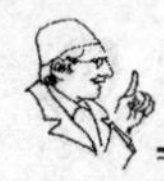

脉关闭不全者为8%。心脏瓣膜病变易并发脑血管栓塞、心内膜炎等。少数患者并发冠脉瘤和房中隔瘤。

(4)其他：囊肿有时也可以在其他器官内发现，尤其胰、脾、脑，其发生率分别为10%、5%、5%。偶尔也可见于食管、卵巢及子宫中。上述囊肿通常是无症状的。

(三)辅助检查

1. CT扫描 CT诊断最为准确，不仅能区分实质性与囊性肿块，尚可清晰分辨囊肿的大小和分布状况，对肝肾等脏器是一种分辨率极高的非侵入性检查方法，并能避免多囊肾合并癌变的漏诊。

2. B超检查 B超经体表可获得肾脏和肝脏等脏器的切面声像图，检查双肾形态、大小及无回声区的多少及大小，并能协助肾囊肿穿刺定位。

3. 静脉肾盂造影 静脉肾盂造影可见两肾明显增大，外形不规则，肾盂肾盏内被囊肿挤压变形，对诊断有决定性意义。

4. 尿液检查 常有蛋白尿，但一般24小时不超过2克，多数有镜下血尿或肉眼血尿。

5. 肾功能检查 肾小管功能损害较先出现，且较肾小管功能损害突出。氨质血症的发生和发展较缓慢。

6. 血液检查 多数患者有轻至中度的贫血。

(四)西药治疗

1. 一般治疗

(1)早期和无症状者无须特殊治疗。

(2)一般嘱患者避免剧烈的体力运动和腹部撞伤，避免做压迫腹部的运动。

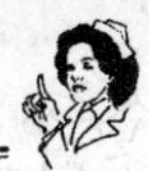

(3)肾脏肿大显著时,宜穿吊带裤,以免束腰过紧引起囊肿破裂。夜尿增多者除非伴有肾结石和泌尿系感染,一般不必增加饮水量,亦不必过度限钠摄入。

(4)肾囊肿破裂引起的血尿,一般卧床休息数日可自行缓解。

2. 对症治疗

(1)高血压:高血压是先天性多囊肾中、晚期常见的症状,控制高血压对防治肾功能不全至为重要。轻度高血压一般可采取给予低盐饮食,每日摄盐 3～5 克;无效时可用普萘洛尔、可乐宁或甲基多巴、硝苯地平、卡托普利等。本病对通常的降压药一般反应良好,血压一般控制在 140/90 毫米汞柱以下即可。若以上药物效果不佳,可改用哌唑嗪、酚妥拉明、硝普钠等对症处理。

(2)感染:先天性多囊肾患者尤其是女性患者易合并尿路和囊肿感染。致病菌多为大肠埃希菌,产碱杆菌、变形杆菌、产气杆菌、甲型溶血性链球菌和葡萄球菌等。抗感染首选药物为林可霉素、红霉素、甲氧苄啶、四环素等易进入肾小管近端和远端囊肿药品。单纯性膀胱炎可选用诺氟沙星等,上尿路感染亦可联合应用哌拉西林和红霉素,以防止感染和加重肾损害,保护肾功能。

(3)水、电解质失衡:本症有钠、水丢失倾向,当有钠、水代谢失衡时,应适当增加钠、水摄入。高血压患者应否限钠饮食,要根据水、电解质情况而决定。

(4)出血:休息是缓解肉眼血尿最好的措施,经此处理,血尿极少持续 7 日以上。严重出血难以控制可用肾动脉栓塞术。见于透析患者的严重持续肉眼血尿需行肾切除术。

(5)高尿酸血症:可服别嘌醇对症治疗。

(6)结石:多饮水,勤排尿,可防止结石的形成。对直径<8 毫米的结石可采用中药石韦散等加减以排石。对较大的结石产生梗阻者应手术取石。

(7)肾区疼痛:药物镇痛治疗,可用罗痛定、曲马朵等对症处理。严重疼痛，药物无效者可考虑经皮B超囊肿穿刺抽液或囊肿去顶减压术。

(8)手术治疗：对肾皮质表面比较大的囊肿，尤其是伴有顽固性疼痛，降低血压，延缓病情发展。对尿血不止，非手术治疗无效者，伴有肾结石，肿瘤和顽固感染者，也可考虑做肾摘除手术，但宜慎重，亦可在B超引导下对直径>40毫米的囊肿进行穿刺减压术，并向囊内注入四环素或无水酒精等药物。

(9)透析与肾移植：本症腹膜透析、血液透析均适应，但注意透析过程中不能过度脱水。肾移植后，移植肾存活率与其他疾病相同。

(五)中医治疗

1. 辨证施治

(1)湿热下注型：多见于多囊肾伴有尿路感染者。

主症：发热或不发热，口苦口干不欲饮，腰痛，小便频数，淋漓不尽，或涩而痛，舌苔黄腻，脉滑数。

治法：清热利湿。

方药：八正散加减。萹蓄10克，瞿麦12克，栀子9克，车前子(包煎)9克，灯心草8克，大黄8克，滑石18克，淡竹叶9克，甘草梢6克。

用法：每日1剂，水煎服。

加减：发热重者，加黄柏9克，黄芩10克，知母9克，金银花12克；小便量少者，加泽泻15克，石韦15克；血尿明显者，加大蓟、小蓟各15克，白茅根30克。

(2)阴虚内热型：多见于多囊肾伴血尿者。

主症：腰部肿块，尿赤夹血，混浊如淋，形体消瘦，五心烦热，口干咽燥，或尿时淋涩，舌红少苔，脉细数。

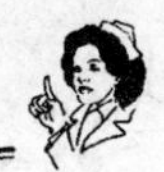

治法:滋阴降火,凉血止血。

方药:知柏地黄丸加减。知母 10 克,黄柏 10 克,生地黄 12 克,山茱萸 10 克,山药 12 克,泽泻 12 克,牡丹皮 10 克,侧柏叶 9 克,蒲黄(包煎)9 克。

用法:每日 1 剂,水煎服。

加减:伴湿热下注者,加瞿麦 10 克,萹蓄 15 克;血尿明显者,加小蓟 15 克,藕节 12 克;尿液混浊者,加萆薢 15 克;口干咽燥,五心烦热者,加玄参 12 克,天花粉 30 克,焦栀子 9 克。

(3)阴虚阳亢型:多见于多囊肾伴血尿者。

主症:头痛,或头晕目眩,耳鸣,视力减退,烦躁失眠,面色潮红,四肢麻木,甚则突然昏倒,抽搐,舌淡红苔少,脉弦细。

治法:滋阴潜阳,平肝息风。

方药:杞菊地黄丸加减。枸杞子 12 克,菊花 10 克,生地黄 12 克,山茱萸 9 克,山药 12 克,泽泻 15 克,牡丹皮 10 克,天麻 15 克,杜仲 20 克。

用法:每日 1 剂,水煎服。

加减:肝阳上亢且有风动之象,如头晕目眩、视物昏花者,可加钩藤(后下)15 克,夏枯草 12 克,石决明(先煎)15 克,珍珠母(先煎)30 克;阴虚阳亢者,如见头晕,五心烦热,潮热盗汗者,则加生龟甲(先煎)15 克,玄参 12 克,麦冬 12 克;头晕、抽搐、心烦不寐者,则加龙骨(先煎)30 克,牡蛎(先煎)30 克。

(4)瘀血内结型

主症:腰腹胀痛,腹渐膨隆,或胸闷脘胀,难以俯卧,形体消瘦,面色无华,舌暗淡,或有瘀点瘀斑,脉涩。

治法:活血化瘀,软坚散结。

方药:鳖甲煎丸加减。鳖甲 15 克,生地黄 12 克,熟地黄 12 克,人参 6 克,牡丹皮 10 克,土鳖虫 6 克,白芍 10 克,大黄 6 克,桃仁 12 克,三棱 10 克,莪术 10 克,柴胡 10 克,香附 6 克,桂枝 10 克。

用法:每日 1 剂,水煎服。

加减:气血亏虚者,加黄芪 15 克,当归 12 克;腹块坚硬、小便不利、尿中血块者,加水蛭 3 克,虻虫 1 克。

(5)脾肾阳虚型:多见于晚期多囊肾。

主症:腰部肿块增大,面色苍白,神疲乏力,尿少色赤,全身水肿,畏寒肢冷,脘腹胀满,舌胖淡,脉沉细。

治法:湿补脾肾。

方药:金匮肾气丸加减。熟附子(先煎)12 克,干姜 6 克,炒白术 15 克,吴茱萸 6 克,法半夏 12 克,砂仁(后下)6 克,茯苓 15 克,泽泻 10 克。

用法:每日 1 剂,水煎服。

加减:水肿甚者,加牵牛子 12 克,车前子(包煎)15 克;腹中疼痛者,加白芍 12 克,木香 6 克,厚朴 9 克。

2. 中成药

(1)五苓丸每次 6 克,每日 2 次,口服。适用于先天性多囊肾肾虚水泛者。

(2)八正合剂每次 15～20 毫升,每日 3 次,口服。适用于先天性多囊肾并发泌尿系结石或合并尿路感染属中医湿热内蕴者。久病体虚及孕妇慎用。

(3)荷叶丸每次 1 丸,每日 2～3 次,口服。适用于先天性多囊肾瘀血内蕴尿血者。

(4)云南白药每次 0.5 克,每日 3 次,开水调服。适用于先天性多囊肾瘀血肉阻所致出血者。

(5)甲鱼膏加温软化,敷贴于腰腹肿块部,每日 1 剂。

(6)鳖甲煎丸每次 6～9 克,每日 2 次,空腹温开水送服。适用于先天性多囊肾气滞血瘀、痰瘀互结,若久病体弱,长期服用宜配合补益之剂。

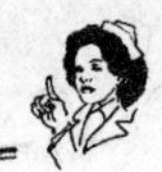

3. 验方

(1)加味桃仁承气汤：桃仁6克，生大黄、桂枝各5克，芒硝、生蒲黄、荷叶各1克，白荠菜花30克，炙甘草3克。每日1剂，水煎服。适用于先天性多囊肾瘀血阻络者。

(2)加味补中益气汤：黄芪30克，当归、升麻各12克，太子参10克，白术、白茅根各15克，柴胡、炙甘草、附片(先煎)、陈皮各6克。每日1剂，水煎服。适用于先天性多囊肾中气亏虚者。

(3)加味少腹逐瘀汤：小茴香9克，延胡索、乌药、蒲黄(包煎)、五灵脂、党参各10克，黄芪30克，当归、赤芍各12克，川芎、红花各6克，桃仁8克。每日1剂，水煎服。

(4)党参棱莪方：党参30克，三棱、莪术、制大黄、土鳖虫各15克，桃仁、熟地黄各10克，金钱草30克，露蜂房5克。每日1剂，水煎服。适用于先天性多囊肾气虚血瘀者。

(5)大黄棱莪方：制大黄(后下)、三棱、莪术、土鳖虫各15克，车前子30克，白芍、生地黄、桂枝、炒黄芩各10克。每日1剂，水煎服。适用于先天性多囊肾瘀血内停者。

(6)益气养血补肾泻浊方：黄芪30克，太子参、丹参、猪苓各15克，当归、陈皮、半夏各10克，生大黄(后下)6克。每日1剂，水煎服。适用于肾衰竭的多囊肾患者属气血亏虚水浊上泛者。

(7)消囊调肾汤：茜草、虎杖、半边莲各30克，郁金、枳实各10克，生薏苡仁60克，全瓜蒌20克，川牛膝、莪术各10克，夏枯草12克。湿热甚者，加车前子(包煎)、栀子；血尿者，加白茅根、小蓟；气虚者，加黄芪、党参；阴虚者，加墨旱莲、女贞子；舌苔厚腻者，加砂仁(或白豆蔻仁)；苔黄、口苦者，加黄芩(或黄莲)。每日1剂，水煎服，连用4～6周。

4. 针刺疗法 多囊肾邪气久客，正气虚弱者，治宜攻补兼施。针刺主穴肾俞、膀胱俞；配穴取天枢、足三里。可留针20分钟，每日针1次，10日为1个疗程。休息7日，可再行1个疗程治疗。

5. 食疗方

(1)山药桃肉粥:鲜山药 100 克,白扁豆 50 克,核桃肉 50 克,粳米 50 克。山药洗净,切片,与扁豆、核桃肉、粳米同煮粥。每日 1 剂,分 2 次食。

(2)大蒜甲鱼:大蒜 100 克,甲鱼 1 只,白糖、料酒各适量。甲鱼剖洗净,与大蒜、料酒同炖熟,白糖适量。隔日 1 剂,连食 7～10 剂,或时时食。

(3)雄鸭炖猪蹄:雄鸭 1 只,猪蹄 200 克。同炖熟,低盐调味,分次食,2 日 1 剂,连食 7 剂,或时时食。

(4)蚕豆糖酱:陈蚕豆 150 克,红糖 100 克。蚕豆与红糖同入锅中,煎汤。每日 1 剂,分 2 次食豆,喝汤,连食 5～7 日。

(5)葫芦瓜皮饮:葫芦壳 50 克,冬瓜皮 30 克,大枣 10 克。同煎汤,去渣饮用,每日 1 剂,直至肿退为度。适用于慢性肾小球肾炎水肿反复发作、面色萎黄、便溏、腹胀属脾阳不振者。舌光红、盗汗颧红、腰酸、心悸属脾肾阴虚者不宜多食。

(6)醋炖鲤鱼:鲤鱼 1 条,醋 50 毫升,茶叶 30 克。鲤鱼去鳞、鳃及内脏,洗净,置砂锅中,加入醋和茶叶,同炖熟。空腹顿食,每日 1 剂,连食数剂,或时时食。适用于慢性肾小球肾炎水肿经久不消者。脘痛、泛酸者不宜食用。

(7)田七鳖甲炖瘦肉:田七 10 克,鳖甲 30 克,大枣 10 枚,猪瘦肉 120 克。猪肉洗净,切块,与田七、鳖甲一起放入炖盅内,加水适量,小火隔水炖 2～3 小时,调味即可。喝汤,食肉。活血化瘀、软坚散结。

二、肾结石

肾结石是一较为常见的疾病,多见于 30～60 岁的成年人,男女发病比率为(2～3):1,复发率为 50%～80%。尿路结石绝大

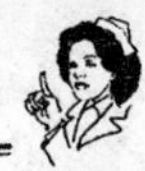

多数是在肾脏内形成的，形成于膀胱的结石极罕见，除非膀胱内有异物。肾结石是在多种因素的作用下，肾盂或肾盏内的尿液成分和性质发生改变，形成结晶沉淀，逐渐增大而形成各种类型的结石，并滞留于肾盂肾盏内，可位于肾的上、中、下极。一般来说，肾下极结石不宜自行排出。所有的结石都是由晶体和基质两部分组成的。晶体是一组低分子量的物质，占结石干重的97%～98%。结石的类型取决于晶体，含钙结石占90%，其中2/3为草酸盐，其次为磷酸钙和磷酸铵镁；不含钙结石有两种：尿酸盐占5%～10%，胱氨酸盐占2%～3%，许多结石的晶体是混合形成的。基质是一高分子黏蛋白，占结石干重的2%～3%，基质都是相似的。

（一）病　因

(1)肾盂肾炎是结石形成的重要因素，感染和结石两者互为因果。

(2)饮食与药物的因素，如长期饮用硬水，进食含钙量高的食物和药物，营养不良，缺乏维生素A造成尿路上皮角化脱落形成结石的核心。

(3)服用磺胺类药物乙酰唑胺等均易引起结石。结石分布以肾盂内最常见，肾盏次之，肾实质罕见。

（二）临床表现

1. 症状

(1)肾绞痛：发作肾绞痛表示上尿路有结石，常在夜间或清晨突然发作。结石阻塞尿路或结石处于移动状态，肾绞痛急剧，痛苦地辗转于床上或地下。疼痛位于患侧肾区，向同侧腹股沟、睾丸或大阴唇放射。当结石停留于输尿管某一段时，局部产生炎

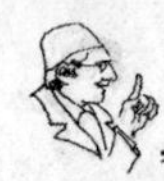

症，绞痛以相应局部的位置为著。如果结石移向接近膀胱处，肾绞痛可再出现，伴有尿频、尿急及尿痛等症状。肾和胃肠同属相应腹腔神经丛支配，肾绞痛产生局部强烈刺激，常伴有恶心、呕吐及肠麻痹症状，易与急性胃肠炎、急性阑尾炎、结肠炎或输卵管炎相混淆。

(2)血尿和脓尿：急性肾绞痛常伴随明显肉眼或镜下血尿，结石停止移动，数天内血尿消失，少数结石引起完全性阻塞可无血尿。结石合并感染，血尿和脓尿会同时发生，个别由于肾结石长期刺激，肾内上皮化生而发生鳞状上皮癌，呈持续严重血尿，甚至休克。

(3)急性梗阻性少尿、无尿：因一侧(对侧肾缺如或无功能)或双侧肾、输尿管结石引起急性梗阻性少尿或无尿，临床表现为急性梗阻侧肾区疼痛，少尿或无尿、尿毒症、心力衰竭、高血压、高钾血症及严重酸中毒。

(4)尿石或尿砂：可排出大小、形状、数目、色泽不一的结石或尿砂。

(5)慢性肾衰竭：一侧肾结石或双侧肾结石，由于结石长期阻塞及合并感染，造成慢性肾衰竭。一些患者肾区疼痛不甚明显，甚至无自觉症状，主要表现为泌尿感染、胃肠道症状、贫血、多尿或少尿、体重减轻、心力衰竭、腹泻、腹部包块或不明原因发热，容易造成误诊或仅做对症治疗。

2. 体征

(1)急性肾绞痛发作期，患者呈急性面容，全身出冷汗、脉搏加快，患侧肾明显叩痛，腰部肾区触痛，肠鸣音存在。

(2)慢性梗阻伴有尿毒症，常有不同程度贫血，病侧腹部可触及肾积液包块，急性梗阻性少尿、无尿症，临床表现多样化，肾功能原来良好者，急性梗阻体征显著，犹如肾绞痛的表现，个别出现急性尿毒症，而尿毒症状不显著，容易误诊，但细心检查肾区总有不同

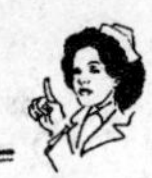

程度的叩痛，慢性梗阻急性发作少尿、无尿，体征和尿毒症相类似。

（三）辅助检查

1. 尿常规　镜下或肉眼血尿，合并感染者以脓细胞为主。新鲜层液有时可见结石。做 24 小时尿钙、磷、尿酸、胱氨酸定量和晨尿 pH 值检查，有助于结石的病原诊断。尿培养及药物敏感试验对并发感染者可提供有用的资料。

2. 血生化　并发尿毒症，血肌酐、尿素氮升高，二氧化碳结合力降低，高钾或低钾血症。

3. X 线检查

(1)怀疑肾结石者，首先拍摄腹部 X 线平片，根据肾脏位置，输尿管行程，对草酸钙、磷酸钙及部分磷酸铵镁的肾结石，能确定其位置、大小及形状。尿酸、黄嘌呤及胱氨酸结石，密度低，能透过 X 线，常不能显示出来。此外，结石过小，操作技术等原因也可出现阴性结石，故不能因阴性而排除结石诊断。必须指出，腹部平片对肾结石＜2 毫米者不显示。显示出来 4～5 毫米的结石将被放大 1 毫米，结石不能与盆腔静脉石、腹腔钙化、脊柱横突钙化或腹腔畸胎瘤骨化灶相鉴别时，应加照侧位或斜位片。

(2)静脉肾盂造影：腹部平片未显示的肾结石，通过静脉肾盂造影，可见肾结石区充盈缺损。此外，造影能对已知肾结石的位置加以肯定，同时亦可了解肾脏的解剖形态功能，肾结石引起不同程度的阻塞，造影剂排泄缓慢，注射造影剂后 20、30、60 分钟摄片才显示清楚，有时需数小时，甚至 1 日后才显影。肾功能欠佳，呈轻度氮质血症者，多用灌注性静脉肾盂造影（双倍或更大剂量造影剂）效果更好。

4. 核素肾图和肾扫描　肾图能决定梗阻的存在，肾扫描可帮组了解肾结石的位置和肾功能改变。适用于一些对造影剂过敏的患者，透X线结石或逆行肾盂造影失败者。

5. 超声扫描 超声扫描肾、输尿管及膀胱区，婴儿期患肾结石，本项检查较为方便。此外，可估计肾积水程度和肾实质厚度，间接了解其潜在功能和帮助决定手术。

6. 逆行肾盂造影 上述方法无法决定诊断，病情上需要明确结石和准确位置可做逆行造影。若事前已知道梗阻的存在，需要手术治疗，逆行肾盂造影最好安排在手术日术前检查，避免了造影可能带来的逆行感染或梗阻加重，加剧肾功能的进一步损害。如尿酸结石与肾盂癌之间无法鉴别时，可逆行插入一端附有毛刷的导管至肾盂，通过毛刷取样检查尿酸结晶或癌细胞，以达到确诊的目的。

7. CT和磁共振 诊断准确性高。

8. 结石成分分析 对确定结石的防治措施有重要的参考价值。

（四）西医治疗

积极地寻找结石的病因，给予恰当的药物治疗，仍是肾结石治疗及预防复发的重要措施。

1. 一般措施

(1)去除病因：可能改变人体正常的尿液成分，促使肾结石形成的病症，如甲状腺功能亢进、骨髓瘤、截瘫等要进行积极治疗。尿路感染不但能改变尿液成分，还可使炎症形成的坏死组织、脓液和细菌的积聚成为结石核心。因此，积极治疗肾盂及整个尿路的感染是预防肾结石形成的重要措施。中医学认为，外感风、热、湿邪及情志不节均是形成肾结石的病因，所以要适度地锻炼身体，正所谓“正气存内，邪不可干”；还可以打太极拳、练习书画、听音乐等以调节情志，保持心情舒畅。

(2)确定和纠正促进因素：改善饮食和生活习惯，多饮水，少

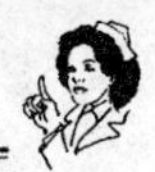

卧床，减少蛋白质、嘌呤、钙、磷、草酸盐和维生素C的摄入等。

(3)调整尿pH值：草酸钙结石、尿pH值对之无影响；尿酸、胱氨酸结石应碱化尿液，可用碳酸氢钠；枸橼酸络合剂：枸橼酸140克，枸橼酸钠98克，加水至1 000毫升，分4次温水稀释后冲服，但应注意，尿pH值应以6.0～6.8为宜，过分碱化则有形成另一种结石的可能。磷酸钙、磷酸铵镁结石酸化尿液可用维生素C每日2～4克，或氯化铵每日2～4克，或亚甲蓝每日10～12克。

(4)体外碎石

①适应证。肾、输尿管结石，直径在2.5厘米以内者效果较好；集中于一个肾盏的多发性结石；小型鹿角形结石；感染性结石需经控制感染后方可进行；外科手术后残留的结石。

②禁忌证。结石以下尿路梗阻者；阴性结石定位困难者；过于肥胖者；第三腰椎横突以下的输尿管结石；孕妇；心、肝、肾功能不全者；凝血机制障碍；肾动脉硬化。

2. 对因治疗

(1)尿钙增多症

①噻嗪类利尿药。促进远端小管钙重吸收，利尿作用缩减体液容量，促进近端肾小管重吸收钠和钙，均使尿钙减少。本类药物常引起低血钾，可合并使用保钾利尿药(阿米洛利，每日5毫克)，亦可服用枸橼酸钾。氢氯噻嗪片每次25毫克，每日2次，口服，长期应用注意代谢紊乱。氯噻酮每次25毫克，每日1次，口服。

②口服乌鸡磷酸盐。磷酸盐可在肠道与钙结合，减少其吸收。磷酸钠或磷酸钾；每日1～3克磷元素，分3～4次口服。不良反应为腹泻。肾功能不全者禁用。可引起磷酸盐潴留，继发甲状旁腺功能亢进。

③纤维素磷酸盐。可结合肠道钙，减少其吸收。每日10～15克，分3次口服。由于其还可与镁结合，可减少镁的吸收，故在应

用纤维素磷酸盐时应同时补镁，每日100～200毫克。

(2)草酸盐

①维生素B_6每日25～250毫克，分次口服。禁用维生素C。

②阴离子交换树脂(如考来烯胺)在肠道结合草酸盐和胆盐，口服，每日4克，每日3次。

③氨基葡聚糖可抑制草酸钙结晶生长与聚集。戊聚糖多硫酸盐(PPS)胶囊每日400毫克，餐后2小时口服。常见不良反应为恶心呕吐、腹泻等胃肠症状。

(3)尿酸盐和尿酸

①别嘌醇可减少尿酸形成。每次0.1～0.2克，每日2～3次，口服；或每次0.3克，每日1次，口服。

②苯溴马隆抑制尿酸的重吸收，促进其排泄。每次50毫克，每日1次，早餐后服用，逐渐增加剂量，连续3～6个月。

(五)中医治疗

1. 辨证施治

(1)湿热蕴结

主症：腰腹痛如切割，小便艰涩，有时夹有砂石，舌质红，苔黄，脉滑弦。

治法：清热利湿，通淋排石。

方药：八正散加减。通草6克，车前子(包煎)20克，瞿麦12克，萹蓄12克，大黄(后下)12克，滑石(包煎)15克，甘草9克，灯心草6克，鸡内金15克，金钱草30克。

用法：每日1剂，水煎服。

(2)气滞血瘀

主症：腰腹刺痛，绞痛，小便涩滞，尿中夹有血块，劳则尤甚，舌质暗紫，舌苔黄，脉弦紧或沉涩。

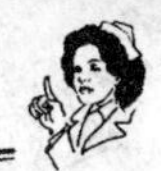

治法:行气祛瘀排石。

方药:沉香散加减。沉香10克,陈皮12克,当归12克,白芍12克,石韦10克,滑石15克,冬葵子12克,王不留行12克,甘草9克。

用法:每日1剂,水煎服。

(3)肾阴亏虚

主症:尿有砂石,兼有头晕目眩,耳鸣,心烦咽燥,腰酸膝软,舌红苔少,脉细数。

治法:滋阴排石。

方药:六味地黄丸合石韦散加减。生地黄15克,泽泻10克,山茱萸15克,山药15克,牡丹皮10克,茯苓15克,石韦15克,瞿麦15克,滑石(包煎)15克,冬葵子15克,车前子(包煎)15克。

用法:每日1剂,水煎服。

(4)脾肾亏虚

主症:少腹坠胀作痛,尿有余沥,食欲缺乏,倦怠乏力,舌质淡苔白,脉细无力。

治法:补肾健脾,温阳溶石。

方药:济生肾气丸合补中益气汤加减。炮附子(先煎)10克,肉桂12克,茯苓20克,山药20克,山茱萸12克,川牛膝12克,车前子(包煎)20克,柴胡12克,白术15克,陈皮12克,党参15克,甘草9克。

用法:每日1剂,水煎服。

加减:血尿者,加小蓟、墨旱莲、地榆、白茅根;腰痛者,加红花、白芍、木香、甘草。加强排石可用金钱草、白芷、海金沙;加强溶石作用可用鸡内金、核桃、冬葵子、夏枯草、玉米须等。

2. 中成药

(1)三金片每次3片,每日3次,口服。

(2)排石冲剂每日20克,每日3次,温开水送服。

(3)琥珀消石冲剂每次15克,每日3次,温开水送服。

(4)泌石通胶囊每次2粒,每日3次,口服,1个月为1个疗程。

(5)双金冲剂每次1包,每日1次,冲服。

(6)尿石通丸每次7克,每日2次,温开水冲服。

3. 验方

(1)尿石1号:金钱草30~60克,海金沙30克,石韦30克,车前草15克,木通6克。气结而痛甚者,加延胡索、川楝子,以理气止痛;血瘀而痛甚者,加蒲黄、五灵脂,以祛瘀活血止痛;尿血者,加大蓟、小蓟、白茅根,以凉血止血;湿重者,加瞿麦、萹蓄、栀子、大黄、滑石、甘草等,以清利湿热。每日1剂,水煎服。

(2)复方四金汤:金钱草30克,海金沙60克,郁金12克,金银花15克,石韦12克,薏苡仁30克,虎杖10克,泽泻10克,延胡索1.5克,三七粉3克,地锦草15克。尿浊明显者,加蒲公英、紫花地丁、萆薢、石菖蒲等,以清热解毒,分清泌浊;尿血者,加大蓟、小蓟、白茅根,以凉血止血;少腹满闷者,加乌药、金铃子,以疏肝理气;大便不通者,加大黄;湿重者,加瞿麦、萹蓄、栀子、大黄、滑石等。每日1剂,水煎服。水煎服,每日1剂,10日为1个疗程。

(3)三甲四金汤:郁金30克,三棱30克,川牛膝30克,金钱草30克,鸡内金15克,炮山甲(先煎)10克,鳖甲(先煎)30克,炮猪蹄甲(先煎)15克。小便涩痛者,加海金沙、冬葵子,以清热通淋;腰痛者,可加白芍、生甘草,以舒筋缓急。每日1剂,水煎服,1个月为1个疗程。

(4)三金消石汤:金钱草20~50克,海金沙15~20克,鸡内金10~30克,冬葵子10~20克,火硝1.5~4克(冲服),滑石(包煎)20~40克,车钱草12~25克,生甘草9~18克。疼痛剧烈者,加白芍、延胡索、郁金、五灵脂等,以活血化瘀、行气止痛;尿血者,加地榆、小蓟、茅根、藕节、三七,以凉血止血。每日1剂,水煎分3次服,15日为1个疗程。

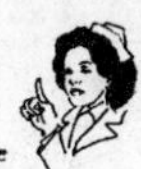

(5)六一火硝散：滑石、火硝各20克，甘草3克。上药共为细末，每次20克，每日2次，鸡内金煎汤冲服。适用于肾结石中医辨证属湿热蕴结型。

(6)内金芒硝散：鸡内金、芒硝各等份。鸡内金、芒硝共研极细末，每次6克，每日2次，用金钱草60克煎汤送下。适用于肾结石。

(7)珍珠排石汤：珍珠母(先煎)60克，鸡内金、王不留行、泽泻、丝瓜络各12克，路路通、海金沙、海浮石(先煎)各15克，小茴香、麦冬各9克。每日1剂，水煎服，清热利湿、通淋排石。适用于湿热下注型肾结石。

(8)野荸荠汤：野荸荠90克，金钱草、生大黄(后下)各30克。每日1剂，水煎分3次饭前服。适用于肾结石。

(9)灵仙排石汤：威灵仙、金钱草各60克。每日1剂，水煎服。适用于肾结石。

(10)猫须草汤：猫须草全草(干燥品)60克，水煎服，每日1剂。本药性凉，味甘，微苦，能清热利湿，排石利尿，有明显的利尿、溶石效果。可用于肾结石较大的患者。

(11)桃仁黄芪汤：核桃仁60克，炙黄芪30克。每日1剂，水煎服。具有溶石的功效。可用于肾结石结大者。

(12)自拟方：广东大叶金钱草30～60克，鸡内金(研细末，吞服)9克，石韦、海金沙、冬葵子、车前子(包煎)、瞿麦各15克，萹蓄、怀牛膝各12克，六一散20～30克。每日1剂，水煎服。嚼服生核桃仁，可使结石缩小而下移。

(13)自拟排石汤：金钱草50克，海金沙、滑石(包煎)、石韦、冬葵子各20克，生鸡内金30克，车前子(包煎)、芒硝、牛膝、木通各15克。每日1剂，水煎服。

(14)自拟通淋排石汤：金钱草50克，鸡内金、石韦、车前子(包煎)各15克，琥珀(冲服)10克，滑石30克，木通18克，甘草6克。每日1剂，水煎服。

(15)加味石韦汤:石韦 30～45 克,金钱草 45～60 克,滑石(包煎)30 克,冬葵子、海金沙各 20 克,车前子(包煎)、瞿麦各 9～15 克,鸡内金 10 克,川牛膝 15 克,甘草 9 克。发热者,加黄芩、败酱草;血尿者,加大蓟、小蓟、墨旱莲。每日 1 剂,水煎服。

(16)三金消石饮:鸡内金、海金沙、金钱草、路路通各 30 克,车前子(包煎)、王不留行(包煎)、泽泻、萹蓄、白芍各 15 克,猪苓、蒲黄(包煎)、乌药、瞿麦各 10 克。每日 1 剂,水煎服,1 周为 1 个疗程。

(17)复方四金汤:金钱草、水葱、薏苡仁各 30 克,海金沙 6 克,郁金、石韦各 12 克,金银花、地锦草各 15 克,虎杖、泽泻各 10 克,延胡索 15 克,三七粉(冲服)3 克。每日 1 剂,水煎服,连服 10 日为 1 个疗程。

(18)金黄排石汤:金钱草 35 克,鸡内金、大黄(包煎)、川牛膝、黄柏、穿破石、冬葵子各 25 克,木香、乌药、黄芪各 15 克,琥珀(冲服)、杜仲各 10 克。每日 1 剂,水煎服,3 周为 1 个疗程。

(19)化瘀通淋排石汤:莪术、桃仁各 10 克,川牛膝、川芎、石韦各 12 克,赤芍、海金沙、萹蓄、木通各 15 克,金钱草 30 克,瞿麦 5 克,甘草 8 克。腰腹绞痛甚者,加白芍、延胡索、三棱、乳香、没药;血尿者,加大蓟、小蓟、白茅根;气虚者,加党参、黄芪;肾盂积水者,选加滑石、猪苓、泽泻、杏仁、大腹皮、冬瓜皮。每日 1 剂,水煎服,连服 30 日为 1 个疗程。

(20)清利化瘀排石汤:金钱草 60 克,海金沙 30 克,石韦、牛膝、黄芪各 20 克,车前草、补骨脂、丹参、王不留行、三棱、莪术、乌梅各 15 克,琥珀(冲服)5 克,威灵仙 40 克。每日 1 剂,水煎服,20 日为 1 个疗程。

(21)补气益肾活血通窍汤:党参、黄芪、金钱草各 30 克,补骨脂、菟丝子(包煎)、巴戟天、牛膝、穿山甲(先煎)各 12 克,石斛 18 克,三棱 9 克,王不留行(包煎)、冬葵子各 15 克。每日 1 剂,水煎

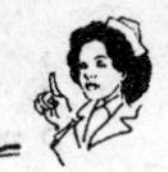

分2次服，多饮水，做跳跃运动。

(22)当归芍药散：金钱草15～30克，鸡内金、当归、琥珀(冲服)、泽泻、白术、茯苓、木通各10克，穿破石15克，白芍、滑石各30克。每日1剂，水煎服。

(23)通淋排石汤：金钱草30～50克，海金沙，石韦各25～30克(均包煎)，猪苓、茯苓、柴胡、炒枳壳、白芍各20克，瞿麦、炒牛膝各15克，炒青皮、鸡内金、琥珀末(冲服)各5克，甘草10克。肾阴虚者，加六味地黄丸；气虚者，加黄芪、党参等。每日1剂，水煎服。

(24)排石汤1号：急性子、王不留行(包煎)、赤芍、滑石、泽泻、延胡索、玄明粉、当归尾、地龙、牛膝各9克，茯苓15克，沉香(冲服)、甘草各3克。每日1剂，水煎服，治疗5～15日。

(25)灵仙二金汤：威灵仙、金钱草、海金沙、牛膝、延胡索组成基本方。肾结石、结石较大者，用威灵仙、金钱草各20克，海金沙、车前子(包煎)各15克，牛膝各10克，六一散、黄芪各30克，砂仁(后下)9克；输尿管及膀胱结石、结石较小者，用威灵仙10克，金钱草60克，木通、泽泻、石韦、牛膝、延胡索各15克，六一散30克。每日1剂，水煎分3次服。10日1个疗程，连用2个疗程。每日饮水4 000～6 000毫升，饮水后约45分钟做跳跃运动。

(26)自拟消石汤：威灵仙40克，虎杖、穿山甲、皂角刺、泽泻各15克，金钱草60克，海金沙30克，王不留行(包煎)、鸡内金各10克，滑石(包煎)20克，木香12克。尿灼热者，加萹蓄、瞿麦、车前子(包煎)；尿血者，加大蓟、小蓟、生地黄、墨旱莲；腰腹痛甚者，加白芍、甘草、延胡索；发热甚、便秘者，加大黄、蒲公英。每日1剂，水煎空腹服。

(27)金银消石汤：金钱草50克，金银花30克，海金沙、车前子(包煎)、芒硝、三七、地龙、木通、瞿麦各10克，鸡内金12克，琥珀末(冲服)5克，萹蓄15克，甘草6克。每日1剂，水煎服。

4. 电针 取肾俞、阳陵泉、关元、三阴交、昆仑、膀胱俞、曲骨、水道等穴，采用断续波或可调波，刺激由弱至强，频率为每分钟10～20次，可降低肾积水之内压，使肾俞、输尿管恢复蠕动作用，从而解除肾积水，排出结石。

5. 指压疗法 术者用右手拇指指压患者背部的压痛点，通过经络传导而对尿石症起到治疗作用。国外资料报道，用指压治疗15例经X线摄片确诊为尿石症的患者，应用指压疗法后绞痛立即消失，其中8例排出结石，最快的2天排出，一般在4天左右排出；国内报道，尿路结石患者用后有立即止痛作用。

三、肾细胞癌

肾细胞癌是起源于肾小管上皮细胞的恶性肿瘤，约占全身恶性肿瘤的3%，男性多于女性，男女之比为3∶1，以40～60岁多发。

（一）病　因

肾细胞癌的病因并不清楚。有报道，芳香族碳氢化合物、芳香胺、黄曲霉毒素、激素、放射线和病毒等可引起肾细胞癌。有人提出吸烟与肾细胞癌有关。某些遗传性疾病，如Hippel-Lindau病，可合并肾细胞癌。近年来研究表明，肾细胞癌患者细胞学异常多见，尤其染色体3P异常是最常见的表现，而3P存在肿瘤抑制基因，说明肾细胞癌的发生与遗传因素有关。

（二）临床表现

肾细胞癌的临床表现变化多端，早期常无症状，中晚期常可出现血尿、腰痛和肿块三大典型症状，但同时具备这三大症状的肾细胞癌仅占10%～15%，甚或全无症状。

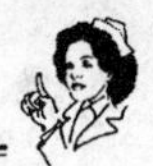

1. 泌尿系统表现

(1)血尿:为间歇性无痛性肉眼血尿,伴血块时可出现肾绞痛;尿中出现条状血块,往往提示癌肿侵犯肾盂、肾盏,已属晚期。

(2)腰腹疼痛:多为钝痛,常因肿瘤增大使肾包膜张力增大引起。另外,肿瘤侵犯髂腰肌和脊柱旁神经时,也引起疼痛,且较重。

(3)包块:当肿瘤体积较大,或伴有肾盂积液时,可在患者上腹部或腰部触及肿块,但在大多数瘤体较小或肥胖患者不易发现。

2. 全身表现

(1)发热:与肿瘤坏死、出血及毒性物质的吸收有关,约见于20%的患者,其中2%～3%病例的发热是最突出或唯一的症状,呈持续性低热或弛张热。

(2)消瘦:把消瘦作为唯一症状的肾细胞癌患者占总肾细胞癌患者的30%～40%。

(3)高血压:肿瘤产生肾素或压迫肾动脉引起狭窄,以及瘤内形成的广泛的动静脉瘘,皆可引起心排血量增高,从而导致高血压。

(4)内分泌紊乱:肾细胞癌细胞有内分泌功能,因此可引起红细胞增多症、高血压、低血压、高钙血症、皮质醇增多症、白血病样反应发热综合征、前列腺浓度升高、肠病、肝功能异常,以及神经系统症状等。

3. 转移病位的症状 肾细胞癌可通过直接浸润、淋巴途径和血运途径转移。肺、肝、骨骼和脑是常见的转移部位。脑转移时可引起头痛、偏瘫;骨转移可引起相应部位的疼痛,甚至病理性骨折;肺转移者可有咳嗽、咯血,有时皮下可出现转移性癌结节。

4. 肾细胞癌分期

(1)Robson 分期

Ⅰ期:肿瘤位于肾包膜内。

Ⅱ期:肿瘤侵及肾周脂肪,但仍局限于肾周围筋膜内。

Ⅲa 期:肿瘤侵犯肾静脉或下腔静脉。

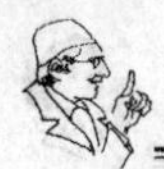

Ⅲb 期:区域性淋巴结受累。

Ⅲc 期:同时累及肾静脉、下腔静脉及淋巴结。

Ⅳa 期:肿瘤侵犯邻近器官(肾上腺除外)。

Ⅳb 期:远处转移。

(2)新 PTNM 分期(1992. UICC TNM)

PT1:肿瘤≤2.5 厘米,并限于肾实质内。

PT2:肿瘤>2.5 厘米,限于肾实质内。

PT3a:肿瘤侵犯肾上腺或肾周组织,但不超过 Gerota 筋膜。

PT3b:肿瘤侵犯肾静脉或下腔静脉。

PT4:肿瘤侵犯到 Gerota 筋膜以外。

PN1:转移淋巴结最长径≤2 厘米。

PN2:转移淋巴结最长径>2 厘米,但<5 厘米。

PN3:转移淋巴结最长径>5 厘米。

PM1:远处转移。

(三)辅助检查

1. 尿液检查　可见肉眼血尿或镜下血尿,尿红细胞形态多正常,大小相等,尿脱落细胞学检查有时可发现癌细胞,尿乳酸脱氢酶常增高。

2. 血液检查　部分患者血沉增快,血钙增高,血磷降低,前列腺素增高,血清 C 反应蛋白阳性,3%~4%患者的红细胞增多,有的还发生进行性贫血。

3. B 超　可发现和鉴别实质性肿瘤和囊性肿块。

4. CT 或 MRI 检查　诊断肾细胞癌准确性较高,亦可明确肾静脉和淋巴结是否受累。

5. 肾动脉造影　虽然是创伤性检查,但对肾细胞癌的诊断较可靠。只是少数无血管或完全坏死的肾细胞癌无法用其诊断。

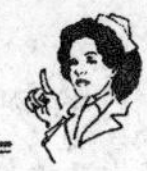

6. 细针穿刺活检 过去认为,对肾细胞癌做穿刺活检可引起肿瘤细胞种植于针道上,但据报道这种可能性很小。由于它是创伤性检查,必须慎重。

(四)西医治疗

肾细胞癌治疗的最主要目标是根治,其次是延长生存期,提高生活质量,减轻痛苦。因此,早期治疗,积极治疗,综合治疗是三大准则。

1. 手术治疗 手术是根治的主要手段。根治性肾切除是肾细胞癌最基本的治疗方法。没有转移的患者,此法效果最好;已有孤立性转移的患者,可用手术切除肾脏肿瘤和转移灶;肿瘤已播散者,肾切除术可解除原发性肿瘤的症状。

2. 放射治疗 由于肾细胞癌对放射线多不敏感,故放射治疗的疗效尚不满意,目前主要用于手术前后的辅助治疗及晚期肾细胞癌的姑息治疗。

3. 化学治疗 肾细胞癌化疗效果较差。各种化疗药物包括环磷酰胺、氟尿嘧啶、丝裂霉素、博来霉素、多柔比星等大都疗效不好,有效率在15%以下。联合化疗有利于提高疗效。

(1)适应证:肾细胞癌Ⅲ、Ⅳ期术后,以化疗控制复发和转移;不能手术切除的肾细胞癌,以化疗配合免疫和激素治疗。

(2)禁忌证:Ⅰ、Ⅱ期肾细胞癌可作根治性肾切除者;心、肝功能严重受损者;骨髓造血功能低下及血液系统疾病患者。

4. 免疫治疗 在根治性或单纯性肾细胞癌切除术后,应用免疫疗法可以提高宿主的监视肿瘤能力,减少复发,提高疗效。对晚期患者可延长生存,缓解症状,稳定病情。

(1)干扰素:干扰素是目前治疗已发生转移的肾细胞癌最有效的药物。通过对肿瘤的细胞毒作用,抑制细胞内蛋白质合成,

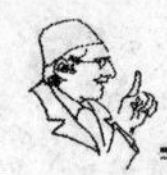

从而抑制肿瘤细胞的分裂;同时还可以增强自然杀伤细胞作用,加强淋巴细胞的细胞毒反应。

①干扰素每日 3×10^6 单位,肌内注射,每周连用 5 次,6 周为 1 个疗程,间隔 1～2 个月,可重复使用,有效率为 26%。

②重组干扰素 α-2b 每次 $(10\sim20)\times10^6$ 单位,肌内注射,每周 3～5 次,有效率可达 14%～29%,中位缓解期为 8 个月。

③人白细胞干扰素每次 100 万单位,每日 1 次,肌内注射,每周 3～5 次,连续 5～10 日为 1 个疗程。

(2)卡介苗:可通过免疫活性细胞来扩大细胞及抗免疫反应的效应,以增强宿主抗肿瘤的能力。于大腿内侧皮内注射,每次 5 毫克,每周 1 次,共用 6 周。

(3)白细胞介素-2:可促进和调节淋巴细胞的免疫功能。但目前白细胞介素-2 的给药途径和剂量正在探索中,同时因其毒性大,程序多,价格昂贵,故而尚不能广泛使用。近年来,应用 LAK 细胞加白细胞介素-2 治疗肾细胞癌取得较好的疗效,已引起全世界的重视。

(4)免疫核糖核酸:可传递细胞免疫和体液免疫,从而提高机体抗肿瘤能力。每次 1 支,每周 5 次,连用 2～3 个月。

5. 激素治疗 肾脏是排泄器官,也是内分泌的效应器官,故而肾细胞癌对激素有明显的依赖性。激素疗法不良反应小,对晚期肾细胞癌患者可减轻症状,延长生存期。激素疗法与免疫制剂和化疗药物并用可增加疗效。

(1)安宫黄体酮为激素疗法的首选药物,每次 100～200 毫克,口服,每日 3 次。

(2)羟基孕酮每次 800 毫克,肌内注射,每周 2 次。

(3)丙酸睾酮每次 100 毫克,肌内注射,每周 2 次。

(4)泼尼松龙每次 20 毫克,口服,每日 1 次(与安宫黄体酮并用)。

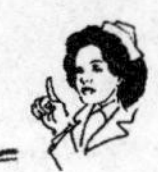

(五)中医治疗

1. 辨证施治

(1)湿热下注型

主症:尿频尿急,尿痛,血尿,小便灼热,小腹胀满,下肢水肿,口苦口黏,或口渴不欲饮,或大便不畅,苔黄腻,脉滑数而弦。

治法:清热利湿,化瘀止痛。

方药:小蓟 15 克,藕节 10 克,海金沙 15 克,蛇莓 30 克,龙葵 30 克,赤茯苓 30 克,猪苓 15 克,生地黄 20 克,甘草 15 克,淡竹叶 10 克,白茅根 30 克,仙鹤草 30 克,黄柏 10 克。

用法:每日 1 剂,水煎服。

加减:小便赤痛、夹有血块者,加琥珀 3 克,三七粉 3 克;血尿重者,加血见愁 9 克,黑栀子 12 克,乌敛莓 9 克,水牛角(先煎)18 克;小便不利者,加泽泻 10 克,滑石 18 克。

(2)肝郁气滞型

主症:情志抑郁,或多烦喜怒,小便不通或通而不畅,血尿,腰痛,胁腹胀满,舌红,苔薄或薄黄,脉弦。

治法:疏肝理气,通利小便。

方药:沉香散加减。沉香 15 克,猪苓 15 克,瞿麦 15 克,淡竹叶 10 克,生薏苡仁 15 克,滑石(包煎)15 克,石韦 10 克,王不留行 15 克,冬葵子 12 克。

用法:每日 1 剂,水煎服。

加减:气郁化火者,可加龙胆草 9 克,黑栀子 12 克;血尿不止者,加白茅根 30 克,益母草 12 克;癌症难消者,加青皮、陈皮各 12 克,枳实 10 克。

(3)瘀血阻滞型

主症:小便尿血,时多时少,时有排尿不畅,腰腹部肿块,舌紫暗或有瘀斑瘀点，苔薄，脉细涩。

治法：活血化瘀，兼以利湿。

方药：少腹逐瘀汤加减。白英30克，蛇莓30克，大蓟、小蓟各30克，薏苡根30克，玉米须30克。

用法：每日1剂，水煎服。

加减：小便出血较多者，加三七粉3克；寒战高热、往来发作者，加柴胡12克，半夏10克，黄芩9克；大便秘结者，加制大黄10克。

(4)阴虚火旺型

主症：小便短赤，腰部疼痛，五心烦热，形体消瘦，舌红苔薄，脉细数。

治法：滋阴降火。

方药：大补阴丸加减。炙鳖甲(先煎)30克，地骨皮15克，黄柏10克，知母15克，生地黄15克，熟地黄15克，女贞子30克，墨旱莲15克，阿胶10克，猪苓15克，茯苓15克，莪术15克。

用法：每日1剂，水煎服。

加减：小便不利者，加生薏苡仁15克，竹叶10克；癌症难消者，加白英12克，土茯苓15克。

(5)脾肾两虚型

主症：腰腹部肿块，腰痛腹胀，尿血，纳差，呕恶，消瘦，面色苍白，气短乏力，舌淡，苔薄白，脉沉细无力或弱。

治法：健脾益肾，软坚散结。

方药：六味地黄汤合白蛇六味丸加减。生地黄20克，山茱萸15克，土茯苓30克，牡丹皮30克，白茅根30克，仙鹤草30克，山豆根20克，白英20克，龙葵20克，蛇莓20克，丹参20克，当归10克，姜黄10克，女贞子30克，墨旱莲20克，生薏苡仁30克。

用法：每日1剂，水煎服。

加减：腰酸乏力甚者，加杜仲15克，菟丝子12克；小腹肿块难消，腰骶作痛者，加三棱10克，莪术10克；口干心烦者，加知母

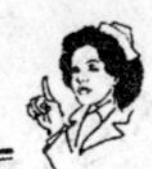

12克，黄柏9克。

2. 验方

(1)猪苓夏枯草汤：猪苓、夏枯草、石见穿各30克，薏苡仁60克，汉防己12克，八月札20克，石上柏15克。每日1剂，水煎服。适用于各期肾细胞癌。

(2)黄芪熟地黄汤：生黄芪、薏苡仁、鹿角霜各30克，炮附子(先煎)10克，败酱草、白芍、生甘草各20克，熟地黄60克，白芥子、炮姜各6克，麻黄、肉桂各3克。每日1剂，水煎服。适用于肾细胞癌。

(3)二蓟山甲汤：大蓟、小蓟、石见穿各60～120克。瞿麦、白花蛇舌草、续断、牛膝各30克，半枝莲30～60克，赤芍20克，炮山甲(先煎)、猪苓各15克。每日1剂，水煎服。适用于肾细胞癌。

(4)猪苓薏苡汤：猪苓、茯苓、滑石、泽泻、阿胶各10克，薏苡仁30克。每日1剂，水煎服。适用于肾细胞癌早期。

(5)滋阴解毒汤：生地黄、山药、茯苓、桑寄生、制鳖甲(先煎)、半枝莲、白花蛇舌草各30克，山茱萸15克，三七粉(冲服)6克，阿胶、小蓟各12克。每日1剂，水煎服。适用于肾细胞癌。

(6)温肾解毒汤：肉桂、三七粉各6克，制附片(先煎)、山药、茯苓、淫羊藿、丹参、半枝莲、白花蛇舌草各30克，山茱萸、熟地黄各15克，人参10克。每日1剂，水煎服。适用于肾细胞癌。

(7)补肾消白汤：生黄芪、桑寄生各30克，党参、怀山药、菟丝子、山茱萸、淫羊藿各15克，熟地黄、泽泻、牡丹皮、白术各12克，枸杞子20克。每日1剂，水煎服。适用于肾细胞癌术后蛋白尿者。

(8)健脾消水汤：党参12克，白术、大腹皮、胡芦巴、淫羊藿各15克，猪苓、茯苓各20克，八月札24克，土茯苓、白英、龙葵、抽葫芦、泽泻、车前子各30克，猫人参60克，乌药、川椒目各9克，每日1剂，水煎服。适用于肾细胞癌术后并发腹腔积液者。

3. 中成药

(1)六味地黄丸每次6克,每日2次,口服。适用于肾细胞癌肾阴亏虚者。

(2)金匮肾气丸每次6克,每日2次,口服。适用于肾细胞癌肾气虚者。

(3)抗癌平丸每次0.5～1克,每日3次,口服。适用于肾细胞癌热毒瘀结者。

(4)补肾养血丸每次1丸,每日3次,口服。适用于肾细胞癌术后,化疗后邪毒去而肝肾虚者。

4. 敷贴疗法 冰片、黄藤各3克,麝香0.3克,生天南星20克。共为细末,酒醋各半调成糊状,涂敷于腰部肿块处,药干后换掉。适用于肾细胞癌疼痛者。

5. 涂搽疗法

(1)冰香止痛液:朱砂、乳香、没药各15克,冰片30克。上药捣碎,装入盛有500毫升米醋的瓶内,密封2日,取上清液装入小瓶备用。用时拿棉签蘸药水涂痛处,稍干后再涂。一般用药10～15分钟疼痛消失,可维持2小时以上。

(2)止痛酊:蟾酥3克,细辛、生大黄、生半夏、生草乌、生川乌、全蝎、冰片各20克。上药研成粗末,浸入95%酒精500毫升中,密封1周后使用。用时外涂疼痛局部,可应急止痛,维持2～4小时。

(3)冰片酒:上等冰片50克,白酒500毫升。将冰片加入白酒中混合,溶解后将溶液涂搽在疼痛剧烈处。开始用药时,1日可搽10次以上,以后随疼痛减轻次数酌减。以上各法用治肾细胞癌痛。

(4)肉桂蒜头散:肉桂、蒜头各30克,吴茱萸90克,生姜120克,花椒60克。上药共炒热,以布包裹,熨腰痛处,冷则再炒热。此法适用于肾细胞癌术后肾虚腰部冷痛者。

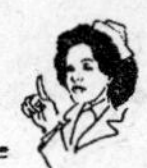

6. 针灸治疗

(1)取肾俞、委中、命门、太溪、阿是穴。每次取穴3～5个,平补平泻,每日1次,10次1个疗程。适用于肾细胞癌腰痛者。

(2)取肾俞、气海、腰眼、志室、命门、大肠俞、巨髎。每次取穴3～5个,平补平泻,每日或隔日1次,10次为1个疗程。适用于肾细胞癌腰痛明显者。

(3)取肾俞、三阴交、太溪、次髎。针用补法,每日1次,10次1个疗程。适用于肾细胞癌术后腰、腹痛者。

7. 推拿疗法 取曲池、合谷、肾俞、三阴交等穴。采用揉、拿、抹、摇、搽、拍、击等手法,每日1次,10次为1个疗程。适用于肾细胞癌之腰痛、尿血等症。

8. 食疗方

(1)莲子薏苡仁猪脬汤:猪膀胱1个(无膀胱用猪肾1对),猪瘦肉50克,莲子20克,薏苡仁15克。将猪膀胱用食盐擦洗干净,开水烫过,切块。猪肉洗净,切片。莲子、薏苡仁洗净。同入锅,清水适量,煮沸后小火煨2小时,调味,顿食或分次食用。适于肾细胞癌。

(2)蛇肉炖淡菜:水蛇肉100克,淡菜20克,山楂肉10克,葱花、姜末、食盐、味精、黄酒、香油、淀粉各适量。将淡菜洗净,热水泡发。水蛇放锅中,加水适量,煲至能拆骨,扯出肉丝,拌以葱花、姜末、食盐、味精、黄酒。与淡菜、山楂同入蛇汤中,再加适量鲜汤,小火煲至蛇肉、淡菜酥烂,入味精、香油,再用湿淀粉勾芡。佐餐食用,每日1剂。

(3)芦笋炒豆芽:芦笋250克,黄豆芽150克。芦笋洗净,切丝,用食盐少许腌渍片刻,沥去水分。将黄豆芽洗净,清水中浸片刻,再沥去水分。油锅烧至八成热,加入黄豆芽、芦笋急火翻炒,加适量调味品,炒匀。佐餐食用,连食数周。适于各种泌尿系肿瘤。

第六章 肾衰竭

一、急性肾衰竭

急性肾衰竭是指由于各种病因引起肾功能在短期内(数小时或数日)急剧下降的临床综合征。其血肌酐平均每日增加≥44.2 微摩/升;或血尿素氮增加≥3.57 毫摩/升,患者出现少尿(每日<400 毫升),甚至无尿(每日<100 毫升)。本综合征包括肾前性急性肾衰竭、肾后性急性肾衰竭和肾实质性急性肾衰竭。

(一)病 因

急性肾衰竭主要有缺血和肾毒素两大类,后者包括外源性毒素(生物毒素、化学毒素、抗菌药物、造影剂等)和内源性毒素(血红蛋白、肌红蛋白等)。前者以各种原因导致心脏搏出量急剧减少,细胞外液特别是血管内液严重不足,使肾脏灌注不足为主。心、肺、肝、肾严重疾病,感染,以及影响肾脏血流动力学的药物如非甾体抗炎药物的不合理应用等常为诱因。

(二)临床表现

根据引致本病的基本病因、病情轻重及病期等而有不同。通常可因发现患者血肌酐或尿素氮在严重疾病过程中突然明显上升、尿量明显减少或出现其他有关肾功能急性减退的症状,如神经、心血管或肺部等相应症状而被注意。传统上,为叙述方便常

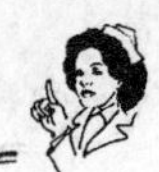

将急性肾衰竭分为少尿期、多尿期，以及恢复期，但在许多病例中该3个时期并不一定均出现。另外，有相当一部分急性肾衰竭患者尿量并不减少，24小时尿量可在500毫升以上，称之为非少尿型急性肾衰竭，后者大多病情相对较轻，预后也相对较好。

1. 少尿期 一般持续5～7日，有时可达10～14日，个别甚至可持续3～4周。主要症状如下。

(1)尿量常明显减少：每日尿量＜400毫升称为少尿，每日尿量＜100毫升称为无尿。非少尿型急性肾衰竭患者尿量虽不少，但肾功能指标之一血肌酐每日仍可上升至44.2～88.4微摩/升，或以上。

(2)系统症状：根据病情、脏器损害及合并水、电解质、酸碱平衡紊乱严重程度而异。由于肾功能损害突然出现，机体对内环境稳定失调未能及时代偿，因此尿毒症症状较慢性肾衰竭更为明显。

①消化系统症状出现最早，常有厌食、恶心、呕吐，严重者可出现消化道出血，少数可出现肝衰竭、黄疸等，为预后不良征象。

②心血管系统征象根据体液平衡状况而异。由于少尿，如未控制饮水，可使体内水分严重过多，出现气促、端坐呼吸、肺部湿啰音等心力衰竭表现，年龄大者发生心力衰竭概率更高。血压依基本病因而异，由感染、中毒、失水等引起者多偏低，但当上述诱因去除后，肾功能仍未能恢复、尿量仍少者可以较高。

③肺部症状常因感染、过度容量负荷等而致，部分病例可发生急性呼吸窘迫综合征，亦为预后严重不良的征象。

④神经系统症状表现为性格改变、神志模糊、定向障碍、昏迷、抽搐等。

⑤严重急性肾衰竭可有出血倾向，可表现为弥散性血管内凝血。上述各系统症状在急性肾衰竭时表现突出，从而显示该脏器功能衰竭与肾衰竭同时存在时，称为多器官功能衰竭。

(3)生化及电解质异常：除血肌酐、血尿素氮上升外，酸中毒、

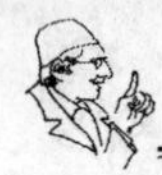

高钾血症最为常见。酸中毒主要因为肾脏排酸能力减低，同时又因急性肾衰竭常合并高分解代谢状态，使酸性产物明显增多。高钾原因除肾排泄过少外，酸中毒、组织分解过快也是主要原因。在严重创伤、烧伤等所致横纹肌溶解引起的急性肾衰竭，有时每日血钾可上升 1.0～2.0 毫摩/升以上。低钠血症主要由水潴留过多引起；血钙下降、血磷升高在少尿期也常见，但程度远不如慢性肾衰竭时明显。

2. 多尿期 指尿量从少尿逐渐进行性增加以至超过正常量的时期，通常持续 1～3 周。此时肾小管上皮细胞功能已有某种程度恢复，肾小管内阻塞的滤过液从小管细胞反漏基本停止，但由于近端肾小管细胞对水钠重吸收尚未完全正常，因此滤过液无法充分重吸收，从尿中大量丢失；再加上此时肾小球滤过功能已有一定程度好转，少尿期在体内积聚的代谢产物，在通过肾单位时产生渗透性利尿，尿量可以增多，每日达 3 000～5 000 毫升，有报道可以更多。尿比重常偏低。多尿期早期血肌酐、血尿素氮仍可继续上升，但一般为期不长。由于尿量过多，少部分患者可出现脱水、血压下降等。系统症状大多逐渐减轻，但如有明显失水，可造成高钠血症，而使中枢神经系统症状继续恶化。如果其他器官功能衰竭在多尿期出现，则又可能使尿量减少，病情继续恶化。不少患者在本期出现各种感染并发症，因此仍需注意。

3. 恢复期 指肾功能恢复或基本恢复正常，尿量正常或正常偏多，大多数患者体力有所改善。由于在少尿期及多尿期限制饮食、合并感染及应用广谱抗生素、透析治疗等，患者普遍有不同程度营养不良，老年患者体内还可能残留有某些感染病灶，如腹膜透析或血液透析导致的腹腔或皮肤瘘管感染，以及压疮、尿路感染等。尿比重有所提高，内生肌酐清除率常偏低。有报道 6 个月以后肾活检仍大多有不同程度病变存在。

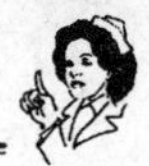

(三)辅助检查

1. 尿液检查

(1)尿量变化:少尿型急性肾衰竭患者每日尿量<400毫升,每小时<17毫升。近10年来发现,非少尿型急性肾衰竭约占50%,每日尿量>600毫升(或800毫升)。若完全无尿,提示有两侧完全性尿路梗阻、肾皮质坏死、严重肾小球肾炎及两侧肾动脉栓塞。若无尿与突然尿量增多交替出现,是尿路梗阻的有力依据。

(2)尿沉渣检查:在肾前性氮质血症时可出现少量及中量的透明管型及细颗粒管型,常伴有少量红细胞、白细胞。急性肾小管坏死时有棕色颗粒管型、肾小管上皮细胞或上皮细胞管型;血红蛋白尿或肌红蛋白尿所致者,尿呈葡萄酒色,内有红细胞及血红蛋白管型。尿中存在大量白细胞、白细胞管型或有血块及坏死肾组织,常见于急性肾盂肾炎或急性肾乳头坏死;肾前性氮质血症、急性肾小管坏死及急性间质性肾炎时尿蛋白从(±)~(++)以上时,应考虑肾小球病变;尿沉渣中出现较多嗜酸性粒细胞(血液中常>10%),伴有红细胞、管型及蛋白,常提示药物诱发急性间质性肾炎。

(3)尿比重测定:尿比重>1.025多数为急性肾前性氮质血症,少尿而比重<1.015多数为急性肾小管坏死。但急性肾小球肾炎少尿时,尿比重有时也可达1.025。

(4)尿肌酐及尿素氮测定:肾功能正常时每日尿中肌酐>1克,尿素氮>15克。急性肾衰竭时排泄时明显减少,肌酐多在1克以下,尿素氮多在10克以下。

(5)尿钠:正常人每日尿钠排泄约100毫摩,肾前性氮质血症时尿钠显著降低,常为每日5毫摩;而少尿型急性肾小管坏死时约在每日25毫摩。

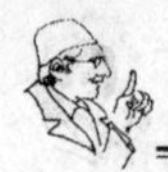

(6)尿诊断指数:尿诊断指数是许多学者根据肾前性氮质血症和急性肾小管坏死的逻辑生理学基础而设计的各种不同的诊断指标,用于鉴别肾前性氮质血症和急性肾小管坏死。

①尿比重和尿渗透浓度

◎尿比重。检查方法简单,在肾前性氮质血症时肾小管功能未受损害,在少尿时能形成高比重的浓缩尿;在急性肾小管坏死时肾小管功能严重受损,尿浓缩功能丧失,使尿比重接近血浆比重,即使患者仍处于低血压或低血容量状况也是一样,建议对于少尿患者,尿比重>1.025 多数可诊断为肾前性氮质血症,而<1.015 多数可诊断为急性肾小管坏死。

◎尿渗透浓度。尿渗透浓度是反映单位容量内溶质微粒的数目,与溶质体积、大小及密度无关。因此,尿渗透浓度比尿比重更能正确地表示肾浓缩功能。目前多数学者认为,尿渗透浓度>500<350 可作为肾前性氮质血症与急性肾小管坏死的鉴别指标。另外,很多学者也认为,尿渗透浓度在肾前性氮质血症与急性肾小管坏死之间有较多的重叠现象。

②尿/血浆比值

◎尿/血浆渗透浓度比值。在诊断肾前性氮质血症和急性肾小管坏死时无重叠现象。尿/血浆渗透浓度比值<1.5 很可能是急性肾小管坏死,尿/血浆渗透浓度比值>1.5 则急性肾小管坏死的可能性很小;尿/血浆渗透浓度比值>1.5 有力提示肾前性氮质血症的诊断。因此,尿/血浆渗透浓度比值>1.5 及尿/血浆渗透浓度比值<1.2 对肾前性氮质血症与急性肾小管坏死有鉴别诊断意义。

◎尿/血浆肌酐比值。此指标在设计当时被认为是区别肾前性氮质血症与急性肾小管坏死的良好指标。肾前性氮质血症时都在 37～45,急性肾小管坏死多数<20。但现在认为其间仍存在有明显重叠。

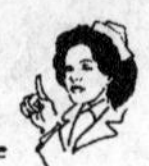

③清除率

◎净水清除率。在创立当时被认为是肾小管功能的敏感指标，以后许多学者以此作为肾前性氮质血症和急性肾小管坏死鉴别诊断的一个相当可靠的方法。急性肾小管坏死时肾浓缩功能丧失，净水清除率升高而接近0（浓缩尿正常值＜－25毫升/小时）。有学者认为，本指标是一个较肌酐清除率和滤过钠排泄分数异常更早出现的急性肾小管坏死的指标。不过单独测定净水清除率无多大意义，净水清除率增高接近于0，而肌酐清除率急剧降低才提示急性肾小管坏死。如果系列测定净水清除率，对肾前性氮质血症和急性肾小管坏死的鉴别诊断就有重要意义。但此试验必须准确采集单位时间的尿量，如果医院不能测定渗透浓度，在使用上就会受到限制。同时，此试验是以尿渗透浓度为基础的，因此其结果也受利尿药和其他干扰尿渗透浓度的因素影响。

◎肌酐清除率。在一般情况下，血清肌酐浓度与肌酐清除率呈反比，急性肾衰竭时就不是这样。例如，血清肌酐缓慢地由88微摩/升上升到177微摩/升，则肌酐清除率从100%缓慢地降低到50%。在体内肌酐产生相对正常时，清除率突然从100%降至＜5%，8小时内血清肌酐由88微摩/升增加至177微摩/升，说明肌酐清除率是急性肾衰竭早期诊断的灵敏指标。因为集尿时间长，其结果较准确。对急性肾小管坏死或肾前性氮质血症患者要求24小时集尿，显然无实用价值。

④尿钠测定。尿钠排泄量多少取决于细胞外液量及肾小管重吸收的变化。在肾前性氮质血症时尿钠减少，急性肾小管坏死时尿钠增高。在理论上和事实上，肾前性氮质血症患者多存在严重的有效血容量不足，若肾小管功能正常就排出低钠的高渗浓缩尿，急性肾小管坏死时由于肾小管重吸收障碍，则排出正常钠的等渗性尿。当肾前性氮质血症向急性肾小管坏死过渡时或两者同时存在时就会出现重叠现象，即尿钠处于20～40毫摩/升。

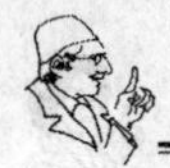

⑤滤过钠排泄分数。以尿钠浓度表示肾小管功能状况不正确的理由是易理解的。尿钠浓度与净水清除率呈反比，而醛固酮和抗利尿激素可使尿钠浓度向相反方向转变。而滤过钠排泄分数则不受上述因素影响，故能正确地反映肾小管功能。

滤过钠排泄分数是测定肾小球滤过钠和尿排泄钠的百分率，即经肾小球滤过而未被肾小管重吸收的钠的百分率。其计算方法如下。

$$滤过钠排泄分数=\frac{尿钠\times 100}{滤过钠}=\frac{尿钠\times 尿量\times 100}{肾小球滤过率\times 滤过钠}=\frac{尿钠\times 血浆肌酐\times 100}{血浆钠\times 尿肌酐}$$

血浆钠、肌酐及尿钠、肌酐的测定方法简易、正确而快速，一般医院都能做。鉴别肾前性氮质血症和急性肾小管坏死无重叠现象。肾前性氮质血症的滤过钠排泄分数都<1%，而急性肾小管坏死均>2%，滤过钠排泄分数在1%和2%为一空白区。前者肾小管重吸收钠加强，使滤过钠排泄分数甚至降到0.1%，后者往往都超过3%。故有学者认为，滤过钠排泄分数是鉴别肾前性氮质血症与急性肾小管坏死的最可靠指标。虽然急性肾小球肾炎患者的滤过钠排泄分数与肾前性氮质血症患者相似，但两者临床表现完全不同，尿渗透浓度也有很大差别。急性梗阻性肾病存在一定程度的肾功能不全，故其滤过钠排泄分数与急性肾小管坏死的滤过钠排泄分数相似。

⑥肾衰竭指数。其公式为如下。

$$肾衰竭指数=\frac{尿钠\times 血浆肌酐}{尿肌酐}$$

肾衰竭指数的结果及意义与滤过钠排泄分数相似，但缺乏逻辑生理学基础，所以目前多数文献及研究单位都采用滤过钠排泄分数，按滤过钠排泄分数将急性肾衰竭分为两大类：

◎滤过钠排泄分数<1%，肾前性衰竭、急性肾小球肾炎和血

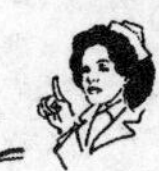

管炎。

◎滤过钠排泄分数＞1%，急性肾小管坏死、非少尿型急性肾小管坏死及肾后性衰竭。

总而言之，肾前性氮质血症可转变为急性肾小管坏死，也可能两者同时存在。因此，单凭尿诊断指数中的一个项目往往难以确诊，必须根据详细病史、全面体格检查、出入液量、体重变化、电解质变化及尿常规综合分析。

(3)血清钾、钠、钙、镁测定：对急性肾衰竭的鉴别诊断无意义，在急性肾衰竭时血清钾及镁可逐渐增高，而血清钙及钠往往偏低。由于电解质改变对病情影响较大，故应每日测定。

(4)血清肌酐及尿素氮测定：血清肌酐及尿素氮逐日增高是急性肾衰竭的特点，为了观察其增长情况，应每日测定。

(5)血浆二氧化碳结合力测定：急性肾衰竭患者都存在代谢性酸中毒，二氧化碳结合力降低，其程度与病情严重性有关，因此，也应每日测定。

2. 影像学检查 包括B超、肾区腹部平片、CT、尿路造影、放射性核素扫描等，应结合患者具体情况，权衡检查本身对病情影响后选择进行。B超可观察到肾脏的大小、肾脏结石，同时提示有无肾盂积水。腹部平片也可观察到肾脏大小，同时能发现阳性结石。CT对判断结石、肾盂积水、有无梗阻及梗阻原因，特别是对确定有无后腹膜病变引起急性肾衰竭等有帮助。有时常需配合膀胱镜、逆行肾盂造影或静脉肾盂造影等检查结果来判断。

3. 肾穿刺 使用于可以完全排除肾前、肾后性引起的急性肾衰竭，而肾内病变不能明确者，特别是各型急进性肾炎、血管炎、溶血尿毒症综合征，以及急性间质性肾炎等。

(四)西医治疗

1. 少尿期的治疗 少尿期常因急性肺水肿、高钾血症、上消化

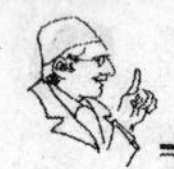

道出血和并发感染而导致死亡。故治疗重点为调节水、电解质和酸碱平衡，控制氮质潴留，供给适当营养，防止并发症和治疗原发病。

(1)维持体液平衡：在少尿期治疗中应严格控制水分的摄入，防止体液过多导致急性肺水肿。以“量出为入，宁少勿多”为补液原则，每日水摄入量<1 000 毫升。补液量根据下列参数做参考：体重每日减轻 200～500 克，或创伤所致者体重每日下降 500～1 000 克，血清钠为 140～145 毫摩/升，中心静脉压在正常范围(6～10 厘米水柱)时，则表示补液量适当；若体重无变化，血清钠<130 毫摩/升，中心静脉压升高达 10～12 厘米水柱，颈静脉饱满充盈，下垂部位出现水肿，或两肺底部出现湿啰音，提示补液量过多，易发生肺水肿或脑水肿；若体重每日减轻>1 000 克，血清钠>145 毫摩/升，中心静脉压低于正常值，则表示有脱水，补液量不足。

(2)保持电解质平衡：少尿期最常见的电解质紊乱是高血钾、低血钠、低血钙、高血磷及高血镁，其中高血钾是少尿期致死亡主要原因之一，与机体高分解代谢密切相关。因此，在少尿期应将血清钾控制在 6 毫摩/升以下。具体防治措施如下。

①严格限制钾盐的摄入，避免食用含钾量多的食物(如橘子、香蕉、紫菜、蘑菇、榨菜、牛瘦肉、马铃薯、海带等)，药物(如氯化钾、枸橼酸钾及中药木通、牛膝、浮萍、金钱草等，甚至青霉素钾盐亦慎用)，禁用 2 周以上的库存血，而改用鲜血为宜。

②当血钾>6.5 毫摩/升时，应积极促进钾离子排出体外。血液透析能最有效地清除体内钾，腹膜透析次之。此外，25%葡萄糖注射液 200 毫升，加胰岛素(4∶1)，静脉滴注，2 小时内滴完，可将血清钾暂时转移入细胞内，维持 4～6 小时；10%葡萄糖酸钙注射液 20 毫升，静脉缓慢注射(10 分钟以上)，以对抗钾对心肌的毒性作用，但正在使用洋地黄药物的患者不宜使用钙剂；伴有代谢性酸中毒者，用 5%碳酸氢钠注射液 80～100 毫升或 11.2%乳酸钠 60～80 毫升缓慢静脉注射(5 分钟以上)，提高 pH 值，促使钾

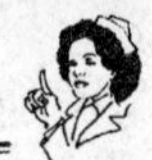

离子转移到细胞内，可维持 30～90 分钟。口服阳离子交换树脂如钠型离子交换树脂每日 15～30 克，或钙型离子交换树脂每日 20～60 克，可有效地降低血钾。不能口服者，可做高位保留灌肠（保留 30～60 分钟）。

③因少尿期体液过多血液稀释所致低钠血症，限制入水量亦可纠正，勿补钠；只有在缺钠性低钠血症（血清钠＜120 毫摩/升）或伴有高血钾及代谢性酸中毒时才考虑给予碳酸氢钠。无酸中毒，可给予 10％氯化钠液静脉注射，补钠量计算公式如下。

补钠量（毫摩）＝［132－测得血清钠量（毫摩/升）］×体重（千克）×6

④低钙可使血磷、血镁升高，补充钙剂可拮抗高镁血症。低血钙性抽搐，可静脉给予 10％葡萄糖酸钙 20～40 毫升缓慢注射，必要时可重复应用。碳酸钙或氢氧化铝凝胶等可控制高磷血症。

(3)代谢性酸中毒：对于代谢性酸中毒，只有当血清碳酸氢盐浓度＜15 毫摩/升，才予补碱。对非高分解代谢的少尿期，补充足够热能，减少体内组织分解，一般代谢性酸中毒不严重，但高分解代谢性酸中毒发生早，程度重，有时不易纠正。通常只有当血浆实际碳酸氢根低于 15 毫摩/升，才给予 5％碳酸氢钠 100～200 毫升静脉滴注，根据心功能情况控制滴速，定时随访血气分析。但在纠正酸中毒的过程中，有可能因血中离子钙浓度降低而出现手足抽搐，此时静脉注入 10％葡萄糖酸钙 10～20 毫升，以预防低钙性抽搐。

(4)高血压、心力衰竭及水肿的治疗：少尿期体液过多，易出现水肿、高血压及急性左心衰，此时应严格控制入水量，水肿患者可给予呋塞米等利尿药，亦可选用甘露醇或山梨醇口服，对症治疗。高血压可选用氨氯地平、硝苯地平、利血平、甲基多巴等对症治疗，若出现急性左心衰，应立即给予酚妥拉明 5～10 毫克，氨茶碱 0.25 克，呋塞米 60～100 毫克，分别加入 25％葡萄糖注射液 20～

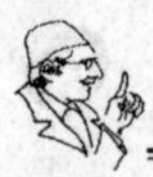

40 毫升中，静脉注射；还可酌情选用毛花苷 C 0.2～0.4 毫克，静脉注射。纠正左心衰及代谢紊乱最好的处理措施是血液透析。

(5)呋塞米及甘露醇的应用：可在没有血容量不足的情况下应用。

①呋塞米。可用于急性肾衰竭的鉴别诊断和早期治疗。早期使用有预防急性肾衰竭的作用，减少急性肾小管坏死的机会；对于少尿型急性肾衰竭，呋塞米还可用于鉴别诊断急性肾衰竭属于功能性的或器质性的，2～10 毫克/千克体重，静脉滴注，1 小时内尿量增加，可能为功能性的(一次无效停止继续用药)。对呋塞米无反应有透析指征者应尽量透析。

②甘露醇。有学者认为，可以尝试使用甘露醇(有人持相反意见)，此药具有改善肾血流障碍、肾小管梗阻，防止血管收缩，解除血管痉挛，防止和减少细胞碎屑及凝胶蛋白阻塞肾小管等作用。20%甘露醇 60～250 毫升，静脉滴注，维持尿量，每日总用量最好不超过 100 克。用量过大易发生中毒，其中毒的表现为中枢神经抑制，意识模糊，嗜睡，昏迷等，血液透析是治疗甘露醇中毒的最佳选择。

(6)感染的防治：自从开展预防性透析以来，少尿期死于急性肺水肿、高钾血症的患者明显下降，而感染是导致患者死亡的主要原因。感染常发生在肺、尿路、胆道及腹膜等部位，继发感染时可不发热，血中白细胞可不增高，容易导致漏诊。患者出现不可解释的呼吸急促、低血压、窦性心动过速、血糖升高等均提示继发感染。应寻找原发病灶，使用无肾毒性、有效的抗生素，如青霉素、异噁唑青霉素、红霉素、氯霉素等。少尿期和多尿期，药物的半衰期延长，应减少药物用量，以免发生毒性反应。

(7)血液透析或腹膜透析：目前公认，早期预防性血液透析或腹膜透析可减少急性肾衰竭而发生感染、出血、昏迷的并发症。

2. 多尿期的治疗 急性肾衰竭经积极治疗后肾功能若逐渐

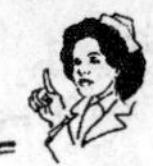

恢复，尿量逐渐增多则逐渐进入多尿期，此时亦应积极治疗并严密监测，使之顺利度过多尿期，否则也可因治疗不当等因素导致患者死亡。急性肾衰竭多尿期治疗应注意以下几点。

（1）维持机体水、电解质平衡：多尿期因大量水分和电解质随尿液排出，故可出现脱水及低钾、低钠等电解质紊乱，应积极监测水、电解质情况，并根据患者情况及时予以补充。

（2）支持治疗：随着患者血尿素氮及肌酐逐渐恢复至正常水平，应逐渐增加饮食中蛋白质的含量以利于损伤的肾细胞修复与再生，从而缩短病程。

（3）透析治疗：患者尿量虽然逐渐增加，但早期可能仍有明显氮质血症而需透析治疗。随着肾功能逐步恢复，可根据血尿素氮、肌酐及体重等情况逐渐减少透析次数至停透。

3. 恢复期的治疗 一般无须特殊处理，定期随访肾功能，避免使用对肾脏有损害的药物。患者一般需经过3～6个月可恢复到原来健康水平，大部分患者可回到工作岗位上，但个别病情严重的患者，少尿期持续较长时间，可遗留下永久肾损害，发展成为慢性肾衰竭，需要替代治疗才能维持生命。

（五）中医治疗

1. 辨证施治

（1）热毒内闭

主症：尿量急骤减少，甚至点滴不通，便秘腹胀，恶心呕吐，发热烦躁，或有神昏抽搐，或有出血，舌绛苔灰黄而秽，脉数。

治法：清热解毒，通腑祛瘀。

方药：清瘟败毒饮加减。生石膏30克，生地黄15克，栀子10克，虎杖12克，黄芩15克，知母12克，赤芍15克，玄参12克，牡丹皮9克，丹参15克，生大黄（后下）10克，甘草6克。

用法:水煎服,每日1剂。

(2)津亏气脱

主症:大汗大泻、大失血后,血压下降,尿少或无尿,气微欲绝,或喘咳急促,唇黑甲青,进一步出现汗出肢冷,舌淡或淡白,脉微细欲绝。

治法:温阳固脱,益气养阴。

方药:参附汤合生脉饮加减。人参(另炖)10克,熟附子(先煎)10克,山茱萸12克,炙黄芪20克,五味子10克,麦冬15克,石斛15克,丹参12克,白茅根15克,玄参15克。

用法:每日1剂,水煎服。

(3)气阴两虚,夹湿热未清:多尿早期,邪毒耗气伤阴,而湿热未清。

主症:神疲乏力,头晕心烦,纳呆,恶心,口中黏腻,舌红苔黄腻有剥脱,尿量增多,脉细数或濡。

治法:清热利湿,益气养阴。

方药:东垣清暑益气汤加减。太子参12克,生黄芪12克,苍术6克,黄柏6克,陈皮6克,制半夏6克,黄连6克,石韦20克,丹参6克,焦大黄(后下)6克,生地黄12克,山茱萸6克。

用法:每日1剂,水煎服。

(4)肾阴亏损

主症:腰膝疲乏,尿多不禁,口干欲饮,舌红,苔少,脉细。

治法:滋阴补肾。

方药:二至丸加味。女贞子15克,墨旱莲15克,生地黄12克,白芍15克,何首乌15克,丹参10克,车前子(包煎)15克,金樱子10克,芡实10克,山茱萸10克,丹参12克,麦冬10克。

用法:每日1剂,水煎服。

2. 中成药

(1)清开灵注射液40毫升,10%葡萄糖注射液250毫升,静

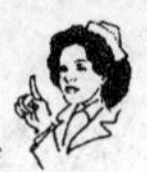

脉滴注，每日1次。适用于邪毒内侵、热毒瘀滞型急性肾衰竭。

(2)参麦注射液40毫升，10%葡萄糖注射液250毫升，静脉滴注，每日1次。适用于气阴两虚型急性肾衰竭。

(3)丹参注射液20毫升，10%葡萄糖注射液250毫升，静脉滴注，每日1次。适用于热毒瘀滞型急性肾衰竭。

(4)肾衰灵胶囊每次2～3片，每日3次，口服。

(5)尿毒清颗粒每次10克，每日3次，口服。通腑泄浊。适用于急性肾衰竭。

3. 验方

(1)鲜车前草60克，鲜藕60克。共捣汁，1次服。适用于急性肾衰竭少尿或无尿者。

(2)蝼蛄6个，蜣螂(去翅、足)6个。研末，分3次白水冲服。孕妇忌用。适用于急性肾衰竭少尿、无尿者。

4. 外治方

(1)连根葱、生姜各1份，淡豆豉12粒，食盐1匙。共研烂，捏成饼状，烘热后敷于脐部，以布扎定，气透于内，即能通利二便。适用于急性肾衰竭大小便闭塞者。

(2)田螺5～7个，去壳，捣烂，敷关元穴。适用于急性肾衰竭少尿或无尿者。

(3)大蒜油4.8毫升，二甲亚砜60毫升，芒硝600克，麝香0.03克，甘油200毫升，大黄300克，羟甲纤维素70克，蒸馏水800毫升。调成软膏，分成2份，分别敷贴于双侧肾区，每日1～2次，每次6小时，4～7日为1个疗程。适用于急性肾衰竭早期。

(4)板蓝根30克，大青叶30克，黄芩9克，蒲公英9克，金银花9克，萹蓄9克，大蓟9克，车前子(包煎)9克，泽泻9克。上药煎汁与理疗透热疗法结合应用。

5. 灌肠疗法 少尿期可选通腑泻热灌肠，使邪毒从大便而出。六月雪30克，大黄30克，玄明粉(冲)10克，知母15克，黄柏

15克，秦艽10克，熟附子(先煎)10克。水煎至200毫升，保留灌肠，每日2～4次。大黄30克，黄芪30克，红花20克，丹参20克。水煎取汁400毫升，加4%碳酸氢钠20毫升，并加温至38℃，做结肠灌注，每日6次。

6. 针灸 少尿期，刺中极、膀胱俞、阴陵泉穴；耳针取肾、交感、内分泌穴。休克期，刺涌泉、足三里、人中、合谷穴；耳针取升压点、肾上腺、心、肾、皮质下、内分泌穴。多尿期，刺气海、透中极、肾俞、大椎、三阴交、关元、足三里穴；取耳针肾、膀胱、三焦、内分泌穴。

7. 食疗方

(1)新鲜生鱼1条，冬瓜100克(连皮)，赤小豆60克，葱头5个。将生鱼去鳞和肠脏，加冬瓜、赤小豆、葱头，清水适量，煮汤食用，不要加食盐。

(2)大冬瓜1个，大蒜120克，赤小豆60克。将大冬瓜一头切开，纳入大蒜、赤小豆放饭锅上蒸熟，取饮其汁。

(3)绿豆90克，附片6克。绿豆加熟附片煮汁，空腹饮。

(4)鲜荠菜100克，鸡蛋1个，食盐适量。鲜荠菜洗净，放入瓦锅中，加水3大碗，煎至1碗水时，放入鸡蛋煮熟，加食盐少许调味。喝汤，吃菜和蛋。每日1～2次，连用1个月为1个疗程。

(5)玉米须、冬瓜皮、赤小豆各适量。煮汤代茶饮。

(6)荔枝草、车前草各50克，白蜜10毫升。荔枝草、车前草加水500毫升煎汁，饮时加白蜜，每日3次。

(7)玉米须、鲜白茅根各50克。水煎代茶饮，每日3～5次。

(8)陈葫芦粉10～15克，粳米50克，冰糖适量。先将粳米，冰糖同入砂锅中，加水500毫升，煮至米开花时，加陈葫芦粉，再煮片刻，粥稠为度。每日分2次食用。

(9)甘蔗、莲藕各500克。甘蔗、莲藕榨取汁液，分3次饮。

(10)薏苡仁60克，小白菜500克。薏苡仁加水煮粥，再加入切好、洗净的小白菜，煮二三沸，待白菜熟即成，少放盐或不放盐

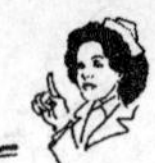

食用，每日分 2 次食用。

(11)小茴香 5 克，葱白 4 根。小茴香 5 克、葱白水煎，去渣，温饮每日 1 剂，连用数日，以小便通利为度。

(12)赤小豆 50 克，粳米 50 克。赤小豆温水浸泡 3 小时，加水煮烂，再入粳米同煮成粥。每日 1 剂，分早晚食用，连食数日。

二、慢性肾衰竭

慢性肾衰竭是内科常见的一种临床综合征，发生在各种慢性肾实质疾病的基础上，缓慢地出现肾功能减退而至衰竭。我国慢性肾衰竭的发病率为 1～3/10 000。

(一)病　因

任何泌尿系统病变能破坏肾的正常结构和功能者，均可引起慢性肾衰竭。如原发和继发性肾小球病、梗阻性肾病、慢性间质性肾病、肾血管疾病、先天性和遗传性肾脏病等，都可发展至慢性肾衰竭。近年来国外不少学者认为，最常见的病因依顺序是：糖尿病肾病、高血压肾病、肾小球肾炎、多囊肾等；然而在我国则为原发性慢性肾炎、梗阻性肾病、糖尿病肾病、狼疮肾炎、高血压肾病、多囊肾等。有些患者由于起病隐匿，到慢性肾衰竭晚期才来就诊，此时双侧肾已固缩，往往不能确定其病因。

(二)临床表现

1. 水、电解质紊乱

(1)少尿：肾小球滤过率下降到每分钟 40～30 毫升时，尿量常增多，突出的表现为夜尿多，尿比重常在 1.016 以下。当肾小球滤过率下降到每分钟 10～5 毫升时，尿总量减少，甚至无尿。

(2)水过多:该类患者对水的适应和调节能力很差,当摄入多量的水时,不能如正常人一样在数小时内排出而引起水肿,严重者甚至导致水中毒。

(3)低钠:当钠摄入急剧减少或丢失(呕吐、腹泻等)时,可引起低钠。

(4)钠潴留:肾衰竭患者,由于肾脏的排泄能力下降,如果钠摄入增加,就会发生钠潴留,导致水肿、高血压及心功能不全。

(5)高钾血症:在慢性肾衰竭早期,血钾常能维持在正常水平,当肾小球滤过率下降至每分钟 10 毫升以下时,血钾才会升高。晚期慢性肾衰竭常见血钾升高,主要原因是:少尿;损伤的肾单位细胞内钾外溢;肾脏失去排酸能力,出现代谢性酸中毒,细胞外氢离子进入组织细胞内,与钾交换,钾移至细胞外。

(6)低钙:慢性肾衰竭时低血钙的原因有:钙的摄入不足;钙在小肠吸收障碍;磷在体内蓄积;维生素 D 代谢改变等。

正常人每日摄入钙约 1 000 毫克,粪钙量常等于甚至超出摄入量,提示肠吸收钙功能降低,这主要是吸收问题。吸收不足原因首先是 $1,25(OH)_2D_3$ 在体内不足。因此,予以小量该制剂,肠吸收情况就可以改善;其次在慢性肾衰竭时,小肠黏膜结构也有改变,影响了钙的吸收。

(7)高磷血症:当肾小球滤过率降至正常之 20%~30%时,残余肾单位不能维持正常磷的排出,磷在体内蓄积,出现高磷血症。

(8)高镁血症:当肾小球滤过率每分钟<30 毫升时,可以出现高镁血症;当血清镁浓度>1.64 毫摩/升时,可以引起嗜睡、食欲缺乏、言语障碍等;当血清镁浓度为>2.88 毫摩/升时,出现昏睡、血压下降、心动过缓、房室传导阻滞或心室传导阻滞,腱反射消失。上述症状在临床上易与尿毒症的症状重叠或混淆。

(9)高铝血症:在体内蓄积是导致股软化和脑病的重要原因,血液透析液水质中含铝较多,长期透析可以引起脑组织中铝含量

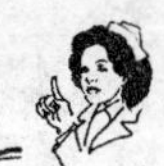

增多，出现痴呆症状。

2. 酸碱平衡紊乱 当肾小球滤过率下降到每分钟 20 毫升以下时，肾脏每日仅能排出部分酸性产物，则体内出现潴留，发生酸中毒。

3. 心血管系统 50%以上尿毒症患者死于心血管病变，虽然透析治疗可以长期维持患者生命，但心血管病变仍然是临床上的严重并发症。

(1)心包炎：尿毒症晚期，明显氮质血症，未经透析治疗者，出现心包炎。胸痛、心包摩擦音为终末期表现，常在短期甚至数日内死亡。体内代谢产物的蓄积，包括尿素氮、中分子物质、甲状旁腺素潴留，是形成心包炎的主要原因。经过透析，体内这些物质水平下降，心包炎常可好转或消失。

尿毒症心包炎可以发展为缩窄性心包炎或心脏压塞。颈静脉怒张、肝大等均可提示心包受迫或舒张功能障碍。

(2)心功能不全与尿毒症心肌病：心功能不全是慢性肾衰竭的重要死因，常见原因有以下几种。

①与尿毒症直接有关。尿毒症毒素、电解质、水代谢紊乱；甲状旁腺素水平升高，心脏为甲状旁腺素靶器官之一，可以引起心肌损害；贫血使心肌缺氧，心肌功能减退；高血压；容量过度负荷；心包炎；动脉硬化。

②与血液透析有关。动-静脉瘘分流量每分钟可达 400～700 毫升，加重心负荷。

(3)进展迅速的动脉粥样硬化：尿毒症长期透析存活患者中动脉粥样硬化的发生率较高，亦是主要死亡原因之一。其发病率高与脂肪代谢异常、钙磷代谢失调及高血压等因素有关。

(4)高血压：慢性肾衰竭患者的高血压有多种因素，多由细胞外液容量过多引起，部分患者由高肾素因素引起。治疗高血压对慢性肾衰竭患者有非常重要的意义，因高血压能增加肾小球滤过

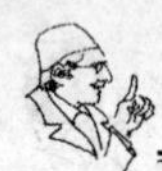

负荷，增加肾小球硬化速度，促使慢性肾衰竭的发展，所以必须积极治疗。但不宜使血压下降过快过猛，以免肾血流量突然减少和肾小球滤过率突然下降，使肾功能急剧恶化。

4. 呼吸系统　除肺水肿并发感染外，尚可有胸膜炎和肺钙化现象。尿毒症肺炎也较多见，肺泡及间质大量纤维素渗出，呼吸功能减退。

5. 消化道症状　食欲缺乏、厌食为早期症状，继而出现恶心、呕吐等。口腔有尿味则显示病情已发展到尿毒症阶段，可出现呕吐、腹泻、便血、腹胀、腹痛。胃部可见胃炎、十二指肠炎、胃溃疡、黏膜水肿或出血。结肠可见肠壁溃疡、出血、坏死、感染，急性胰腺炎亦可见到。血液透析患者可见胰腺管周围纤维化。

6. 神经、肌肉系统症状　疲乏、失眠、注意力不集中是慢性肾衰竭的早期症状之一。其后会出现性格改变、抑郁、记忆力减退、判断错误，并可有神经肌肉兴奋性增加，如肌肉颤动、痉挛和呃逆等。尿毒症时常有精神异常、对外界反应淡漠、谵妄、惊厥、幻觉、昏迷等。

慢性肾衰竭晚期常有周围神经病变，感觉神经较运动神经显著，尤以下肢远端为甚。患者可诉肢体麻木，有时为烧灼感或疼痛感、不宁腿综合征、深反射迟钝或消失、肌肉无力、感觉障碍，但最常见的是肢端袜套样分布的感觉丧失。患者常有肌无力，以近端肌受累较常见。多种神经肌肉系统症状在透析后可消失或改善。

7. 血液系统表现

(1)贫血：慢性肾衰竭常有贫血，并可引起许多症状，为正常色素性正细胞性贫血。有冠心病者可因贫血而诱发心绞痛。慢性肾衰竭贫血的主要原因是肾脏产生红细胞生成素减少。此外，铁的摄入减少，血液透析过程失血或频繁的抽血化验，使不少慢性肾衰竭患者发生缺铁性贫血。慢性肾衰竭时红细胞生存时间缩短也会加重贫血。叶酸缺乏、体内缺乏蛋白质、尿毒症毒素对

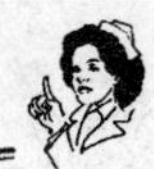

骨髓的抑制等，也是引起贫血的原因之一。

(2)出血倾向：患者常有出血倾向，可表现为皮肤瘀斑、鼻出血、月经过多、外伤后严重出血、消化道出血等。出血倾向是由于出血时间延长，血小板第Ⅲ因子的活力下降，血小板聚集和黏附能力异常等引起凝血障碍所致。其病因可能是能透析出得某些尿毒症毒素引起的，因透析常能迅速纠正出血倾向。

(3)白细胞异常：部分病例白细胞可减少。白细胞趋化、吞噬和杀菌的能力减弱，容易发生感染，透析后可改善。

8. 易于并发感染 尿毒症患者易并发严重感染，为主要死因之一。它与机体免疫功能低下、白细胞功能异常等因素有关。患者细胞免疫能力下降，而体液免疫基本正常。单核细胞、淋巴细胞和中性粒细胞功能障碍，造成对急性炎症的反应障碍和迟发性变态反应减弱。免疫功能下降，可能与尿毒症毒素、酸中毒、营养不良等因素有关，血液透析患者的透析膜生物相容性亦会影响白细胞的功能。尿毒症常见的感染是肺部和尿路感染。透析患者可发生动静脉瘘感染、肝炎病毒感染。

9. 肾性骨病 慢性肾衰竭时，由于钙、磷代谢紊乱，维生素 D 代谢障碍，继发性甲状旁腺功能亢进等均可导致骨骼改变，称为肾性骨病或肾性骨营养不良，包括股骨骨化症、纤维性骨炎、骨硬化及骨质疏松。患者症状表现和类型差异很大，主要与年龄、病程、饮食、透析治疗及疗程有关。

(三)辅助检查

1. 尿常规检查 尿蛋白多为(+)～(+++)，晚期因肾小球大部分已损坏，尿蛋白反而减少。尿沉渣检查可见为数不等的红细胞、白细胞、上皮细胞和颗粒管型。如发现粗而短、均质性、边缘有裂口的蜡样管型对肾衰竭有诊断意义。尿渗透压降低，晨尿在 450 毫摩/升以下，尿相对密度降低为等张尿（尿比重固定在 1.010 左右）。

2. 血常规检查 尿毒症时，血红蛋白一般在 80 克/升以下，多数仅有 40～60 克/升，为正细胞性贫血。白细胞改变较少，酸中毒和感染是可使白细胞数增加。血小板计数偏低或正常，但功能降低，红细胞沉降率因贫血和低蛋白血症常加快。

3. 血生化检查 血浆蛋白降低，总蛋白量常<60 克/升，其中白蛋白的减少常更明显（多<30 克/升）。血钙偏低，常在 2 毫摩/升左右，血磷多>1.7 毫摩/升。血钾、血钠随病情而变化。

4. 肾功能检查 在肾功能不全代偿期肌酐清除率虽下降，但血肌酐并不升高；在氮质血症期血肌酐虽已升高，但患者无尿毒症临床症状，亦无代谢性酸中毒；在尿毒症期，当肌酐清除率<25 毫升/分时；血肌酐会明显升高，并伴有代谢性酸中毒。

5. 其他检查 X 线腹部平片示肾影缩小。CT 可提示肾脏形态、大小、厚度、位置，以及发现肾盂积液、结石、肿瘤等，均有一定诊断价值。肾 B 超检查示病肾缩小。

（四）西医治疗

1. 纠正水、电解质失衡

（1）水、钠平衡：在慢性肾衰竭早期，患者可呈渗透性利尿，而出现脱水，因此可放开水分的摄入。到终末期，出现尿量少，甚至尿闭，就应该严格限制水的摄入。患者及其家属应自觉控制饮食中的水分，当然控制过严造成脱水、低血压、休克等也不恰当。

（2）纠正高钾血症：终末期肾衰竭患者常有高血钾倾向，应注意控制含钾食物及药物的摄入，避免输库血，出现高血钾时可使用利尿药，增加钾的排泄，此类药物常有氢氯噻嗪、呋塞米、布美他尼等。

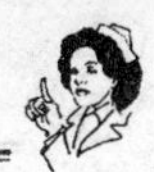

①氢氯噻嗪每次25毫克，每日3次，口服；或氢氯噻嗪每次50毫克，每日2次，口服。

②呋塞米成年人开始剂量每日40毫克，以后视病情逐步增加至每日80～120毫克，分3～4次口服；儿童每日2～3毫克/千克体重，口服。成年人每次20～40毫克，每日1～2次，或按需要增至每日120～320毫克，肌内注射或静脉注射；儿童每次1～2毫克/千克体重，缓慢静脉滴注。

③布美他尼0.5～1毫克，每日1～3次，口服；每次0.5～1毫克，静脉注射。

若血钾＞6.5毫摩/升，心电图出现高血钾改变，需紧急处理：10％葡萄糖酸钙20毫升，缓慢静脉推注；5％碳酸氢钠100毫升，静脉滴注；25％～50％葡萄糖加胰岛素(6∶1)，静脉滴注；急诊首选血液透析。

(3)钙、磷代谢的调节：慢性肾衰竭患者常出现低血钙、高血磷的状况，应尽量维持这两项的血清浓度接近正常。若已出现高磷血症，除在饮食中限制磷以外，需口服磷结合剂，如碳酸钙/氢氧化铝凝胶等。对于低钙血症患者，应予补钙，常用药物有骨化三醇胶丸、碳酸钙 D_3 等，但需严密监测血钙浓度及白细胞水平。

①碳酸钙每次2克，每日3次，饭前服用。

②氢氧化铝凝胶每次10～15毫升，每日3次，口服。

③骨化三醇胶丸每次0.25微克，每日1次，口服。

④碳酸钙 D_3 片每次2片，每日1次，口服。

(4)控制铝代谢：铝的来源主要为含铝磷酸盐结合剂，透析液和用作血浆置换的蛋白制剂，尽量少用或不用含铝的磷酸盐结合剂，透析液铝浓度不应＞0.37微摩/升。给予铝结合剂螯合铝。去铁胺常经静脉给药，也可经其他途径给药。一般每周30毫克/千克体重为较低剂量，常在当周第一次血液透析最后30分钟内经静脉给药，在症状明显患者，疗程一般为数月。

(5)纠正代谢性酸中毒:机体通过动员骨盐来缓冲中毒,从而导致骨盐丢失。纠正代谢性酸中毒可能对治疗骨病有益。

2. 必需氨基酸+低蛋白饮食 中、晚期慢性肾衰竭患者均有明显的必需氨基酸和组氨酸缺乏,而非必需氨基酸增多,普通饮食蛋白必需氨基酸含量<50%,难以满足患者需要。必需氨基酸疗法配合低蛋白饮食,则可使体内必需氨基酸/非必需氨基酸比例失调得到纠正,利用非蛋白氮合成蛋白质增加,因而有利于改善蛋白合成,也可使氮代谢产物的生成减少,减轻氮质血症,使机体保持正氮平衡。必需氨基酸可用口服,对消化道症状较重如恶心呕吐患者,可静脉滴注,每日 250 毫升左右,以每分钟 1 毫升左右缓慢滴注。α-酮酸为氨基酸前体,通过转氨基或氨基化作用在体内可转变为相应的氨基酸,而且酮酸对肾脏的超滤无刺激作用,也不刺激高血糖素的分泌。一般给予每日 3 次,每次 4～8 片,口服。

3. 消化系统症状防治 恶心、呕吐,除使用低蛋白饮食外,可应用甲氧氯普胺 10 毫克,肌内注射或口服。

4. 高血压治疗

(1)利尿药

①氢氯噻嗪每次 12.5～25 毫克,每日 2 次,口服。

②吲达帕胺每次 2.5～5 毫克,每日 1 次,口服。

(2)钙离子通道阻滞药

①硝苯地平每次 5～10 毫克,每日 3 次,口服。

②硝苯地平控释片胶囊每次 30～60 毫克,每日 1 次,口服。

③非洛地平每次 2.5～5 毫克,每日 1 次,口服。

④氨氯地平每次 5 毫克,每日 1 次,口服;最大剂量 10 毫克,每日 1 次,口服。

(3)血管紧张素转化酶抑制药

①卡托普利每次 6.25～12.5 毫克,每日 2～3 次,口服;可逐

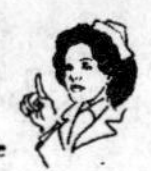

渐增至50毫克，每日2～3次，最大剂量每日450毫克，饭前1小时服用。

②培哚普利每次2～4毫克，每日1次，早餐前口服。

③贝那普利每次10～20毫克，每日1次，最大剂量每日40毫克，口服。

④福辛普利钠每次10毫克，每日1次，口服。

(4)血管紧张素Ⅱ受体拮抗药

①氯沙坦钾每次50毫克，每日1次，口服。

②缬沙坦每次80毫克，每日1次，口服。

5. 心力衰竭治疗 可用地高辛0.125～0.25毫克，口服；或毛花苷C 0.2～0.4毫克，用葡萄糖注射液稀释后静脉注射。

6. 尿毒症性心包炎治疗 应用透析疗法效果较好。

7. 肾性贫血的治疗

(1)阿法依泊汀(红细胞生成素注射液)

①施以透析的肾性贫血，起始剂量3 000单位，每周3次，皮下注射。贫血改善后改用维持量1 500单位，每周2～3次；或3 000单位，每周2次，皮下注射。

②对于未进行透析治疗的慢性肾衰竭患者的肾性贫血，起始剂量6 000单位，每周1次，皮下注射；贫血改善后维持剂量6 000～12 000单位，每周1次，皮下注射。

(2)宁红欣注射液：血液透析患者起始剂量每周100～150单位/千克体重，分2～3次皮下注射；非透析患者一般每周75～100单位/千克体重，分2～3次皮下注射。

8. 神经系统的对症治疗 因毒素的作用，患者可有神经系统的症状，轻度症状表现有乏力、头痛、注意力不集中、嗜睡、失眠等，进而会有性格轻度改变、记忆力减退、判断错误、反应淡漠及神经肌肉兴奋性增加，如肌肉痉挛、抽搐等。严重者可出现肾性脑病，表现为精神呆滞、表情淡漠、烦躁、思维错乱、行为不能控

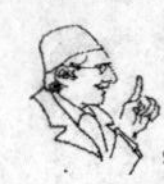

制，甚至精神失常。可口服 γ-氨酪酸 1 克，每日 3 次；或用 γ-氨酪酸 2 克，5%葡萄糖注射液 500 毫升，静脉滴注，每日 1 次。该药能增加葡萄糖磷酸酯化酶的活性，恢复脑细胞功能，降低血氨，对昏迷具有苏醒作用。但滴注过快可引起低血压，此时可配用多巴胺 20 毫克，同时静脉滴注。

9. 感染的治疗 晚期患者极易招致感染，而且容易发生败血症，是促使肾功能恶化，导致死亡的最常见原因。常见的感染为呼吸系统、泌尿系统、消化道的感染，常无明显发热等表现，因此难于发现。一旦发现感染，必须及时处理，应选用不损害肾脏而且效果好的药物，根据病情选用青霉素、螺旋霉素、头孢哌酮、头孢他啶等。如处理及时，用药合理，可使病情尽早控制，转危为安。此外，尚需注意尿毒症患者比较容易发生真菌感染。

10. 特殊治疗

(1)血液透析疗法(人工肾透析)：一般适用于糖尿病尿毒症晚期或准备换肾的患者。

(2)腹膜透析疗法：每次 1 000～2 000 毫升，停留 1 小时后放出，再次灌入腹膜透析液，如此反复，每日可灌入 8 000～10 000 毫升。腹膜透析一般适用于糖尿病慢性肾衰竭的中期患者。

(3)结肠透析：向结肠内灌入透析液、停留 30～60 分钟后排便，每日反复用 1～10 次，每次灌入透析液 500 毫升。结肠透析一般适用于糖尿病慢性肾衰竭早、中期及可逆性的患者。

(4)肾移植术：将异体的健康肾脏移植给慢性肾衰竭患者，是治疗糖尿病尿毒症终末期一种有效的疗法。

(五)中医治疗

1. 辨证施治

(1)脾肾气虚，湿浊内郁：常见于肾功能不全失代偿期及肾衰

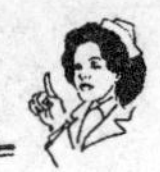

竭期的早期。

主症:患者面色无华,神疲乏力,食欲缺乏,或由晨起恶心,脘痞腹胀,便干或溏,腰酸膝软或腰痛隐隐,夜尿频多,舌淡,有齿痕,脉沉弱。

治法:健脾补肾,化湿泻浊。

方药:大补元煎合二陈汤加减。熟地黄 24 克,山茱萸 10 克,党参 15 克,生黄芪 30 克,当归 10 克,杜仲 10 克,巴戟天 6 克,砂仁(后下)6 克,陈皮 6 克,法半夏 6 克,焦大黄(后下)6 克,土茯苓 12 克,茯苓 15 克,怀山药 15 克,丹参 10 克。

用法:每日 1 剂,水煎服。

加减:湿浊中阻、郁而化热、恶心欲呕,口苦苔黄腻者,去山药,加黄连 10 克,紫苏梗 15 克,竹茹 10 克;便溏者,去大黄,加大黄炭 6 克,炮干姜 6 克。

(2)脾肾阳虚,湿浊中阻:多见于肾衰竭期。病情发展,气虚及阳,中焦气机升降失常。

主症:患者在上症基础上,又出现畏寒肢冷,恶心呕吐,舌淡嫩胖有齿痕,脉沉弱。

治法:温补脾肾,泻浊降逆。

方药:保元汤加减。党参 15 克,云茯苓 15 克,炙甘草 6 克,生黄芪 30 克,肉桂 3 克,巴戟天 6 克,焦大黄(后下)6 克,法半夏 10 克,煨木香 3 克,紫苏梗 10 克。

用法:每日 1 剂,水煎服。

加减:阳虚最易气化不利,水湿内生,若外溢肌肤,则为水肿,轻微两下肢水肿者,上方合五苓散化气行水,或加泽泻 10 克,车前子(先煎)15 克,薏苡仁 15 克;水肿较重,脘腹胀满,宜合实脾饮、五皮饮行气利水,或去炙甘草,加茯苓皮、大腹皮、桑白皮各 15 克,猪苓、泽泻各 10 克;水湿上凌心肺,咳嗽倚息不能平卧,宜用真武汤、苓桂术甘汤、葶苈大枣泻肺汤、生脉散加减,以温阳化气,

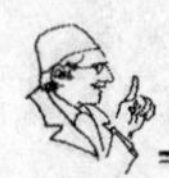

泻肺利水:制附子6克(先煎),茯苓30克,炒白术10克,白芍12克,桂枝6克,桑白皮20克,葶苈子15克,人参(另炖)6克,五味子10克,生姜6克,制大黄(后下)6克,大枣6枚;若内侵脾胃,便溏泄泻,可加车前子(包煎)20克,炒白术12克,炮干姜10克;湿浊阴邪内盛,阳气不能内守,脉弦大,头痛头晕,可加生牡蛎(先煎)30克,川牛膝30克,与肉桂、大黄合用有泻浊敛阳之效;气虚、阳虚易外感风寒,而鼻塞、流清涕、恶寒发热、咳嗽、恶心欲呕,宜用感冒清热冲剂或荆防败毒散,祛风散寒,解表化湿。

(3)肝肾阴阳虚:湿热内蕴,气虚及阴,肾病及肝,湿郁化热。

主症:患者面色萎黄,口苦口干,两目干涩,大便干结,腰酸隐痛,头晕耳鸣,手足心热,疲倦乏力,纳差,恶心欲呕,舌淡红形瘦,无苔或苔薄黄,脉弦细。

治法:滋养肝肾,清热利湿。

方药:归芍地黄汤加减。当归15克,白芍15克,生地黄、熟地黄各12克,山茱萸10克,太子参15克,制何首乌15克,焦大黄(后下)6克,炒白术10克,砂仁(后下)6克,半夏6克,茵陈15克,茯苓30克,地骨皮15克。

用法:每日1剂,水煎服。

加减:阴虚易致阳亢,患者头晕头胀,心烦,脉弦大者,上方加生龙骨(先煎)、生牡蛎(先煎)各30克,天麻10克,龟甲(先煎)10克,滋阴潜阳;夹有湿热下注,小便黄赤疼痛者,加石韦20克,白花蛇舌草30克,六月雪15克,以清热利湿;阴虚易外感风热,患者发热,咽痛,咳嗽者,可用银翘解毒丸或银翘散,加焦大黄(后下);痰多黏稠者,加桑白皮30克,全瓜蒌20克。

(4)阴阳两虚,阴虚及阳,阴阳两虚

主症:患者疲倦乏力明显,畏寒肢冷,手足心热,口中尿臭,腰膝酸软,大便干结或溏,小便清长或尿少,舌淡胖,有齿痕,脉沉细或浮弦。

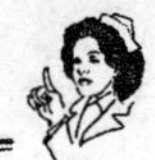

治法：阴阳双补。

方药：金匮肾气丸加减。制附子（先煎）3克，桂圆肉3克，熟地黄24克，山茱萸10克，菟丝子15克，当归10克，山药15克，生黄芪30克，人参3克，鹿角胶6克。

用法：每日1剂，水煎服。

加减：由于有形之阴精难以速生，若患者药后出现口干、手足心热明显者，加生地黄15克，地骨皮15克；便干者，加焦大黄（后下）6克，六月雪15克；大便溏稀者，加大黄炭6克，炮姜炭6克，茯苓15克。此期变证从生，或出血或风动或厥脱，当辨证施治。

2. 中成药

（1）黄芪注射液20～40毫升，丹参注射液10～20毫升，双黄连注射液20～40毫升，静脉滴注，每日1次，10～15日为1个疗程。益气活血，清热解毒。

（2）金水宝胶囊每次2～3粒，每日3次，口服，可长期服用。

（3）大黄苏打片每次3～7片，每日3次，口服。

3. 验方

（1）三黄二仙汤：大黄（后下）、黄精、淫羊藿、仙茅、巴戟天、茯苓各15克，黄芪、蚕沙（包煎）各20克，泽兰叶、六月雪、丹参各30克，冬虫夏草（冲服）3克。每日1剂，水煎服。随症加减，并合用灌肠方：生大黄（后下）15克，蒲公英30克，生牡蛎（先煎）20克，制附子（先煎）10克，槐花15克。

（2）滋肾清利汤：白花蛇舌草30克，忍冬藤、紫花地丁、白茅根、丹参各15克，大黄、赤芍各10克，槟榔、生地黄、山药各12克。每日1剂，水煎服。

（3）肾衰合剂：黄芪30克，人参、炒白术各18克，熟地黄、当归各15克，柴胡、黄芩、肉桂、甘草各6克，枸杞子、女贞子、白花蛇舌草各24克，牛膝12克。每日1剂，水煎服。并用灌肠合剂：大黄（后下）、煅牡蛎（先煎）、益母草、丹参各30克。水煎取浓缩

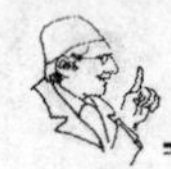

液150毫升，保留灌肠，每晚1次。

(4)固本降浊化瘀汤：黄芪30克，党参、当归、益母草、石韦、丹参各15克，生地黄、熟地黄、巴戟天、枸杞子各12克，水蛭、甘草各6克，黄精20克，砂仁(后下)、大花雕(后下)各10克。恶心呕吐者，加黄连、紫苏叶；水肿甚者，加车前子(包煎)、茯苓皮。每日1剂，水煎服，以大便每日2次为度，1个月为1个疗程。

(5)肾炎冲剂：由党参、丹参、淫羊藿、制大黄各15克，炮附子(先煎)10克，黄连、虫草菌丝(冲服)各5克组成。每日1包，分2次冲服，60日为1个疗程，用2个疗程。低蛋白饮食，每日30～40克，控制血压，纠正酸中毒，抗感染及对症处理。

(6)降浊方：生大黄(后下)、姜半夏、西洋参各10克，半边莲、益母草、泽泻各30克，黄连、陈皮各6克，紫苏叶20克，茯苓15克。每日1剂，水煎服。

4. 其他措施

(1)大黄灌肠制剂：生大黄(后下)30克，煅牡蛎(先煎)20克，蒲公英10克，煎水，加温水至600～800毫升，保留灌肠20分钟左右，每日1～2次，患者每日排便3次左右。

(2)大黄注射液：每100毫升含生大黄50克，加入10%葡萄糖注射液400毫升，静脉滴注。能降低血尿素氮、肌酐，改善临床症状，减轻酸中毒的程度，增加尿量、减少尿蛋白、促进氮质排泄、提高血红蛋白等方面有较好的作用，且未发现不良反应，无腹泻发生。

(3)药浴法：麻黄、桂枝、细辛、羌活、独活、苍术、红花各30克。煎成浴液，保持40℃温度，每日洗浴1～2次。该法不仅能使体内多余水分及毒物从汗腺排泄，还能迅速减轻因水肿带来的危险因素(特别是高钾血症)。

5. 食疗方

(1)扁豆山药粥：扁豆15克，山药30克。洗净后加水煮粥，分

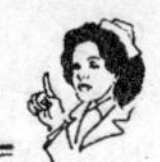

2次食用。健脾收涩。适用于慢性肾衰竭脾虚湿盛，久泻少食者。

(2)冰糖山药澄面：山药60克，澄面（又称麦淀粉，即除去面筋的面）60克，冰糖适量。山药研末，加入澄面拌和，以凉开水调成稀糊状。另以冰糖适量加入煮沸，将上述稀糊慢慢倒入冰糖水中，边倒边搅拌使成透明状稠糊，即可食用。山药补脾肺，冰糖补中益气，和胃润肺。适用于肾气不固型慢性肾衰竭。

(3)桑葚蜜膏：鲜桑葚1 000克（或干桑葚500克），蜂蜜250克。鲜桑葚浓煎，加蜂蜜收膏，分次食用，桑葚有养血补肾作用，蜂蜜可润燥养血。合用可用于慢性肾衰竭肾阴不足、失眠烦躁者。

(4)澄面韭菜肉丝饺子：韭菜200克，猪瘦肉或鸡肉丝25克，用较厚之澄面做皮包饺子，蒸熟吃。肾衰竭患者最忌食植物性蛋白，澄面是含蛋白质甚少的麦淀粉，用澄面既可充饥，又可避免食入植物蛋白质。韭菜味辛，性温，每100克中仅含植物蛋白质1.4克，有活血化瘀，理气降逆，温肾壮阳的功效。猪瘦肉含蛋白质16.7%，有滋阴养血的功效。

(5)牛奶粥：牛奶300毫升，麦淀粉50克，白糖30克。牛奶、麦淀粉同煮，加白糖，分次食用。适用于慢性肾功能不全脾胃虚弱者。

(6)鸡蛋瘦肉黑木耳汤：鸡蛋1个，猪瘦肉25克，黑木耳适量。鸡蛋去壳，搅匀，与瘦肉、黑木耳煮汤食用。适用于慢性肾功能不全气血亏虚兼有血尿者。

(7)枸杞蒸鲫鱼：鲜活鲫鱼250克，枸杞子10克。鲫鱼去鳞、鳃、内脏，与枸杞子用砂锅蒸熟食用。适用于慢性肾功能不全脾肾两虚者。

(8)山药老鸭汤：山药500克，老鸭1只。老鸭宰杀，去毛及肠杂，加水适量，与山药用砂锅炖熟，分次食用。适用于慢性肾功能不全脾肾阴亏者。

附录 透析疗法

透析疗法就是利用人体自身的体腔半透膜或人工合成的半透膜，进行血与透析液之间水、电解质和其他溶质的交换，是治疗某些疾病（如肾脏疾病、急性中毒、某些心力衰竭等）和维持患者生命的一项重要治疗措施。常用的透析法有胃肠透析、结肠透析、腹膜透析、血液透析（人工肾）等。每种透析法都有各自的优缺点，其中以血液透析效果最好，腹膜透析最为常用，胃肠透析方法简便经济，患者不需手术，结肠透析可在农村基层医院使用。少尿期肾衰竭时选用哪种透析法，可根据当地医院条件、患者具体情况、医护人员医护水平而选择。

一、胃肠透析

1. 口服胃肠透析液 患者于透析日晨3小时内空腹口服甘露醇电解质溶液6 000～7 000毫升。肌酐清除率＞5毫升/分者，用Ⅰ号方：氯化钠80毫摩/升，氯化钾4毫摩/升，氯化钙4毫摩/升，碳酸氢钠40毫摩/升，甘露醇25～40克/升；肌酐清除率＜3毫升/分者，用Ⅱ号方：成分与Ⅰ号方同，剂量依次为氯化钠34毫摩/升、氯化钾3毫摩/升、氯化钙2毫摩/升、碳酸氢钠20毫摩/升、甘露醇40～50克/升）。患者一般在服完透析液后45分钟内开始腹泻，经透析后症状减轻、食欲增加，尿素氮、肌酐、血钾等均下降。不良反应有恶心、呕吐、腹泻、腹胀、乏力等。该法适用于肾损害较轻者，重型不宜采用。

2. 甘露醇盐水腹泻法 20％甘露醇165毫升，5％碳酸氢钠

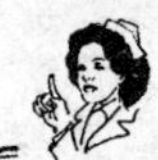

30毫升，10%氯化钠20毫升，10%葡萄糖酸钙5毫升，10%氯化钾3毫升，加温水至1 000毫升。患者于清晨起按每小时2 000毫升的速度，在3.5小时内共饮加温甘露醇盐水7 000毫升。为预防呕吐，饮前给甲氧氯普胺10毫克肌内注射，或异丙嗪25毫克顿服。该方配伍简单，用法方便，又有一定疗效，适于农村基层医院应用。

3. 吊桶鼻饲法 甘露醇30克，氯化钾0.32克，氯化钠3.0克，碳酸氢钠1.26克，以40℃温开水1 000毫升溶解，加0.85%氯化钙溶液10毫升，摇匀后装入吊桶，由硅胶鼻饲管快速滴入胃肠道内，10～30分钟滴完1 000毫升，休息15～30分钟，同上再滴入1 000毫升，如此反复滴完6 000毫升为一次透析。为避免恶心、呕吐，术前可肌内注射甲氧氯普胺10～20毫克。

二、结肠透析

1. 结肠透析液的配方

(1)一号方：氯化钠6.3克，氯化钾0.3克，碳酸氢钠2.6克，氯化钙0.3克，葡萄糖30克，加温开水至1 000毫升。

(2)二号方：蔗糖86克，葡萄糖77克，硫酸钠2～5克，磷酸二氢钠0.05克，碳酸氢钠1.0克，加蒸馏水至2 000毫升。

(3)三号方：氯化钠5.77克(或生理盐水640毫升)，氯化钾0.2克(或10%氯化钾2毫升)，氯化钙0.2克(或5%氯化钙4毫升)，氯化镁0.05克(或17%氯化镁0.3毫升，或用25%硫酸镁0.5毫升代替)，碳酸氢钠30克(或5%碳酸氢钠60毫升)，葡萄糖30克(或50%葡萄糖60毫升)，加温开水至1 000毫升。

上述基础透析液的离子成分和渗透压可根据患者血中非蛋白氮、二氧化碳结合力、血钾及水肿情况进行调整。一般用一号方，有高血钾者可剔除氯化钾。水肿明显者可选用二号方，因其脱水效果较好。三号方可用注射液直接配伍，但价格高。

2. 操作用品 消毒的肛管、T 形管、吊瓶（1 000 毫升）各 1 具，消毒输液管，结肠透析粉若干包，量瓶 1 只，碘伏液，紫外线灯，液状石蜡，便盆 1 个，调节器 2 个，温度计 1 只等。

3. 操作前准备及操作方法

(1)透析前向患者及其陪伴者做好思想工作，讲明注意事项，取得其合作。

(2)透析前病房地面用消毒液喷洒，空气用紫外线灯消毒半小时。

(3)病室要保持一定温度，避免患者着凉。

(4)透析前先清洁灌肠，连做 2～3 次。

(5)将结肠透析粉 1 包溶于 1 000 毫升热水中，待水温降至 38℃左右（手背试验不烫手为度）即可进行透析。

(6)患者床头应适当抬高，床上铺好油布（尤其是下半身）。患者取右侧卧位或平卧位，术者将肛管缓缓插入其肛门内，深度为 30～35 厘米，用胶布固定不使滑出，然后开始灌入透析液。

(7)透析液要缓慢灌入，每次灌入 350～500 毫升，保留 20 分钟，再放开排出管，让其流入便盆内。

(8)排出液流完后，再次灌入透析液 350～500 毫升，如此反复若干次。

(9)若透析液灌入后排放不出，可继续缓慢灌注，待一定时间后即可自行排出。

(10)为保证患者休息，可在上、下午分别透析 4 小时，中午和夜晚休息。

4. 注意事项

(1)注意无菌操作，吊瓶、输液管、T 形管每天更换 1 次，严防继发感染。室内禁止吸烟，减少不必要的陪护人员，减少探视。

(2)其他治疗、护理措施要同时进行。

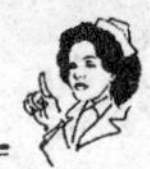

(3)患者烦躁不安时可给予镇静药。

(4)插管前，肛管前端应涂液状石蜡或凡士林。

(5)插肛管动作要轻，切不可粗暴、快速，以防损伤肠黏膜引起出血与感染。

(6)透析液要保持一定的水温。

(7)准确记录透析液的出入量和整个出入量。

(8)保持皮肤清洁干燥，密切观察病情变化。

(9)每天查非蛋白氮 1 次，当非蛋白氮降至 60 毫克%以下时，立即停止透析。

三、腹膜透析

1. 原理 腹膜透析是利用腹膜作为透析膜，依赖透析弥散和超滤的作用，从血中清除代谢废物，调节水和电解质平衡及酸碱平衡，部分代替肾脏的生理功能，以达到治疗的目的。腹膜是一非主动性半透膜，覆盖在腹腔表面，在成年人其表面积约 2.2 平方米，较两侧肾小球滤过面积还要大，它有丰富的毛细血管和间质细胞，具有渗透、扩散、分泌和吸收功能，腹膜透析的建立，是以下面的两个原理为基础。

(1)浓度扩散原理：在腹膜两侧，以毛细血管内的血浆为一方，以注入腹腔的透析液为另一方，根据所含的溶质浓度不同，形成一浓度梯度差，溶质自浓度高的一侧，向浓度低的一侧扩散，最后达到动态平衡，如此不断地更换透析液，就可以达到降低血内尿毒症毒素，纠正电解质紊乱和酸碱失衡的目的。

(2)渗透压原理：半透膜两侧水分的移动，取决于这两侧的渗透压梯度差，水分由渗透压低的一侧向渗透压高的一侧移动，直到半透膜两侧的渗透压相等为止。在实际透析中，在透析液内加入一定量的葡萄糖，使透析液的渗透压明显高于患者血浆的渗透压，导致患者血浆中的水分通过腹膜移动入透析液中，不断更换透析液，就可以清除体内过多的水分，从而缓解高血容量。

2. 透析液 透析液由水、电解质、葡萄糖组成，其配方要求应符合以下几个原则：电解质的成分和浓度要与正常血浆相似；渗透压应不低于患者的血浆渗透压，并根据治疗中脱水要求的不同，随时给予适当调整；根据病情的需要加入适当的药物，如抗生素、肝素等。

(1)电解质

①钠。多数透析液钠浓度较正常血浆略低，一般在130毫摩/升左右，其原因是高糖透析产生低钠超滤，即水的清除多于钠的清除，致使在患者体内产生高钠血症，低钠的透析液可以弥补。如果患者存在低钠血症，则需要使用含钠140毫摩/升的透析液。

②钾。透析液中钾的浓度一般在3～4毫摩/升，如果患者血钾高，则使用无钾透析液或钾浓度2毫摩/升的低钾透析液。

③钙。正常人血钙的浓度为2.2～2.7毫摩/升，但血中的钙有一部分与血浆结合，只有56%的游离钙可以通过腹膜，故透析液多采用含钙1.5毫摩/升的浓度。

④镁。正常人血镁浓度为0.8～1.2毫摩/升，但是镁也有一部分与血浆蛋白结合，只有大部分可以渗出，故透析液中镁的浓度多为0.7毫摩/升。

⑤缓冲碱。一般多选用乳酸钠，对腹膜的刺激性小，但对乳酸酸中毒，糖尿病或严重肝功能不全者应慎用。其他还可以使用碳酸氢钠或醋酸钠，但醋酸钠对腹膜有明显刺激性，常出现弥漫性腹部不适；碳酸氢钠容易与钙盐形成沉淀，配制后要立即使用，制作很麻烦。这几种可根据具体情况选用一种。其浓度一般为27～35毫摩/升。

(2)葡萄糖：各种配方的腹膜透析液均含有一定数量的葡萄糖，应用葡萄糖的目的主要是调整透析液的渗透压，尿毒症患者

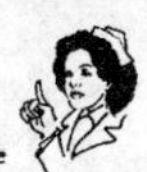

由于尿素氮和其他代谢废物的蓄积，使血浆渗透压增高，所以透析液的渗透压也必须做相应调整，使透析液的渗透压明显高于患者的血浆渗透压，以满足脱水的需要。透析液中葡萄糖浓度每增加1%，可增加渗透压55.6毫渗量/升。一般多采用含葡萄糖2%的透析液，最高浓度不宜超过5%。

(3)渗透压：腹膜透析是依靠透析液渗透压高于患者的血浆渗透压达到脱水的目的。而透析液的渗透压是通过调整葡萄糖的浓度进行调整的，葡萄糖浓度越高，脱水越多。但长时间应用高渗性透析液，可产生腹膜刺激，引起腹痛，血糖过高可导致高渗性非酮症昏迷。故在实际应用中，最好是高渗液和等渗液交替使用。

(4)配方示例：临床上使用的透析液处方有多种，各医院根据习惯使用的处方稍有不同，但都是根据同一原则制定的，差异不大。在实际应用中，可以选用药厂制造的成品袋装透析液，也可以由本医院制剂室配制使用。

①配方1。氯化钠56克，氯化钾3克，氯化钙3克，氯化镁3克，无水乳酸钠50克，加蒸馏水至10 000毫升，过滤分装消毒备用。本方含钠140毫摩/升，钾4毫摩/升，钙1毫摩/升，镁0.7毫摩/升，氯105毫摩/升，乳酸根44.5毫摩/升，渗透压296毫渗量/升。

②配方2。氯化钠60克，氯化钾3克，氯化钙2克，乳酸钠31克，加蒸馏水至10 000毫升，过滤分装消毒备用。本配方是肾衰竭治疗中常用的平衡盐注射液。本方含钠130毫摩/升，钾4毫摩/升，钙1.8毫摩/升，氯110毫摩/升，乳酸根27毫摩/升，渗透压272毫渗量/升。

③配方3。5%葡萄糖注射液500毫升，5%葡萄糖氯化钠注射液500毫升，生理盐水500毫升，5%碳酸氢钠注射液75毫升，5%氯化钙注射液6毫升，10%氯化钾注射液6毫升。共配成1 587毫升，含钠126毫摩/升，钾3.3毫摩/升，钙1.7毫摩/升，氯101毫摩/升，碳酸氢根28.4毫摩/升，渗透压439毫渗量/升。本方

系由临床上常用的注射药物配制而成，适用于基层医院在临时缺少透析液的情况下，抢救患者的应急使用。

(5)透析液临时附加成分

①葡萄糖。对于不含糖的透析液，在临用前要加入适量葡萄糖，以提高渗透压，达到脱水的目的。

②肝素。1 000 毫升透析液临用前加肝素 0.5～1 毫克，有预防纤维蛋白堵塞透析管的作用；如果发现透析液混浊，或合并有腹膜炎，肝素剂量可增至 2～4 毫克/升。

③抗生素。为预防继发性腹膜炎，透析液中加入适当的抗生素，如青霉素 80 000 单位/升，庆大霉素 8 000 单位/升，四环素 50 毫克/升，3 种任选 1 种。

④氨基酸。有营养不良症状且蛋白质摄入不足者，每日 1 次或 1 次以上 1%氨基酸透析。不良反应有血尿素氮上升、酸中毒等，注意增加碱性药物及热能的补充。

3. 腹膜透析装置和透析管

(1)透析装置：一般多使用市售的一次性使用的腹膜透析管道装置。也可以用输血胶管、针头、T 形玻璃管、滴管、接管、自行装配消毒备用。

(2)透析管：透析管的质量，与透析的通畅及减少并发症的发生密切相关，是直接影响透析效果的重要因素。近年来，临床使用的透析管有以下几种规格。

①供持续性非卧床腹膜透析使用的，带有两个涤纶套的透析管。

②供短期透析用的只有一个涤纶套的透析管。

③无涤纶套供套管针穿刺使用的透析管，管材均为医用硅胶，全长 32～40 厘米，外径 4.6 毫米，内径 2.6 毫米，壁厚 1 毫米，插入腹腔部分 15～20 厘米，末端 7～10 厘米有多排约 0.5 毫米的小孔，共 60～80 个。

④也可以用医用硅胶管自制，规格如上。使用橡胶管、塑料

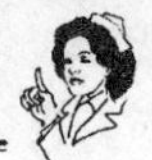

管等代用品，效果较差，常发生管道变形、移位和纤维蛋白堵管，故不宜采用。

4. 连接系统及消毒装置

(1)连接系统：指腹膜透析液与透析管相连接的管路。

①直形塑料管。

②Y形连接管由含消毒腔室的接头(B型接头)与一个插入用的针组成，流入与流出部分由Y形管将之分开。

③O形连接管为Y形连接管的改良，每次换液后卸下Y形管，两端分别充满新鲜透析液与消毒液，再将两分支连接形成O形。

(2)消毒系统：现有多种消毒装置，包括紫外线消毒、细菌过滤器、B型钛接头、聚维酮碘海绵保护接头、光化学反应器等。

(3)双联腹膜透析系统：目前百特公司新出品的双联腹膜透析系统具有较大的优势。

5. 透析管的插管方法

(1)“经典”入口：在正中线脐下2厘米或在正中旁线脐下3厘米处。

(2)患者准备：腹部检查，以利于排除腹腔器官实质性肿块或腹腔内肿转移等。严重便秘者灌肠。预防性应用抗生素，术前1小时静脉给予头孢唑林1克，术后8～12小时再追加500毫克，可在术前和术后24小时口服头孢拉定0.25克，每日3次；可在术前一天静脉注射万古霉素1克。排空膀胱，或放置尿管。备皮。10%地西泮、阿托品肌内注射，用1%～2%利多卡因进行局部麻醉。

(3)透析管的准备：植管之前，透析管应浸泡于无菌生理盐水中，用拇指及食指挤压，转动两个涤纶套，去除存在其内的空气。浸泡后以少量肝素溶液中洗管腔。

(4)植管法：穿刺术(如管芯针法)；外科开放式手术植管为首选方法，尤其对鼓肠、昏迷、极度衰竭及做过腹部手术者。

6. 腹膜透析方式

(1)间歇性腹膜透析:患者卧床,每次输入腹腔的透析液一般为1 500～2 000 毫升,10 分钟,留腹 30～45 分钟后引流所有液体,15～20 分钟引流完毕,一个透析周期约 1 小时,每个透析日 8～10 小时,需 4～5 个透析日,每周透析 40 小时。间歇性腹膜透析对小、中分子物质的清除常不充分。间歇性腹膜透析方式偶用于有残存肾功能,偶需行腹膜透析治疗者;等待肾移植而血管造瘘尚未形成者;无条件行其他透析方案者。

(2)持续性非卧床腹膜透析:每次用透析液 2 000 毫升,每日换液 4～5 次,白天间隔时间为 4～6 小时,晚上为 8 小时,24 小时腹腔内保留透析液。在维持机体内环境稳定,以及消除中分子物质方面不仅优于间歇性腹膜透析,而且明显优于血液透析,是目前最常用的腹膜透析方式。

(3)持续性循环腹膜透析:每晚透析 4～6 个周期,每个周期 2.5～3 小时,每次用 2 000 毫升透析液,白天 2 000 毫升透析液留腹膜 14 小时,并脱离透析机自由活动。该方式腹膜炎发生率较经典持续性非卧床腹膜透析低,特别适用于老年人、儿童、盲者或白天工作者,但需自动化透析机,费用稍高。

(4)夜间间歇性腹膜透析:根据患者的腹膜转运功能,制定所需的透析液量及透析周期。对于高腹膜转运功能者缩短透析液留腹时间,而对于低腹膜转运者则延长留腹时间。通常透析液交换每晚 8～10 次,每次 2 000 毫升透析液,每周 7 次,总透析时间 8～12 小时/晚(56～84 小时/周),每晚总透析液量 16 000～20 000 毫升(每周 112 000～140 000 毫升),透析机的出液时间固定在 12～15 分钟。夜间间歇性腹膜透析疗效优于持续性非卧床腹膜透析、持续性循环腹膜透析及间歇性腹膜透析,但需要透析机,费用大。目前仅用于有疝气或腹膜透析管周围漏液者;高腹膜转运率,但持续性非卧床腹膜透析或持续性循环腹膜透析超滤失败者。

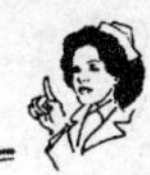

(5)潮式腹膜透析:当透析开始时,在腹腔内尽可能多地(不引起患者明显不适)输入透析液(通常为3 000毫升),留腹时间4～6分钟,仅引流1/2量的透析液(1 500毫升),再输入1/2量新鲜透析液(1 500毫升)。这样,每个透析周期输入和引出的透析液量均为1/2量,整个透析周期所用时间通常<20分钟。每日最后一个周期结束时全部引流出透析液。每日透析8～10小时,每日消耗透析液26 000～30 000毫升。潮式腹膜透析疗效明显优于持续性循环腹膜透析、夜间间歇性腹膜透析,以及高腹膜转运功能者的持续性非卧床腹膜透析,但对磷及大分子的清除效果较低。潮式腹膜透析交换透析液量大,且需有特殊功能的透析机,非常昂贵,目前难以推广。

(6)急性腹膜透析:指利用暂时性或永久性透析管进行腹膜透析48～72小时。每次交换时间0.5～1小时。急性腹膜透析既可通过特长Y形管进行手工操作,又可利用持续性循环腹膜透析和夜间间歇性腹膜透析的透析机进行,透析液成分与持续性非卧床腹膜透析或持续性循环腹膜透析相同,塑料袋内透析液在微波炉内预热或进行除菌处理。

7. 拔管指征 非蛋白氮<100毫克%,每日尿量>1 000毫升,尿蛋白(+)左右,水、电解质和酸碱已达平衡,无明显感染迹象。此时可先夹管观察12～24小时,若尿量继续增加,即可拔管。拔管后应继续观察非蛋白氮及血钾等变化,至少观察3日。

8. 并发症的处理

(1)蛋白质丢失:腹膜透析时常有分子量较小的蛋白质被透析液带出体外,如每日用12 000～20 000毫升透析液,将会丢失蛋白质28～48克,相当于500～900毫升血浆蛋白的总量,故在透析期间宜每日或隔日输血浆或复方氨基酸或白蛋白。

(2)感染:透析期间患者极易继发感染,以气管炎、肺炎、肺不张、胸腔积液常见,故应加强护理,翻身拍背,鼓励清醒患者做深呼吸。有腹腔内感染者，可在全身及腹腔内使用抗生素控制感染。

(3)引流不畅：可用含5～10毫克/升肝素的透析液或将α-糜蛋白酶20～40毫克，加入透析液20～30毫升冲洗导管，或多方向变动体位，或再灌入透析液重建虹吸。经上述处理仍无效者，若病情需要，可考虑重新插管。

(4)腹痛：若为非炎性腹痛，可口服镇静药，或在每1 000毫升透析液中加入1%～2%普鲁卡因5～10毫升，并减慢透析液的灌放速度，腹痛常可缓解。透析液中加1～2毫克/升新斯的明，治疗腹胀效果良好。

(5)高渗高糖非酮性昏迷：此症主要由较长时间应用高浓度葡萄糖透析液造成。应立即降低透析液的含糖量，纠正失水状态，给予胰岛素，使血糖降至11～15毫摩/升。胰岛素的用量取血糖值的10%数值，静脉、皮下注射各1/2，2小时后复查血糖，再酌情处理。

(6)失平衡综合征：少数患者在透析期间可发生一过性意识障碍、头痛、呕吐、颈部抵抗感、抽搐、昏迷，可能与脑水肿有关。此时可减慢透析速度，减少透析液的含糖量，严重者可输入生理盐水，甚至用3%氯化钠10～20毫升，缓慢静脉注射。

(7)腹腔出血：少量血性腹腔积液一般无须处理。对出血较多、腹腔透析液呈红色者，可减慢透析速度，应用卡巴克络、酚磺乙胺、鱼精蛋白等，输入新鲜血，或在透析液中加入去甲肾上腺素1～3毫克/升。必要时停止透析。对有活动性大出血者可用手术止血。

(8)物质缺失性综合征：在透析过程中，因身体某些物质丢失(如氨基酸、维生素等)而引起的一种综合征。其表现为虚弱、无食欲、神志模糊、反复抽搐和出血。在透析同时补充大量维生素、血浆或白蛋白等均可恢复。

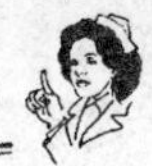

四、血液透析

1. 血液透析原理 血液透析是利用半透膜原理，将患者血液与透析液同时引进透析器，在透析膜两侧呈反方向流动，借助膜两侧的溶质梯度、渗透梯度和水压梯度，通过扩散对流、吸附清除毒素；通过超滤和渗透清除体内潴留过多的水分，同时可补充需要的物质，纠正电解质和酸碱平衡紊乱。血液透析替代了正常肾脏的部分排泄功能（但不能替代正常肾脏的内分泌和新陈代谢功能），延长了患者的生命，是抢救急、慢性肾衰竭的最有效措施之一。在我国，目前长期血液透析的5年存活率达到了69.8%，不少患者存活10年，甚或15年以上。

2. 影响透析效率的因素 透析器的种类；透析的时间；血液和透析液的流量；透析液的成分，可通过透析膜的各种溶质的分子量。

3. 透析装置 血液透析装置包括透析器、透析机及水处理部分。

（1）透析器：透析器又称“人工肾”。透析过程中血液与透析液呈反方向流动，同时引进透析器，溶质及水的转运均在透析器内进行，透析膜是透析器的主要构成部分，其理化性能决定其疗效。透析膜制成中空纤维形状，中空纤维内径约200微米，壁厚约10微米，1个透析器由8 000～15 000根中空纤维组成，以增加透析膜的面积。中空纤维透析器是使用广泛的一种透析器。也可以用透析膜做成平板状透析器，但这种透析器目前很少使用。目前常用的透析膜主要有两类，纤维素类和合成材料类。纤维素类有铜仿膜、醋酸纤维素膜等；合成材料膜根据制造过程中化学反应的不同，又分为线性缩聚与线性加合两种，前者有聚砜膜、聚酰胺膜等，后者有聚甲基丙烯酸甲酯膜、聚丙烯腈膜等。纤维素类膜薄（10～30微米），遇湿可增厚，渗透性低；合成材料膜厚（20～70微米），但渗透性高且生物相容性好，加上较好的机械特

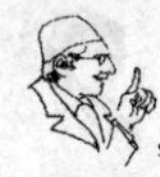

性，使之得以广泛应用于制造各种血液净化器。然而，至今还没有哪种透析膜能完全满足临床的需要，所以新的膜材料及相应的新技术还在不断地研究和发展。目前，世界上大多数透析单位复用透析器。我国和发展中国家由于经济力量所限，几乎全部透析单位复用透析器，一般复用5次，个别达10次以上。除经济外，复用可改善生物相容性，降低首次使用综合征发生率。消毒剂残留，膜通透性改变，结构完整性破坏，应用化学消毒剂对人体的影响是其潜在危害。

(2)透析机

①透析液供给装置。为透析器提供合格的透析液，保证透析过程中透析液的成分、温度、电导率及流量等均符合生理要求。透析液供给装置有多种，按供液量有单人和多人机两种；按透析液配制方式有比例泵式和手工式；按透析液流通过程有单通道式和再循环式。比例泵将浓缩透析液与透析用水按1∶34混合而成；透析液加热系统；透析液转运管道和动力装置。后者包括输液泵和负压泵把透析液输入和排出透析器，有些机器不用负压泵而是借助重力作用使废透析液排掉。

②电子监测系统。为了保证患者在透析过程中的安全、有效，利用电子监测器监测透析液的电导率、pH值、温度、压力、流量、超滤量、血流量等，一旦出现故障监测器发生声及光报警，自动停机。

③透析机的脱水装置。可分为压力控制型和容量控制型2种，临床医生根据有无水肿及其严重程度选定机型。

④其他配件。包括保证血流量用的血泵、肝素注射泵、电子体重床等。

(3)水处理部分：水处理部分是将自来水中的微粒、离子、细菌和微生物去掉，提供高纯度的水供透析使用(即透析用水)。美国98%的透析中心采用反渗透装置净化水，可去除污染微生物及

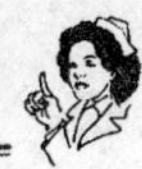

90%不溶性离子。经此处理,透析液中仍含较低水平的细菌及内毒素,美国疾病控制中心推荐标准为透析用水细菌计数<200个菌落/毫升,透析后透析液中细菌计数<2 000个菌落/毫升。

①砂过滤器。砂滤器是水处理的第一步,砂滤器内是几层固定的致密砂粒,当自来水流过砂滤器时,水中的悬浮颗粒被过滤掉,砂滤器是除掉中、大分子悬浮颗粒的重要手段。

②软化装置。软化器是水处理装置中不可缺少的第二部分。是用来去除水中的钙、镁离子,将硬水软化的装置。

③活性炭装置。活性炭可将水中的消毒剂如漂白粉和氯胺、有机物、细菌、病毒和致热源吸附掉。活性炭需定时反向冲洗,过时失效需更换。

④反渗膜。反渗装置是水处理的最后部分,它是根据逆渗透原理设计的,反渗装置包括反渗膜和加压泵。反渗膜是一个含有大量微孔可耐高压的醋酸纤维膜,加压泵在膜的生水一侧施加极高的压力将纯水压过反渗微孔,生成的反渗水经紫外线消毒后可供透析使用。

(4)透析液:透析液在血液透析过程中起着重要的作用,它可以改变患者血液中的钠、钾、钙、镁等离子的浓度,配制合理的透析液是保证透析效果的重要环节。

①透析液的基本要求。透析液必须用净化纯水配制。要求不含杂质、无菌、无离子和无致热源,水质中各种稀有金属含量应在许可范围内。透析液内含电解质、缓冲碱和葡萄糖等成分应符合药典规定,其浓度应与正常血浆中各电解质的浓度近似,而其渗透浓度应高于血浆。要求透析液的pH值略偏碱性(7.0～8.0)。

②透析液成分和浓度。常用的每升浓析液组成成分,见附表1、附表2。

附表 1　血液透析常用透析液的配方　（克/升）

成　分	Ⅰ号方	Ⅱ号方	Ⅲ号方
氯化钠	6.6	6.0	6.0
氯化钾	0.15	0.15	0.15
氯化钙	0.185	0.185	0.278
氯化镁	0.1	0.1	0.1
碳酸氢钠	2.5	—	0.7
醋酸氢钠(无水)	—	3.0	2.4

附表 2　常用血液透析液成分

成　分	Ⅰ号方	Ⅱ号方	Ⅲ号方	35 倍稀释液
钠	142.0	135.0	140.2	132.0
钾	2.0	2.0	2.0	1.3
钙	1.25	1.25	1.88	2.2
镁	0.5	0.5	0.5	0.5
氯	121.0	111.0	108.0	100.0
碳酸氢根	30.0	—	8.3	—
醋酸盐	—	33.0	29.3	40.0
葡萄糖(毫摩/升)	11.1	11.1	11.1	10.0
渗透浓度(毫摩/升)	307.9	293.9	301.3	285.2

◎钠:透析液中钠含量与正常血清钠含量(135～142 毫摩/升)相近。由于尿毒症患者有水钠潴留,传统配方中钠含量多在132～135 毫摩/升,以利于排钠脱水。但低钠又易引起失衡综合征和低血压。故近年来也有将透析液钠浓度提高到 138～140 毫

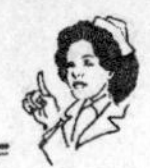

摩/升。据认为,透析对尿素的清除,形成细胞内外液间渗透压梯度差,引起细胞外至细胞内的液体转移,导致细胞水肿,细胞外液容量进一步减少,与一系列神经肌肉症状及血流动力学状态不稳有关。研究证实,高钠透析可减少尿素清除引起的透析压差,改善一部分患者的透析相关病变包括低血压的发生。具体方法是透析开始时采用高张透析液,钠浓度148～160毫摩/升透析过程中逐渐降至等张水平。高钠透析不利之处是患者口渴加重及透析间期体重增长过多。如何合理调节透析液钠含量应因人、因时而异。

◎钾:尿毒症患者多伴有少尿或无尿,常用透析液钾含量为2毫摩/升,但应根据具体病情调节钾浓度,维持体内钾平衡。在高钾血症时宜选用低钾透析液(1.5～2毫摩/升)。对急性肾衰竭少尿期,特别是伴高分解代谢和(或)消化道大出血者,常易短期内发生严重高钾血症,此时透析液钾浓度可用1～2毫摩/升。对无高分解代谢症者,持续使用低钾透析液,特别在患者食欲差,并有失钾因素存在时,要注意低钾血症发生,透析液钾浓度可改为4毫摩/升。对慢性肾衰竭维持性透析患者,透析液中钾含量多少为宜应取决于饮食量及习惯,每周透析次数和方式,应根据酸碱平衡及伴随发生低钾或高钾等因素考虑。

◎钙:正常血清钙的含量为2.5毫摩/升,其中游离钙占50%～60%,约为1.5毫摩/升,故常规透析液钙含量为1.5～1.75毫摩/升。早年透析经验表明,当透析液钙浓度<1.5毫摩/升时,骨骼中钙盐丢失;当透析液钙浓度提高至1.75毫摩/升时,可防止掌骨指数下降。有认为,长期透析适当增加透析液中钙浓度至1.75毫摩/升时,尚可抑制甲状旁腺激素分泌,减轻肾性骨营养不良症,故多数采用1.5～1.75毫摩/升。但近来以碳酸钙取代铝制剂作为磷结合剂,临床采用口服及静脉使用骨化三醇抑制甲状旁腺素产生,使高钙血症发生率增加,目前多采用低钙

(1.25 毫摩/升)透析液以预防高钙血症引起的并发症。

◎镁:正常血清镁的含量为 1 毫摩/升,游离状态镁离子为 0.6～0.75 毫摩/升,慢性肾衰竭患者常因长期进食少伴呕吐腹泻等,血清镁浓度常不升高,故常规透析液中加镁离子 0.5～0.8 毫摩/升。

◎氯:正常血清氯含量为 103 毫摩/升,常用的透析液氯含量多偏高,因高钠透析液采用氯化钠配制以提高钠浓度,致使透析液氯浓度高达 108～117 毫摩/升。透析液氯含量过高对同时存在的代谢性酸中毒纠正不利,可引起透析后暂时性高氯性酸中毒。为避免此并发症,宜适当限制透析液氯化钠用量,若透析液钠浓度未达到要求,可按浓度计算加入碳酸氢钠补足。

◎碱剂:正常人血浆中碳酸氢盐含量为 27 毫摩/升。尿毒症患者常伴有代谢性酸中毒,故透析液中碳酸氢盐含量应在血浆含量上限。目前,透析液中碱剂多采用碳酸氢钠或醋酸钠配制。纠正明显代谢性酸中毒伴高钾血症时宜选用碳酸氢钠。但碳酸氢钠和氯化钙接触易出现碳酸钙沉淀,阻塞管道,故多年来用醋酸钠(35～40 毫摩/升)替代碳酸氢钠。但如患者肝功能不全,则纠正酸中毒的效果欠佳;另外,其起效较慢,20%的透析患者在透析中期会出现一过性低血压及头痛、恶心、呕吐、全身倦怠等症状,称之为“醋酸盐不耐受”现象,故近年来有人采用碳酸氢钠透析液或两种碱剂减量联合使用。

◎葡萄糖:正常血糖浓度约 5 毫摩/升。透析液中加适量葡萄糖可减少透析过程中低血糖发生率并提高透析液中渗透浓度,防止无负压弥散透析时透析液水分向血液侧移动,但透析液葡萄糖浓度过高又易引起高血糖症,故目前一般限制在 2 克/升。

4. 血液透析适应证 急性肾衰竭;慢性肾衰竭;急性药物毒物中毒;其他疾病,如难治性充血性心力衰竭和肝性昏迷、肝肾综合征等。

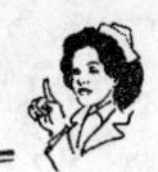

5. 血液透析相对禁忌证 危重患者,如休克或低血压者(收缩压<80毫米汞柱);严重感染(如败血症);严重贫血(血红蛋白<50克/升)、严重出血;显著心脏扩大伴心功能不全、严重心律失常、冠心病;年龄>70岁老年患者,以及新生儿、发育迟缓的幼小儿童;血管通路难于建立者;未控制的严重糖尿病、脑出血;精神病或不能合作的患者;严重出血倾向或大手术后3日内。

6. 肝素化抗凝疗法

(1)常规肝素化(体内肝素化疗法):一般剂量2 000单位或50单位/千克体重,追加剂量为1 000～1 500单位,透析结束前15～60分钟即可停供肝素。要求做凝血时间监测,一般每小时测1次,如全血部分凝血活酶时间或激活全血凝固时间较基础值仅延长50%或Lee-White凝血时间<20分钟,则需重复一次肝素,剂量为1 000～2 000单位,使Lee-White凝血时间可达30分钟,透析结束时,除立即手术,有出血倾向或肝素用量较多外,一般不用鱼精蛋白中和法,如需要者可用30～50毫克加生理盐水20毫升稀释后缓慢静脉注射。

(2)边缘化肝素法(小剂量肝素化疗法):本法适用于出血性心包炎或有出血倾向,手术后3日内或活动性出血刚控制的病例,此疗法可以减少50%的肝素总用量。透析前开始用生理盐水预充透析器及管道,透析前2～10分钟动脉端注射肝素500～1 500单位,然后用肝素泵持续缓慢给予肝素,透析结束前30分钟停供肝素,一般血液透析4小时肝素总量只需2 750单位左右。此疗法应在透析过程中监测凝血时间,需达到全血部分凝血活酶时间或激活全血凝固时间延长至40%,或Lee-White凝血时间达到9～16分钟的标准,并要注意静脉回路内有无凝血现象。

(3)局部肝素化疗法(肝素鱼精蛋白中和法):适用于出血严重的患者。不给首次量肝素,在透析器动脉端用肝素泵持续注入肝素,每小时36毫克(约4 500单位),在静脉端用鱼精蛋白泵持续注入鱼精蛋白以中和肝素，从而使体内凝血机制基本无变化。肝素与鱼精蛋白用量之比为1∶1或1∶1.2。此法的缺点是需要增加一个鱼精蛋白泵，而多数透析机无此泵。

(4)无肝素透析：对有高度出血危险的患者，如脑血管意外、胃肠道出血、出血性心包炎、血小板减少症、凝血功能障碍等疾病，以及近期手术前后的患者，可采用此方法避免出血加重。

①在血液透析前用无肝素生理盐水把含肝素的预充液排出去。

②透析时血流量要在每分钟250毫升以上，最好在每分钟300毫升，或更快。

③每15～30分钟用100～200毫升生理盐水快速冲洗透析器1次。

④增大跨膜压，以去除冲洗透析器而进入体内的液体。

⑤在透析过程中应尽量避免输血或乳化脂肪，以免加重凝血。

(5)低分子量肝素抗凝疗法：对血液透析患者目前主张采用低分子量肝素抗凝法，低分子量肝素分子量为4 000～7 000单位，抗凝作用是抑制凝血酶，保存Xa因子的抗凝作用。低分子量肝素仅需静脉注射1次，可维持4小时。对有出血倾向者较一般肝素安全，很少加重出血，单一剂量注射可使透析器和血路不出现血凝块。目前常用的低分子量肝素有速避凝(Fraxiparint)、瑞典生产的Fang-mine，并要求按体重选用剂量，一般速避凝用量＜50千克、50～60千克、＞70千克分别选用Fang-mine0.3毫升、0.4毫升、0.5毫升的剂量，对超过4小时血液透析时间者可酌情补充小剂量，每次0.3毫升的速避凝可以相当于7 500单位肝素。此疗法无须做凝血时间监测，但由于价格昂贵，我国目前尚未普及。

7. 透析步骤

(1)一般准备：血液透析除必需的血液透析机，水处理装置和透析器外，一般还应有下述一些辅助设备。

①基本医疗器械。急诊用动静脉穿刺针、动静脉内瘘穿刺针

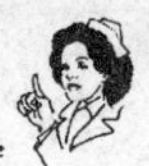

等;氧气瓶、血压计、体重秤等;各种型号的注射器、消毒备用的穿刺包、无菌敷料、无菌压球等。

②常备透析用药。除常规的醋酸盐和碳酸氢盐浓度外,可备少量的低钾高钠透析液;生理盐水用于透析器、动静脉管道的冲洗;肝素、鱼精蛋白;碘酊、75%酒精、0.1%苯扎溴铵等。

③抢救治疗用药。抗休克药,如肾上腺素、异丙肾上腺素、多巴胺等;抗过敏药,如异丙嗪、地塞米松;抗高血压药,如硝苯地平、利血平;解热镇痛药,如复方阿司匹林、曲马朵等;抗心力衰竭药,如毛花苷C、毒毛花苷K;抗心律失常药,如利多卡因、普罗帕酮、苯妥英钠等。

(2)新透析器和新动静脉管道的安装

①新透析器安装在透析支架上,将动静脉管道与透析器的动静脉管相连,同时把透析液管道与透析器连接,使透析液流向与血液流向相反。将浓缩液吸管放置在浓缩液中至电导率正常。

②把动脉端接在500～1 000毫升生理盐水输液瓶上,静脉端出口固定在废物桶旁。

③开动血泵,流量达每分钟150～200毫升,开放各侧管1～2次,同时可在除泡器处加压,使侧管空气排净,透析器内空气排净,充满盐水,循环3～5分后关血泵,准备连接患者。

(3)复用透析器和动静脉管道的安装

①安装和连接同上。把浓缩液吸管放置液中至电导率正常,冲洗透析液区。

②动静脉两端都接上串联的2 000毫升生理盐水,开动血泵,流量达每分钟200毫升,跨膜压调到13.9～26.7千帕,闭路循环10～15分钟。

③闭路循环同时,开放、冲洗动、静脉侧管和肝素管2～3次,冲洗完毕,准备连接患者。

(3)透析管道与患者的连接

①连接前要求透析机的透析液流量、电导率、温度在正常范围内,动脉压、静脉压、透析压指示为“0”,透析器预充完毕。

②进行动静脉内瘘穿刺或临时动静脉穿刺,确定穿刺成功。动静脉穿刺点应相距10厘米以上。

③按不同方法应用肝素或低分子量肝素抗凝。

④穿刺的动脉针与透析器动脉管道先连接。开动血泵,以每分钟50~100毫升血流量缓慢引出血液,同时用血管钳轻夹静脉管道,待静脉端管道出现血液时,关血泵。

⑤将管道静脉与穿刺的静脉针连接。开动血泵,连接动、静脉压监测装置,接好维持量肝素注射器,透析正式开始。

⑥根据患者情况所做的调节。血流量由慢到快逐渐调至每分钟200毫升,高效短时透析可调至每分钟300~350毫升;透析液流量一般为每分钟500毫升,高流量透析可到每分钟800毫升;要根据所需脱水量,调节跨膜压。有自动超滤控制者设定出超滤量和时间。

(4)透析结束时的处理:透析即将结束前,将血流量减到每分钟80~100毫升。停止血泵转动,用止血钳或管道夹分别把管道动脉端或动脉端管瘘夹紧,并将其分离。然后把透析器和管路内的血液返回到患者体内。最后是处理动静脉穿刺处。若为动静脉内瘘,拔出穿刺针后,适当压迫止血15~20分钟包扎;若为直接动静脉穿刺,动脉穿刺部位需加压止血20~30分钟后再加压包扎,以防发生血肿和假性动脉瘤;若是静脉留置管,分离后经肝素帽注入含肝素10毫克的生理盐水5毫升封存套管内。

8. 常见并发症的处理

(1)失衡综合征:系在透析过程中或透析结束不久,出现以神经系统症状为主的症候群,轻症者仅有焦虑不安、头痛、恶心呕吐等,随症状加重,可有肌肉阵挛、震颤、失定向、嗜睡,进一步可出

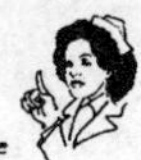

现意识障碍、癫痫样大发作、昏迷，甚至死亡。一般认为，发生机制是由于透析时血液内代谢产物迅速被清除，但脑实质、脑脊液中尿素及其他物质受血-脑屏障限制，浓度下降较慢，由此形成血浆及脑脊液间渗透浓度差，使水分迅速进入脑组织，从而造成脑水肿和脑脊液压力增高。可采取以下措施。

①首次透析时间缩短至3小时，使血尿素氮下降30%左右为宜。

②适当提高透析液钠浓度（140毫摩/升）和葡萄糖浓度（2克/升）。

③对症状轻者可用50%葡萄糖注射液40～60毫升或20%甘露醇100～250毫升，静脉注射；若出现癫痫样发作，可用地西泮10毫克，静脉注射。

④出现严重失衡综合征时应停止透析，及时抢救。

（2）低血压：常见的并发症，发生率高达20%左右，主要因超滤速度快和超滤量过多等引起。血容量不足、服用降血压药、长期低钠饮食、长期使用醋酸钠透析液，特别在心功能减退和低氧血症患者易出现，患者常诉头晕、恶心、心慌等不适。可采取以下措施。

①发现低血压时，即取平卧位、降低负压，减少或停止超滤，并予以吸氧。

②血容量不足等一般经补充生理盐水或右旋糖酐即可迅速纠正，无效时给予白蛋白或血浆，以至加用升血压药。若处理无效，应停止透析。

③预防透析中低血压发生的措施有适当提高透析液钠浓度，改用碳酸氢钠透析液，控制每次超滤量不超过体重的4%～5%，透析前不给降血压药等。

④心功能不佳和老年反复发生低血压者应改做血液滤过或腹膜透析。

（3）发热：在透析开始不久即出现畏寒、高热者，多由于透析

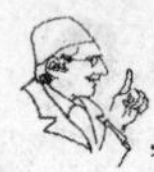

管道冲洗不净，或消毒不彻底；透析器装置灭菌时间不够，或透析槽中细菌繁殖产生内毒素；透析中输血、输液反应等。可采取以下措施。

①透析器、血液管道在透析前要用无菌生理盐水冲洗干净，特别是复用的透析器和管道，应彻底消毒彻底冲洗。

②可立即给予氯丙嗪 25 毫克，肌内注射；为缩短患者的寒战时间，可肌内注射山莨菪碱 10 毫克。争取继续进行透析，反应严重时应中止透析。

③若是感染引起的持续性发热，可给予抗生素治疗，血培养阳性者可根据细菌类型，给予相应的敏感抗生素。

(4)高血压：是维持性血液透析常见的并发症，也是致死的主要原因之一。透析前约 80% 患者血压升高，一般多＞150/90 毫米汞柱，开始透析一段时间后，大多数高血压可以得到控制。但仍有一部分患者尽管透析达到了干体重和应用了一线降血压药物，血压仍未达正常，临床上称为难治性高血压。可能有以下原因：透析尚没有达到恰到好处；患者在饮食或精神心理上调节欠佳；药物剂量不足或者有效性差等。可采取以下措施：每日水的摄入量以 600～1000 毫升为宜，每日摄入氯化钠＜2 克；对规律性透析一段时间血压仍高的患者，需进一步确定干体重，尽可能将干体重向下调；配合使用 β 受体阻滞药、血管紧张素转化酶抑制药及钙通道阻滞药等降血压药物；仍无效者可考虑改为血液滤过或腹膜透析。

(5)贫血：尿毒症性贫血原因，主要为缺乏促红细胞生成素，长期透析不能满意地纠正贫血，每次透析中失血和抽血化验，使贫血不易改善。可采取以下措施：每次穿刺或拔针止血时尽量避免出血，回血时要尽量减少残留血；抽血化验有规律，每月进行 1～2 次透析前后监测即可；透析后适量补充铁剂、叶酸等；严重贫血时可输新鲜血；用促红细胞生成素皮下注射改善贫血。